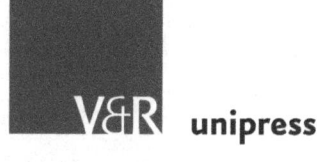

Jochen Althoff / Tanja Pommerening (Hg.)

Lebendig oder tot, gesund oder krank?

Der menschliche Körper in vormodernen Kulturen

Mit 65 Abbildungen

V&R unipress

Mainz University Press

JOHANNES **GUTENBERG** **UNIVERSITÄT** MAINZ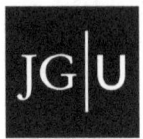

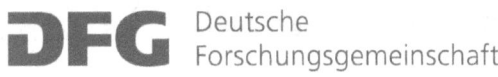

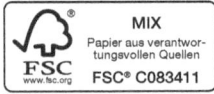

Bibliografische Information der Deutschen Nationalbibliothek
Die Deutsche Nationalbibliothek verzeichnet diese Publikation in der Deutschen
Nationalbibliografie; detaillierte bibliografische Daten sind im Internet über
https://dnb.de abrufbar.

**Veröffentlichungen der Mainz University Press
erscheinen bei V&R unipress.**

Gefördert durch die Deutsche Forschungsgemeinschaft (DFG), Projektnr.: 215342465/GRK 1876.

© 2025 Brill | V&R unipress, Robert-Bosch-Breite 10, D-37079 Göttingen, ein Imprint der Brill-Gruppe
(Koninklijke Brill BV, Leiden, Niederlande; Brill USA Inc., Boston MA, USA; Brill Asia Pte Ltd,
Singapore; Brill Deutschland GmbH, Paderborn, Deutschland; Brill Österreich GmbH, Wien,
Österreich)
Koninklijke Brill BV umfasst die Imprints Brill, Brill Nijhoff, Brill Schöningh, Brill Fink, Brill mentis,
Brill Wageningen Academic, Vandenhoeck & Ruprecht, Böhlau und V&R unipress.
Alle Rechte vorbehalten. Das Werk und seine Teile sind urheberrechtlich geschützt.
Jede Verwertung in anderen als den gesetzlich zugelassenen Fällen bedarf der vorherigen
schriftlichen Einwilligung des Verlages.

Umschlagabbildung: Heidelberger Totentanz, Seite: 6v, Heidelberg: Heinrich Knoblochtzer,
nicht nach 1488. Universitätsbibliothek Heidelberg: https://doi.org/10.11588/diglit.2150.
Druck und Bindung: CPI books GmbH, Birkstraße 10, D-25917 Leck
Printed in the EU.

Vandenhoeck & Ruprecht Verlage | www.vandenhoeck-ruprecht-verlage.com

ISBN 978-3-8471-1769-8

Inhalt

Vorwort 7

Paul Pettitt
Der Körper als Symbol: die langfristige Entwicklung des menschlichen
Bestattungsverhaltens von Chemie und Emotion zu Erkenntnis und
Kultur 11

Ulrike Steinert
Der menschliche Körper im antiken Mesopotamien im Spiegel textlicher
Reflektionen über Leben, Gesundheit, Krankheit und Tod 29

Tanja Pommerening
»Mögest du 110 Jahre auf der Erde vollenden, indem dein Körper stark
ist«: Körperkonzepte im Alten Ägypten 55

Annemarie Ambühl
Kämpfende und verwundete, sterbende und gefallene Körper: Der Krieg
als Prüfstein für Körperkonzepte in der griechischen und römischen
Antike 81

Lennart Lehmhaus
Körperkonzepte in (spät)antiken jüdischen Traditionen 101

Katharina Sabernig
Gesundheit – Krankheit – Tod in der Tibetischen Medizin 129

Stephanie Mühlenfeld
welleſtv wol ſchire verſuchen ob der ſiech ſterbe oder geneſe? –
Mittelalterliche Konzepte von Krankheit und Heilung 139

Paul U. Unschuld
Heilen ist Regieren. Der Organismus ist der Staat. Gesundheit ist
Harmonie. Zur politischen Dimension der Körpervorstellung in der
frühen chinesischen Medizin 155

Matthias Krings
Der Körper als Medium. Geistbesessenheit in Nordnigeria 167

Jochen Althoff / Tanja Pommerening
Epilog: »Lebendig oder tot, gesund oder krank? Der menschliche Körper
in vormodernen Kulturen« 181

Vorwort

Im Wintersemester 2019/20 fand die dritte Ringvorlesung des 2013 von der Deutschen Forschungsgemeinschaft an der Johannes Gutenberg-Universität Mainz eingerichteten Graduiertenkollegs »Frühe Konzepte von Mensch und Natur: Universalität, Spezifität, Tradierung« statt. Aufgabe des Graduiertenkollegs, das zum 31. März 2024 endete, war es zu erforschen, welche Konzepte von Mensch und Natur aus den vorhandenen Quellen zu ermitteln sind (und welche nicht), welche davon als universal (im Sinne einer relativen Universalität) angesehen werden können und welche für bestimmte Gesellschaften, Räume oder Zeiten spezifisch sind. Hierbei wurden die jeweiligen Überlieferungsmedien und Diskurse sowie Fragen des Wissenstransfers berücksichtigt.

Einer unserer Forschungsschwerpunkte widmete sich den Konzepten vom menschlichen Körper, von Krankheit, Heilung und Tod. So lag es nahe, Vortragende aus unterschiedlichen Fachdisziplinen zu vereinen, um über das Thema »Lebendig oder tot, gesund oder krank? Der menschliche Körper in vormodernen Kulturen« zu diskutieren. Neun Vorträge werden im vorliegenden Band in gekürzter und überarbeiteter Form präsentiert. Der englischsprachige Beitrag von Paul B. Pettitt wurde von uns ins Deutsche übersetzt.

Den beiden Organisatoren der Ringvorlesung und Herausgebern dieses Bandes war es wichtig, Konzepte und Praktiken von ausgewählten vormodernen Kulturen des Mittelmeerraums (Mesopotamien, Ägypten, die griechisch-römische Antike, das Mittelalter in Ost- und Westeuropa) und anderen Gesellschaften (China, Tibet, Nigeria) gegenüberzustellen. Dabei standen Fragen im Vordergrund wie: Was unterscheidet einen lebendigen von einem toten Körper, was einen gesunden von einem kranken? Welche Eigenschaften sorgen dafür, dass wir einen Körper als »krank« oder »gesund« wahrnehmen, und anhand welcher Merkmale wird ein Körper als »tot« oder »lebendig« betrachtet? Was zunächst banal klingen mag, ist aber bis heute alles andere als einfach zu bestimmen und die Kriterien wandeln sich fortwährend.

Die Zusammenschau der Beiträge in einem Band ermöglicht es uns, gegenüberzustellen, welche verschiedenen Konzepte und Praktiken sich mit Bezug zum menschlichen Körper herausgebildet haben, und zu erläutern, ob es hier kulturübergreifende Übereinstimmungen gibt. Dabei spielt die Art und Weise, wie die vorgestellten Quellen ausgewählt und betrachtet wurden, eine wesentliche Rolle.

In unserem Epilog, der einen übergeordneten Blick versucht, mussten die Ergebnisse stark abstrahiert werden. Spätestens im Zuge des *body turns* ist deutlich geworden, dass Körper kontextabhängig unterschiedlich aufgefasst werden und dass es gemäß der *embodiment*-Theorie die unterschiedlichen körperlichen Fähigkeiten und Möglichkeiten sowie die enge Verbindung von Körper, Geist und Umwelt zu berücksichtigen gilt. Es bleibt dennoch die anthropologische Frage danach, was den Menschen grundlegend gemeinsam ist oder als vergleichbar wahrgenommen wird, mithin was eine relative Universalität beanspruchen kann. So zeigen die Beiträge beispielsweise, dass gleichartige Körperpraktiken und -konzepte an verschiedenen Orten unabhängig voneinander erscheinen. Bei solchen Konzepten ist zu fragen, ob sie an ein grundsätzliches und damit universales menschliches Erleben gebunden sind oder ob diese Ähnlichkeiten durch den Transfer von spezifischen Kenntnissen und Vorstellungen erklärt werden können. Wir stellen daher in diesem Band bewusst auch Konzepte aus Gesellschaften vor, die mit großer Wahrscheinlichkeit nicht miteinander in Kontakt standen. Wenn dort ebenfalls ähnliche Vorstellungen greifbar sind, steigt die Wahrscheinlichkeit, dass es sich um universale Anschauungen handelt.

Die Herausgeber danken der Deutschen Forschungsgemeinschaft für die Bewilligung und Fortsetzung unseres Graduiertenkollegs, allen Referentinnen und Referenten der Ringvorlesung für ihre aufschlussreichen Vorträge und die Bereitschaft, ihre Beiträge in einer überarbeiteten Fassung für den Sammelband zur Verfügung zu stellen. Verdienstvoll war die Unterstützung durch Nadine Gräßler, die Teile des Epilogtextes beigesteuert hat. Ein weiterer Dank geht an Herrn Bastian Reitze und besonders Herrn Jonas Mach, die die redaktionellen Arbeiten an diesem Band tatkräftig unterstützt haben.

Bereits die Beiträge der beiden vorangegangenen Ringvorlesungen konnten im Verlag der Wissenschaftlichen Buchgesellschaft, Darmstadt, publiziert werden.[1] Das war auch für diesen Band vorgesehen, aber in höchst unglücklicher Weise mischten sich erhebliche coronabedingte Verzögerungen mit der Insolvenz dieses für die Altertumswissenschaften so wichtigen Verlags Ende 2023. Wir

---

1 Marion Gindhart/Tanja Pommerening (Hgg.), Anfang und Ende. Vormoderne Szenarien von Weltentstehung und Weltuntergang, Darmstadt (WBG) 2016; Tanja Pommerening/Jochen Althoff (Hgg.), Kult, Kunst, Konsum. Tiere in Alten Kulturen, Darmstadt (WBG) 2018.

bedauern dies sehr, sind aber froh, dass wir mit der Mainz University Press und ihrem Aquisitions Editor Oliver Kätsch recht schnell einen neuen Publikationsort finden konnten. Ihm und den Herausgebern der Mainz University Press danken wir für die schnelle und unkomplizierte Aufnahme des Bandes in ihr Programm.

Mainz und Marburg, im September 2024
Jochen Althoff und Tanja Pommerening

Paul Pettitt[1]

Der Körper als Symbol: die langfristige Entwicklung des menschlichen Bestattungsverhaltens von Chemie und Emotion zu Erkenntnis und Kultur

Einführung

Der Umgang mit den Toten (alternativ thanatologischer oder Bestattungsbrauch) ist der verhaltensmäßige Ausdruck der kulturell variablen Euphemismen, die entweder den Tod maskieren oder Trost anbieten, indem sie versuchen, die Auswirkungen seiner biologischen Ergebnisse zu leugnen. Sie stellen also im Wesentlichen Strategien gegen den Tod dar (Davies 2017). Die meisten menschlichen Gruppen leugnen, dass der Tod das Ende des Individuums ist (Bloch und Parry 1994), und die für viele Kulturen charakteristische, oft ausgefeilte Bestattungsarchäologie zeugt von der intellektuellen Anstrengung, die Menschen aufwenden, um ihre angstreduzierenden mythopoietischen Glaubenssysteme zu schaffen. Damit soll dem Gefühl entgegengewirkt werden, dass wir alle auf die Vernichtung zusteuern. Der Versuch eines ganzheitlichen Verständnisses von Totenglauben und Bestattungspraxis von den einfachsten bis zu den kognitiv komplexesten Organismen ist das Ziel der evolutionären Thanatologie (Anderson et al. 2018). Immerhin sind wir alle im Sinne der kognitiven Evolution Tiere und können daher nur verstehen, wie unsere Reaktionen auf den Tod und die Toten in evolutionärer Hinsicht entstanden sind, indem wir eine breite ethologische Perspektive auf diese Phänomene einnehmen.

1907 skizzierte der Anthropologe Robert Hertz in seiner *Contribution to the study of the collective representation of death* die vertrauten Elemente der menschlichen Bestattungstätigkeit aus zahlreichen kleinen, vorindustriellen Gruppen, für die ihm damals ethnographische Informationen zur Verfügung standen. Auf den ersten Blick scheinen diese Elemente dem modernen, urbanen Menschen sofort bekannt und können durchaus als Merkmale angesehen wer-

---

[1] Der ursprünglich englische Text wurde auf der Grundlage einer ersten Übersetzung von Martin Street durch mehrere Personen in die jetzige Fassung gebracht: Sabine Gaudzinski-Windheuser, Bastian Reitze und Jonas Mach (alle Mainz) haben sich dabei in sehr dankenswerter Weise engagiert.

den, die unsere kognitiv weiterentwickelte Art vom Rest der Tierwelt unterscheiden. Hertz stellte insbesondere die kulturübergreifende Allgegenwart von Seelenvorstellungen fest (d. h. eine Form der extrasomatischen Persistenz des individuellen Bewusstseins nach dem biologischen Tod). Ferner führt er folgende Kennzeichen an:
- eine spezielle Sprache, die Menschen verwenden, um sich auf den Tod und seine sozialen Auswirkungen zu beziehen, und die sich oft von der Alltagssprache unterscheidet oder sich auf Wörter stützt, die sonst selten verwendet werden;
- das Konzept einer anderen Welt, die wir nicht sehen oder nicht direkt erleben können, von der aber angenommen wird, dass die Geister der Toten sie bewohnen oder dorthin bzw. dort hindurch reisen;
- die Existenz von Vorfahren (Ahnen), die trotz ihres biologischen Todes immer noch soziale Handlungsfähigkeit unter den Lebenden besitzen;
- eine emotionale Fürsorge und entsprechende Bemühungen um die richtige Bestattung der Toten;
- das Gefühl von moralischen Verpflichtungen gegenüber den Toten, die spezifische Handlungen erfordern und definieren, die die Lebenden mit den Toten verbinden, sowie besondere Pflichten, die die üblichen Muster des Gruppenlebens durch das Hinzufügen formaler Entgegnungen auf den Tod erweitern und während bestimmter Zeiträume eingehalten werden müssen.

All dies stellt in Hertz' Verständnis eine kollektive Repräsentation des Todes dar, das heißt, die volle soziale Beteiligung der sozialen Gruppe an der Kennzeichnung von Todesfällen und deren Auswirkungen.

Aber welche dieser Merkmale kann man als wirklich charakteristisch für den Menschen bezeichnen? Von welchen könnte man sagen, dass sie von Natur aus vollständig »symbolisch« sind, also zum Konzept der »Verhaltensmoderne« gehören, das bei Paläoanthropologen beliebt ist, die die biologischen und verhaltensbezogenen Ursprünge des *Homo sapiens* erforschen? Es kann keinen Zweifel daran geben, dass mehrere dieser Kennzeichen eine symbolische Grundlage haben müssen, da sie gemeinsame Vorstellungen über die Verstorbenen unter den Lebenden ausdrücken. In Hertz' Beispielen überspannen Konzepte des Fortbestehens der Toten, der imaginären Welten, die sie bewohnen, und ihrer anhaltenden Handlungsfähigkeit unter den Lebenden sowohl reale als auch imaginäre Welten und spiegeln die Konstanz komplexer kosmologischer Überzeugungen wider, die durch die Gesellschaft und ihre sozialen Akteure vermittelt werden. Dies muss auf eine kognitive Fähigkeit zum symbolischen Denken zurückgehen.

Der archäologische Befund über menschliche Bestattungsaktivitäten sollte es uns ermöglichen, genau zu beurteilen, wann und wie die Toten in solche vollständig symbolischen Systeme eingegliedert wurden, und vielleicht, wie dies im Allgemeinen mit der kognitiven und sozialen Evolution des Menschen zusammenhängt. Wenn wir erkennen können, wann Leichen absichtlich von den Lebenden entfernt oder an bestimmten Orten deponiert wurden, kann die Paläoanthropologie möglicherweise eine Brücke zwischen den chemischen (also aus der Verwesung entstehenden) und kulturellen Anreizen für den Umgang mit den Toten schlagen (Pettitt 2018). Aber es nützt uns nichts, Leichenbestattung einfach als symbolisch zu definieren oder nicht. Es gibt Abstufungen in der Komplexität der kognitiven Grundlagen des Bestattungsverhaltens (Pettitt 2011b) und es gibt keinen *a priori*-Grund, warum ein ansonsten »tierähnliches« Verhalten in jüngster Zeit plötzlich »modern« wurde, als Gruppen begannen, ihre Toten unter die Erde zu legen.

Ich habe schon früher einen ganzheitlichen Ansatz zur Evolution des Umgangs von Hominini mit Toten verfolgt (Pettitt 2011a, 2015, 2018), wobei ich zoologische (einschließlich primatologische) und anthropologische Perspektiven als Heuristiken für die langfristige Entwicklung des menschlichen Umgangs mit Toten verwendet habe. Archäologen haben die Bestattung oft entweder als den Entwicklungsgipfel des menschlichen Umgangs mit den Toten oder als dessen erste Manifestation angesehen. Flache Gräber auszuheben und die Toten hineinzulegen, ist ein seltsames Verhalten – und für kleine Gruppen von mobilen Jägern und Sammlern eine zeitlich und räumlich aufwändige Tätigkeit, wenn Leichen auch auf anderen Wegen ebenso gut beseitigt werden können. Zumindest in diesem Sinne stellt die Bestattung tatsächlich eine bedeutende Verhaltensinnovation dar; sie scheint mindestens zwei Hominin-Taxa – Neandertaler und moderne Menschen – von ihren homininen Vorgängern, die ihre Toten anscheinend nicht begraben haben, sowie von ihren Zeitgenossen in der Tierwelt zu trennen. Obwohl die meisten Paläoanthropologen zustimmen würden, dass wir 20–30 überzeugende Beispiele für mittelpaläolithische Bestattungen haben, sind dies relativ doch so wenige, dass die Schlussfolgerung »alle Neandertaler begraben ihre Toten« dadurch nicht gerechtfertigt ist. Vielmehr kann es produktiver sein zu fragen, warum *einige* Neandertaler *manchmal* einige ihrer Toten begruben. Vergleichbar selten sind Bestattungen beim jungpaläolithischen europäischen *Homo sapiens* zu beobachten, auch wenn man hier erste eindeutige Hinweise auf einen breiteren kognitiven und kulturellen Kontext für solche Verhaltensweisen erkennen könnte. Im einfachsten Fall ist die Bestattung möglicherweise nicht symbolisch; aber in ihrem anderen Extrem kann sie ein Symbol darstellen, das ein komplexes Wechselspiel zwischen Lebenden und Toten anzeigt. Aber wie unterscheidet sich zum Beispiel das Platzieren einer Leiche in einem flachen Grab hinsichtlich der darin greifbaren kognitiven Untermauerung wirklich von einer Schimpansin, die den Körper ihres toten Kindes mehrere Tage oder Monate mit sich herumträgt (z. B. Goodall 1986, Matsuzawa

2003)? Warum sollte das Deponieren einfacher Grabbeigaben wie eines bearbeiteten Feuersteins oder Tierknochens – für all das finden wir nur wenige Beispiele vor dem mittleren Jungpaläolithikum – notwendigerweise symbolisches Verhalten widerspiegeln, auch wenn davon ausgegangen werden kann, dass diese Beigaben absichtlich hinterlegt wurden? Wie bei der persönlichen Ornamentik durch Tattoos, Bemalung etc. gibt es keinen Grund, warum sich die Behandlung der Toten im Laufe der Evolution der Hominini nicht in Umfang, Art und Komplexität der symbolischen Funktion unterscheiden könnte, und es ist nicht zweckdienlich, übergreifende Verallgemeinerungen vorzunehmen.

Um die Entwicklung des menschlichen Umgangs mit Toten zu problematisieren, müssen wir von einer spezifischeren Terminologie ausgehen. Ich unterscheide zwischen (a) dem »Umgang mit den Toten« (mortuary activity), einem weit gefassten Begriff, der alles beschreibt, was mit dem Tod und der Behandlung von Toten zu tun hat, und (b) »Bestattungsaktivitäten« (funerary activities), die eine spezifische Reihe von Verhaltensweisen im Zusammenhang mit der absichtlichen Entsorgung der Toten sowie der anschließenden Gedenkpraxis umfassen (Pettitt 2018). Aus primatologischen Beobachtungen könnten wir eventuell ableiten, dass es unterschiedliche Beispiele für den Umgang mit Toten durch frühe Hominoiden und Hominini gegeben haben dürfte. Dazu gehören etwa die Untersuchung von Leichen auf Lebenszeichen (Morbidität: Pettitt 2011a), Äußerungen von Frustration und Wut, wie das Schlagen der Leiche, Kannibalismus und das Aufbewahren der Toten während des Prozesses der emotionalen Loslösung von ihnen. Bestattungsaktivität entstand vermutlich aus einem variablen Verhalten den Toten gegenüber, wenn man durch Formen künstlicher Entsorgung (Gräber) oder durch materielle Erinnerungshilfen (z. B. Grabsteine und speziell eingerichtete Friedhöfe) begann, die Behandlung der Toten auf gesellschaftlich vorgeschriebene Weise zu formalisieren.

Tiefe Wurzeln: die frühe Evolution des Leichenverhaltens von Hominoiden und Hominini

Man könnte sagen, dass sich die Behandlung der Toten im gesamten Tierreich als ein Akkumulationsprozess in vier Hauptstadien entwickelt hat: chemisch, emotional, rational und, zumindest im Fall des Menschen, kulturell (Anderson et al. 2018; Pettitt 2018). Diverse Taxa der Tierwelt von Insekten aufwärts entfernen Kadaver, z. B. aus bevölkerten Bienenstöcken, um das Ansteckungsrisiko in einem chemisch gesteuerten Prozess zu minimieren, dessen Verbreitung nicht unterschätzt werden sollte (López-Riquelme und Fanjul-Moles 2013, Sun und Zhou 2013, Yao et al. 2009). Wir können daher erwarten, dass Hominini aus ihrer tiefen evolutionären Vergangenheit eine Abneigung gegen die Leichen ihrer Artgenossen, Abscheu gegenüber Blut und wahrscheinlich die Fähigkeit geerbt haben, Orte in der Landschaft zu identifizieren, an denen Artgenossen starben (Pettitt 2018). Der einfachste Weg, mit Leichen umzugehen, besteht darin, sie entweder aus der Nähe der Lebenden zu entfernen (Nekrophorese) oder sie zuzudecken (Nekroklaustralisation) (Wilson et al. 1958, Chouvenc et al. 2011, López-Riquelme und Fanjul-Moles 2013, Sun und Zhou 2013).

Die Frage für die evolutionäre Thanatologie lautet, wie und wann spezifisch soziale Reaktionen auf den Tod zustande kamen. Gonçalves und Carvalho 2019 legen nahe, dass mehrere Gründe solche Reaktionen evolutionär vorteilhaft machten: Sie können die Zeit verkürzen, die benötigt wird, um eine lebende Person als tot zu kategorisieren, und somit die Energie reduzieren, die die Gruppe ansonsten auf sie konzentrieren würde, z. B. durch kostspielige Totenwache und Pflege. Des Weiteren erleichtern soziale Reaktionen die Bewältigung von Trauer und beschleunigen die Veränderung der Gruppenbeziehungen angesichts des Fehlens eines Individuums. Es überrascht daher nicht, dass bei Säugetieren häufig über kognitive Hypersensibilität (die wir als »Trauer« interpretieren können), Bindung und Interaktion mit Leichen berichtet wird (King 2014). Solche Verhaltensweisen sind nicht auf Leichen beschränkt; der erneute Besuch der Todesorte weckt bei Affen Neugier und emotionale Belastung und zeigt die Fähigkeit, Orte wiederzuerkennen, an denen Artgenossen starben, und sie mit negativen Emotionen und Gefahren zu assoziieren (Gonçalves und Carvalho 2019). Wir können vernünftigerweise erwarten, dass sowohl Leichen als auch mit dem Tod verbundene Orte in der Landschaft bei menschlichen Vorfahren ähnliche Assoziationen auslösten, frühe Vorformen dessen, was die Sozialwissenschaften heute als »Todeslandschaften« (deathscapes) und »Nekrogeographien« (necrogeographies) bezeichnen (Semple und Brooks 2020).

Erst seit kurzem ist der Mensch in modernen Industriegesellschaften von der häufigen und leibhaftigen Todeserfahrung naher Artgenossen isoliert. Jäger und Sammler hingegen beschäftigen sich routinemäßig mit dem Tod (Woodburn 1994). Die durch den Tod hervorgerufenen Emotionen sind zwischen den Polen Wut (Ausdruck von Frustration, Verwirrung usw.) und Trauer (Kummer, Verlust usw.) angesiedelt. Wir können wohl nicht darauf hoffen, jemals die spezifischen Emotionen zu ermitteln, die den archäologisch sichtbaren Zeugnissen des Umgangs mit Leichen zugrunde lagen. Zumindest können wir aber annehmen, dass ein komplexes Zusammenspiel von Emotionen – insbesondere um diese Pole von Trauer und Wut – Teil des frühen Umgangs mit Toten war, das in Form von Angst, Trauer und Aggression auch bei uns noch vorhanden ist (Pettitt 2018).

Im Anschluss daran versuchen Rationalisierungsprozesse, die Todesursache zu verstehen, die dadurch verursachten emotionalen und sozialen Störungen zu mildern und letztlich zu antizipieren, zu erklären und vielleicht auch sie zu verhindern (Pettitt 2018). Die Rationalisierung wandelt das chemisch und emotional getriebene Bestattungsverhalten in sozial wiederholte und regelgebundene kulturelle Aktivitäten um. Es könnte daher einen Mechanismus dafür liefern, wie die Komplexität des ansonsten persönlichen und vorübergehenden Umgangs mit Leichen an bestimmten Orten in die Landschaft eingebettet wurde, was wohl der wichtigste Wandel im Umgang mit den Toten in der Evolution der Hominini war (Pettitt 2015). Man könnte vernünftigerweise erwarten, dass Leichenbestattung zu der Vielzahl sozialer Aktivitäten gehörte, die entwickelt wurden, als Gruppengröße und soziale Komplexität zunahmen (Aiello und Dunbar 1993, Dunbar 2003, Gamble 2010).

An anderer Stelle habe ich versucht, ein Bild der langfristigen Entwicklung der Bestattungstätigkeit im weitesten Sinne zu skizzieren, beginnend mit den vorhandenen archäologischen Zeugnissen (Pettit 2011a). Die Belege sind lückenhaft, und was wir in den archäologischen Befunden als Leichenbestattung zu erkennen glauben, spiegelt möglicherweise nur einen kleinen Teil eines ansonsten archäologisch unsichtbaren Verhaltensrepertoires wider. Vielleicht dokumentieren sie auch nur diejenigen Aspekte des Verhaltens, mit dem man in gewisser Weise eher auf außergewöhnliche als auf alltägliche Situationen reagierte, wie etwa unerwartete oder gewaltsame Todesfälle (Pettitt 2018). Wie bei anderen Aspekten des Verhaltens von Hominini gibt es keinen Grund zu der Annahme, dass sich der Umgang mit Toten linear entwickelt hat. Auch die kumulative Natur seiner Entwicklung sowie die im Laufe der Zeit erkennbare zunehmende regionale Variabilität deuten darauf hin, dass dies sicherlich nicht der Fall war. In Europa sind die Daten jedoch robust genug, um eine gewisse Interpretation zuzulassen.

Kurz gesagt, die langfristige Entwicklung des Umgangs mit Toten durch die Hominini, die ich vorschlage, begann mit einem emotionalen und intellektuellen Interesse an der Leiche (Morbidität), dem Verzehr von Körperteilen unter bestimmten sozialen Bedingungen und Versuchen, die Leiche aufzubewahren oder zuzudecken in nicht-symbolischen Kontexten. All dies kann bei lebenden Primaten beobachtet werden (Pettitt 2011 und Referenzen darin). Irgendwann – möglicherweise innerhalb von Pliozän-Australopithecinen oder frühen *Homo*-Gruppen, die an Größe und/oder sozialer Komplexität zunahmen – wurden diese Kernreaktionen auf den Tod ausgearbeitet, hauptsächlich durch die absichtliche Deponierung der Toten an bestimmten Orten der Naturlandschaft (strukturierte Deponierung), wodurch eine konzeptionelle Verbindung zwischen den Toten und der Landschaft geschaffen wurde. Schließlich wurden geschlossene Elemente der Naturlandschaft, insbesondere Höhlen und Felsspalten, immer wieder für solche Leichen-Deponierungen verwendet – die absichtliche Lagerung von Leichen in diesen Winkeln und Ritzen ist zumindest für Neandertaler und den frühen *Homo sapiens* belegt.

Die Überreste zahlreicher Hominini aus Höhlen, die ansonsten keine Belege für eine Besiedlung aufweisen, weisen darauf hin, dass einige der Toten vor mindestens 400.000 Jahren in oder außerhalb natürlicher Felsspalten abgelagert wurden, darunter mindestens 28 erwachsene *Homo heidelbergensis*-Individuen in der Sima de los Huesos bei Atapuerca, Spanien, vor ca. 400–500.000 Jahren (Arsuaga et al. 1997), mindestens acht Neandertaler im Säuglings- bis Erwachsenenalter in El Sidron, Spanien, vor ca. 40.000 Jahren (Rosas et al. 2006) und möglicherweise die partiellen Überreste von mindestens 15 dem *Homo naledi* zugeordneten Individuen in der Rising Star Cave, Südafrika, vor ca. 300.000 Jahren (Val 2016, vgl. Dirks et al. 2016). Es bleibt zu klären, ob diese Funde eine mittelpleistozäne Phase des Bestattungsverhaltens belegen, das anscheinend von mehreren Hominin-Taxa geteilt wird (Pettit 2011), oder ob die Erhaltung dieser Individuen zufällig war (Zilhão 2015). Ich habe argumentiert, dass die Annahme eines absichtlichen Ablegens bestimmter Individuen (überwiegend männliche junge Erwachsene in der Sima zum Beispiel) eine wahrscheinlichere Interpretation ist (Pettitt 2015). Und wenn diese Ablage absichtlich erfolgt ist, suggeriert dies, dass ein kulturelles Verständnis des Todes und die Assoziation der Toten – oder einiger von ihnen – mit Orten in der Landschaft von mehreren spätarchaischen Hominin-Taxa geteilt wurde.

Um 100.000 BP machten diese Hominini gelegentlich den nächsten logischen Schritt, indem sie absichtlich solche Verstecke für Bestattungen (›Gräber‹) anlegten und gelegentlich bestimmten Orten eine spezifische totenbezogene Bedeutung gaben. Mehrere Leichen wurden an Orten mit Mehrfachbestattungen deponiert wie in La Ferrassie (Frankreich) und Shanidar (Irak) oder in Höhlen der Neandertaler sowie den Skhūl und Qafzeh-Höhlen (Israel) des *Homo sapiens*. Nach derzeitigem Stand der archäologischen Befunde traten erst mit der Verbreitung des *Homo sapiens* ca. 45.000 vor Heute in der Alten Welt weitere Innovationen auf, insbesondere die Verbreitung menschlicher Überreste als persönliche Ornamente und Relikte im europäischen frühen Jungpaläolithikum und reich begleitete formelle Bestattungen einiger Personen im europäischen mittleren Jungpaläolithikum (ca. 31.000–22.000 vor Heute). Daraus könnte man schließen, dass das Totengedenken zumindest seit dieser Zeit praktiziert wurde und auch die Toten zu dieser Zeit in kosmologische Glaubenssysteme integriert waren. Solche Muster finden sich im späten Jungpaläolithikum (zumindest zwischen ca. 19.000–13.000 cal vor Heute); zu dieser Zeit erscheinen die beiden extremen Ausdrucksformen der Leichenbestattung – Fragmentierung (des Leichnams) und Sammlung (vieler Leichen in formellen Friedhöfen abseits der Lebenden). Ich unterteile diese Entwicklung in fünf große Phasen, die in Tabelle 1 zusammengefasst sind.

Daraus lassen sich mehrere Veränderungsskalen ablesen. Der Umgang mit Toten durch Tiere vor der Entwicklung der Säugetiere, durch Vor-Hominoide und Kern-Hominoide fand von Angesicht zu Angesicht statt, was eine vorübergehende verhaltensbezogene Operationalisierung der chemischen, emotionalen und vielleicht frühen rationalen Reaktionen auf Tod, Morbidität und soziale Darstellung und Interaktion widerspiegelt. Es gibt keinen Grund anzunehmen, dass diese Reaktionen je länger als einen Tag dauerten; sie wurden wahrscheinlich durch die Notwendigkeit der Gruppe eingeschränkt, weiterzuziehen und zu ihrer Nahrungssuche zurückzukehren. Dies mag für die kleinen Gruppen, die für Hominoide und frühe Hominini typisch sind, ausreichend gewesen sein, aber die wachsende Gruppengröße und Komplexität haben es möglicherweise immer schwieriger gemacht, ein solches zweckmäßiges und nicht-materielles Bestattungsverhalten aufrechtzuerhalten.

Daher habe ich vorgeschlagen, dass die Nutzung der Landschaft als rudimentärer Mechanismus des Gedenkens, insbesondere durch die Assoziation von Orten mit den Toten, zunehmend als Mittel zur Verlängerung der Bestattungsaktivitäten diente, zumindest wenn Gruppen an solche Orte zurückkehren konnten (Pettitt 2015). Dies würde zu einer gewissen Erweiterung des Kernverhaltens führen, die die *archaische* Phase des Umgangs mit Toten einleitete, in der das Deponieren von toten Körpern an wiedererkennbaren Punkten der Landschaft neue (wenn auch bescheidene) räumliche und möglicherweise zeitliche Maßstäbe in den Umgang mit Toten einführte. Obwohl frühe Aktivitäten in dieser Phase, wie die absichtliche Ablagerung mehrerer Leichen im hohen Gras durch *Australopithecus afarensis*, die ich vorgeschlagen habe, hinter der Akkumulation von Afar Locality (AL) Site 333 (Pettitt 2011a) liegen, betreffen sie immer noch nur sehr kurze Zeiträume.

Spätere Zeugnisse wie das Bestattungsverhalten in der Sima de los Huesos veranschaulichen etwas ausgeprägtere Vorstellungen von einem Ort der Toten. Die zunehmende Variabilität der Praxis, die in der Modernisierungsphase zu beobachten war – in der es manchmal zu einer formalen Bestattung kam – weist darauf hin, dass zumindest bei einigen Menschengruppen seit dem Mittelpaläolithikum und/oder dem frühen Jungpaläolithikum spezifische Konzepte über die Toten, und wie sie von den Lebenden behandelt werden sollten, existierten. Warum sonst legten Neandertaler und frühe *Homo sapiens* künstlich Gräber an, um ihre Toten zu bestatten, wenn doch zahlreiche Felsnischen, Felsspalten, Höhlen und Felsunterstände reichlich Möglichkeiten zur Bestattung boten? Wenn die Nekroklaustralisierung des Körpers aus Gründen der Hygiene, des Ekels oder der Gesundheit der einzige Grund für eine frühe Bestattung war, könnte man erwarten, dass sie häufiger und in mehr geographischen Regionen praktiziert wurde, in denen spät-archaische und frühe moderne Menschen operierten. Aber dies war nicht der Fall; die Verteilung der Nekroklaustralisierung ist in Raum und Zeit bemerkenswert lückenhaft und kann nicht einfach durch taphonomische Argumente erklärt werden. Wenn solche lückenhaften

Belege für andere Verhaltensweisen in den paläolithischen (und übrigens auch primatologischen) Funden sichtbar werden, werden sie als Reflex kultureller Unterschiede interpretiert.

Dass die frühesten Bestattungen bereits mit einer gewissen Materialität wie seltenen Grabbeigaben, der Verwendung von Ocker und sogar »architektonischen« Beigaben zu Gräbern wie den Steinmarkierungen von La Ferrassie oder den »Gräbern« von Regourdou verbunden sind, deutet meiner Meinung nach darauf hin, dass der Umgang mit den Toten während der archaischen und modernisierenden Phase zumindest teilweise durch nicht rein prosaische Gründe stimuliert wurde. Bei einigen Individuen wurde anerkannt, dass sie aus irgendeinem Grund beerdigt werden mussten; bei den meisten war dies nicht der Fall. Obwohl es keine überzeugenden Hinweise auf einen unterschiedlichen sozialen Status bei den Neandertalern gibt, wurde möglicherweise zwischen Personen unterschieden, die nach ihrem Tod bestattet werden sollten, und denen, die nicht bestattet werden sollten. Ob dies aus sozialen Unterschieden im Leben oder aus der Art ihres Todes resultierte, kann noch nicht beantwortet werden. Der unterschiedliche Umgang deutet aber zumindest darauf hin, dass einige Personen spezifisch mit einer bestimmten (und neuen) Form der Leichenbestattung verbunden waren: Es wurde ein Zusammenhang zwischen der sozialen Person des Verstorbenen und dem Begräbnisakt hergestellt. Dies muss nicht vollständig symbolisch in dem Sinne sein, wie Archäologen normalerweise diesen Begriff gebrauchen, obwohl es leicht zu erkennen ist, wie die zunehmende Ausarbeitung solcher »Verbindungen« zwischen sozialer Person und Bestattungspraxis schließlich zu symbolisch vermittelten Ablösungsritualen führte.

Die Symbolik der Bestattungspraxis

Eine »Fähigkeit zur Symbolik« gilt mittlerweile als wesentliches definierendes Merkmal des *Homo sapiens* (z. B. Bar-Yosef 2002, 378, Hovers et al. 2003, Henshilwood und d'Errico 2009, Henshilwood und Marean 2003). In allen modernen menschlichen Gruppen wird kulturelles Verhalten durch Symbolik vermittelt (Chase und Dibble 1987), und Henshilwood und Marean (ebd.) definieren »modernes Verhalten« als symbolisch organisiertes Verhalten. Wadley (2001) schlug vor, dass man aus archäologischen Aufzeichnungen nur dann auf »vollständige« Symbolik schließen kann, wenn sie eindeutige Beweise für die externe Speicherung von Informationen aufweisen. Eindeutige Hinweise auf Pigmenttransport und -nutzung durch Neandertaler bereits vor mindestens 115.000 vor Heute (d'Errico 2003, Hoffmann et al. 2018a) und für ihre Erschaffung nichtfigurativer Höhlenkunst vor mindestens 65.000 vor Heute (Hoffmann et al. 2018a) zeigen, dass auch sie im gleichen Licht zu sehen sind. An welchem Punkt ihrer evolutionären Entwicklung kann man sagen, dass der Umgang mit Toten symbolisch strukturiert ist? Obwohl, wie oben erwähnt, die Grade der »Symbolik« wahrscheinlich sowohl variabel als auch komplex waren, können einige einfache kognitive Abstufungen dem Verhaltensausdruck des Umgangs mit den Toten zugrunde liegen:

- Einfache (nicht-symbolische) Beobachtung: Bei Begräbnisversammlungen kommt es über den Ausdruck von Emotionen, die Untersuchung und Manipulation des toten Körpers (morbidity) und damit zusammenhängende soziale Vorführungen und Interaktionen hinaus kaum zu Aktivitäten. Kognitiv könnte dies kaum mehr bedeuten als das Konzept »es ist tot, ich bin verwirrt« und Versuche zu verstehen, warum die Leiche nicht mehr lebendig ist.
- Emotionale (nicht-symbolische) Interaktion: Die Lebenden beschäftigen sich nun weiter mit den Toten und ihre emotionale Reaktion bestimmt einfaches Entsorgungsverhalten. »Es ist tot, ich trauere und verstecke die Leiche, da sie widerwärtig ist.« In diesem Stadium können jedoch Rufe und Gesten verwendet werden, um die emotionalen Pole von Wut und Trauer zu signalisieren.
- Passive assoziative (nicht-symbolische oder symbolische) Interaktion: Auf einer rationalisierenden Ebene werden die Toten nun mit einer bestimmten Aktivität an einem bestimmten Ort in Verbindung gebracht, und dieser Ort wird verwendet, um der Toten zu gedenken, d.h. er symbolisiert die Toten. Es werden jetzt Assoziationen zwischen den Toten, der Landschaft und der lebenden sozialen Gruppe hergestellt. »Er ist tot; er muss an einer anerkannten Stelle entsorgt werden.« Dieser Ort muss jedoch nicht künstlich verändert werden; es muss keine Energie investiert werden, Leichen werden einfach dort deponiert.
- Aktive assoziative (symbolische) Interaktion: Wie in der passiven Phase, jedoch wird nun Energie in die Entsorgungsstelle investiert, d.h. Naturmerkmale werden erweitert, Gräber werden ausgehoben und Zusätze wie Grabbeigaben, Steinbeläge und Ockernutzung können von Zeit zu Zeit auftreten. Die absichtliche Modifikation solcher Orte legt nahe, dass ihnen eine bestimmte Bedeutung beigemessen wurde, vielleicht als Element eines breiteren Spektrums gesellschaftlicher Überzeugungen.
- Assoziative Interaktion anhand der Faktoren Zeit und Raum: Die Wirkungsmacht des Toten wird jetzt in der Leichenbehandlung anerkannt (wer bekommt wo und wann eine Sonderbehandlung?) und die Bestattungstätigkeit wird nach gesellschaftlichen Regeln in Zeit und Raum organisiert. »Er ist tot; er war ein Ältester im Leben und hat sich das Recht verdient, am Ort der Ältesten begraben zu werden.«

Man kann nicht einfach argumentieren, dass selbst archäologisch beobachtbare Leichenbestattungen auf simple Weise »symbolisch« waren; Argumente, dass »Grabbeigaben« immer symbolisch sind, problematisieren nicht, was wir unter Symbolik verstehen, und führen uns nicht weiter. Wissenschaftler würden wahrscheinlich zustimmen, dass die Bestattungstätigkeit im mittleren Jungpaläolithikum aufgrund ihrer weit verbreiteten gemeinsamen Merkmale einen ausgeprägt symbolischen Charakter hatte: Wir finden den Gebrauch von Ocker, Einbeziehung von Gegenständen wie persönlichen Ornamenten, oder Knochen großer Pflanzenfresser, regionale Variationen unter diesen, sich wiederholende Muster, »nicht normale« Individuen (pathologische Zustände und gewaltsame Todesfälle) sowie Assoziationen mit eindeutig symbolischen Objekten. Mir scheint die Annahme angemessen, dass zu dieser Zeit eine vollständig zeit-/ raumfaktorielle assoziative Symbolik in Kraft war und zumindest für die modernisierenden und modernen (und vielleicht in geringerem Umfang auch die archaischen) Phasen im Umgang mit den Toten charakteristisch ist.

Das Bestattungsverhalten der Neandertaler und des frühesten *Homo sapiens* könnte nach aktiven assoziativen Interaktionen mit den Toten strukturiert gewesen sein; die Variabilität dieses Verhaltens, wie sie im europäischen Mittelpaläolithikum und in den Höhlen Skhūl und Qafzeh in Israel sichtbar ist, sowie die seltenen Beispiele für ein ausgeklügeltes Verhalten wie bei europäischen Neandertalern in Regourdou und La Ferrassie legen eindeutig nahe, dass um mindestens 110.000 vor Heute die Toten mit bestimmten Orten und bestimmten Verhaltensweisen in Verbindung gebracht werden konnten und dass von Zeit zu Zeit unterschiedliche, wenn auch kurzlebige Traditionen dieser Assoziationen entstanden. Interessanterweise gibt es keine definierbaren Unterschiede zwischen den modernisierenden Bestattungen der Neandertaler und der frühneuzeitlichen Menschen und in dieser Hinsicht »sehen wir keine eindeutigen Anzeichen dafür, daß anatomisch moderne Menschen kulturell ›fortschrittlicher‹ waren als Neandertaler« (d'Errico 2003, 196).

Diese Unterscheidung kann man erst ab dem frühen Jungpaläolithikum (anhand menschlicher Relikte) oder dem mittleren Jungpaläolithikum (anhand von Grabbeigaben) treffen. Das Auftreten von Bestattungen zu dieser Zeit kann eine größere kognitive Bedeutung haben. Ich habe Bestattung als einen Prozess mit mindestens drei Phasen definiert: das Ausheben eines Grabes, das Einlegen der Leiche darin und das anschließende Bedecken der Leiche (Pettitt 2011a). Dies ist ein organisiertes (und vermutlich in vielen Fällen schwieriges) Verhalten, und ich stimme d'Errico et al. (2003) zu, dass sich die Praxis nicht ohne die Vermittlung ihrer Grundkonzepte innerhalb und zwischen Gruppen hätte verbreiten können, nicht zuletzt das Graben durch schwierige Sedimente mit kleinen steinernen oder Werkzeugen aus organischem Material. Einige Bestattungen – insbesondere von Neandertalern – zeigen längere *chaînes opératoires* im Umgang mit den Toten: Es ist schwer vorstellbar, wie die verschiedenen Bestattungen von La Ferrassie ohne ein gewisses Maß an Planung hätten platziert werden können, zumindest z. B. im Falle der in Gruben begrabenen Säuglingsgruppen.

Daher kann eine scharfe kognitive Unterscheidung gemacht werden zwischen dem Begräbnisakt – basierend auf der Kommunikation einer Reihe von Ideen über eine *chaîne opératoire* von drei oder mehr Stufen – und der einfachen Leichen-Deponierung (*funerary caching*), das keine komplexe Kommunikation erfordert; die Ausführung selbst könnte völlig ausreichen und so demonstrieren, dass es schlicht möglich ist, eine Leiche zu verbergen. Wenn ich damit richtig liege, dass die formale Bestattung aus dem Leichen-Verbergen entstand, ursprünglich als Modifikation natürlicher Ablageorte und später als bewusster Bau derselben (beide kommen in Skhūl und Qafzeh vor), dann könnte die Innovation, die die Entwicklung spezieller Bestattungsverhalten erleichterte, durch die komplexe Sprache untermauert sein, die deren Innovation und Verbreitung als kognitive Grundlage erforderte. Man mag berechtigt sein, dies als »vollständig symbolisch« zu bezeichnen, oder nicht: Es ist sicherlich ein wichtiger Schritt in diese Richtung.

In der modernen Welt untermauern symbolische Konstruktionen jeden Umgang mit Leichen und alle Bestattungsaktivitäten. Ich habe oben argumentiert, dass die Aufteilung der Daten in eine Reihe immer komplexerer Verhaltensweisen Heuristiken für die Annäherung an die archäologischen Befunde bietet. Daraus lässt sich mit Sicherheit sagen, dass die Bestattungstätigkeit mindestens vor ca. 31.000 vor Heute vollständig symbolisch strukturiert war; und ein gewisses Maß an symbolischer Untermauerung ist bereits in der mittelpaläolithischen Bestattung ab ca. 100.000 vor Heute offensichtlich. Ich schlage eine kleine Anzahl von Arbeitshypothesen vor:

- Was wir beim Umgang mit den Toten als »normale« Entsorgungswege erkennen, entstand erst in den letzten tausend Jahren des Pleistozäns (ab 15.000 cal vor Heute), wahrscheinlich verbunden mit einer steigenden Bevölkerungszahl und zunehmender Sesshaftigkeit und territorialen Konzepten, die schließlich die kognitive Grundlage des »landwirtschaftlichen« Denkens bildeten. Dies führte an manchen Orten und zu verschiedenen Zeiten zur Bildung von formellen Friedhöfen. Wie Getreide und Hülsenfrüchte in bestimmten Gebieten in den Boden gepflanzt wurden, so wurden auch die Toten in der Erde bestattet, und beide wurden schnell zu einem Symbol für Landansprüche durch Arbeit und Vorfahren.
- Zuvor – bereits im späten Jungpaläolithikum – fungierte die Bestattungstätigkeit als Teil des weiteren symbolischen Bereichs, einschließlich der Verwendung figurativer und nicht-figurativer Kunst in vielen Kontexten. Es ist ein Trend zur zunehmenden Fragmentierung (Entfleischung und Verarbeitung) des Körpers und zur fürsorglichen Behandlung von einzelnen Körperteilen zu

beobachten. Diese Verarbeitung des Leichnams entspricht einer ähnlichen Verwendung von Kunst und persönlichen Ornamenten und macht deutlich, dass das Bestattungsritual zu dieser Zeit in weit verbreitete kulturelle Überzeugungen eingebettet war.

- Im vorangegangenen mittleren Jungpaläolithikum bestimmte eine zunehmende soziale Differenzierung zwischen Individuen (aufgrund von Fähigkeiten, Rang oder vererbtem Status), ob Individuen begraben wurden oder nicht, und die Art der Bestattungen, die uns überliefert wurden. Komplexe Wechselwirkungen zwischen Lebenden und Toten entsprechen weit verbreiteten, wahrscheinlich Kontinente überspannenden Traditionen, und überlagern diese mit regionalen Traditionen.
- Im frühen Jungpaläolithikum waren Relikte (Knochen) der Toten im Umlauf. Trotz des Mangels an Bestattungen außerhalb Afrikas während dieser Zeit deutet dies darauf hin, dass es zu dieser Zeit bereits einige symbolische Interaktionen mit den Toten gab. Menschliche Überreste, die zur Aufhängung durchbohrt oder in aufwendig ausgestatteten Gräbern deponiert wurden, müssen auf das Gedenken an die Toten hinweisen.
- Bei den Neandertalern und den frühen modernen Menschen ist zumindest stellenweise und zu bestimmten Zeiten eine assoziative Interaktion mit den Toten erkennbar. Die aktive Assoziation erforderte wahrscheinlich zumindest in ihrer komplexeren Organisation ein gewisses Maß an Symbolik, obwohl es sich noch zeigen muss, ob dies schon eine Symbolik im vollen Wortsinn war.
- Die Assoziation der Toten mit Orten in der Landschaft reicht mindestens bis ins Mittelpleistozän und bis zum archaischen *Homo* zurück. Es ist die erste archäologisch erkennbare kulturelle Assoziation der Toten.
- Zuvor könnte man variable Ausprägungen der Kernaktivitäten im Umgang mit den Toten bis ins Miozän zurück vermuten. Man sollte erwarten, dass diese kulturell unterschiedlich waren, da auch andere Verhaltensweisen zwischen heutigen Schimpansengruppen variieren.

Literaturverzeichnis

Aiello, L. C. and Dunbar, R. I. M. 1993. Neocortex size, group size, and the evolution of language. *Current Anthropology* 34(2), 184–93.

Anderson, J., Biro, D. and Pettitt, P. 2018. Evolutionary Thanatology. *Philosophical Transactions of the Royal Society of London* Series B *Biological Sciences* 373, DOI: https://doi.org/10.1098/rstb.2017.0262.

Arsuaga, J. L., Martínez, I., García, A. and Lorenzo, C. 1997. The Sima de los Huesos crania (Sierra de Atapuerca, Spain). A comparative study. *Journal of Human Evolution* 33(2/3), 219–81.

Bar-Yosef, O. 2002. The Upper Paleolithic revolution. *Annual Review of Anthropology* 31, 363–93.
Bloch, M. and Parry, J. 1994. Introduction: death and the regeneration of life. In Bloch, M. and Parry, J. (eds.) *Death and the Regeneration of Life*. Cambridge: Cambridge University Press, 1–44.
Chase, P. C. and Dibble, H. L. 1987. Middle Palaeolithic symbolism: a review of current evidence and interpretation. *Journal of Anthropological Archaeology* 6, 263–96.
Chouvenc, T., Robert, A., Sémon, E. and Bordereau, C. 2011. Burial behaviour by dealates of the termite *Pseudacanthotermes spiniger* (termitidae, macrotermitinae) induced by chemical signals from termite corpses. *Insectes Sociaux* 59(1), 119–25.
Davies, D. 2017. *Death, Ritual and Belief. The Rhetoric of Funerary Rites*. London: Bloomsbury.
Dirks, P. H. G. M., Berger, L. R., Hawks, J., Randoph-Quinney, P. S., Backwell, L. R. and Roberts, E. M. 2016. Comment on »Deliberate body disposal by hominins in the Dinaledi Chamber, Cradle of Humankind, South Africa?« *Journal of Human Evolution* 96, 149–53.
Dunbar, R. I. M. 2003. The social brain: mind, language, and society in evolutionary perspective. *Annual Review of Anthropology* 32, 163–81.
D'Errico, F. 2003. The invisible frontier: a multiple species model for the origin of behavioural modernity. *Evolutionary Anthropology* 12, 188–202.
Gamble, C. S. 2010. Technologies of separation and the evolution of social extension. In Dunbar, R., Gamble, C. S. and Gowlett, J. (eds.) *Social Brain, Distributed Mind*. London: The British Academy, 17–42.
Gonçalves, A. and Carvalho, S. 2019. Death among primates: a critical review of non-human primate interactions towards their dead and dying. *Biological Reviews* 94(4), 1502–29.
Goodall, J. (1986) *The Chimpanzees of Gombe: Patterns of Behaviour*. Cambridge MA: Harvard University Press.
Henshilwood, C. and d'Errico, F. 2009. Ochre, symbolism and the Middle Stone Age: examining the evidence from the Western Cape, South Africa. Pre-circulated paper for the *Homo symbolicus* symposium, Cape Town.
Henshilwood, C. And Marean, C. 2003. The origin of modern human behavior. Critique of the models and their test implications. *Current Anthropology* 44, 627–51.
Hoffmann, D. L., Standish, C. D., García-Diez, M., Pettitt, P. B., Milton, J. A., Zilhão, J., Alcolea-González, J. J., Cantalejo-Duarte, P., Collado, H., de Balbín, R., Lorblanchet, M., Ramos-Muñoz, J., Weniger, G.-Ch. and Pike, A. W. G. 2018a. U-th dating of carbonate crusts reveals Neandertal origin of Iberian cave art. *Science* 359, 912–915.
Hoffmann, D. L., Angelucci, D. E., Villaverde, V., Zapata, J. and Zilhão, J. 2018b. Symbolic use of marine shells and mineral pigments by Iberian Neandertals 115,000 years ago. *Science Advances*, 2018 (4), eaar5255.
Hovers, E., Ilani, S., Bar-Yosef, O. and Vendermeersch, B. (2003) An early case of color symbolism: ochre use by modern humans in Qafzeh Cave. *Current Anthropology* 44(4), 491–522.
Kellehear, A. 2007. *A Social History of Dying*. Cambridge: Cambridge University Press.
King, B. 2014. *How Animals Grieve*. Chicago: Chicago University Press.
López-Riquelme, G. O. and Fanjul-Moles, M. L. 2013. The funeral ways of social insects. Social strategies for corpse disposal. *Trends in Entomology* 9, 71–129.

Matsuzawa, T. (2003) *Jokro: the Death of An Infant Chimpanzee* (DVD film with associated leaflet). Kyoto: Primate Research Insititute.

Pettitt, P. 2011a. *The Palaeolithic Origins of Human Burial.* London: Routledge.

Pettitt, P. B. 2011b. The living as symbols, the dead as symbols: the scale and pace of symbolism over the course of hominin evolution. In Henshilwood, C. and d'Errico, F. (eds.) *Homo symbolicus.* Amsterdam: John Hopkins, 141–61.

Pettitt, P. 2015. Landscapes of the Dead: from face-to-face to place in human mortuary evolution. In Coward, F., Hosfield, R., Pope, M. and Wenban-Smith, F. (eds.) *Settlement, Society and Cognition in Human Evolution.* Cambridge: CUP, 258–74.

Pettitt, P. 2018. Hominin evolutionary thanatology from the mortuary to funerary realm. The palaeoanthropological bridge between chemistry and culture. *Philosophical Transactions of the Royal Society of London* Series B *Biological Sciences* 373, DOI: https://doi.org/10.1098/rstb.2018.0212.

Rosas, A., Martínez-Maza, C., Bastira, M., García-Tabernero, A., Lalueza-Fox, C., Huguete, R., Ortiz, J. E., Julià, R., Soler, V., de Torres, T., Martínez, E., Cañaveras, J. C., Sánchez-Moral, S., Cuezva, S., Lario, J., Santamaría, D., de la Rasilla, M., and Fortea, J. 2006. Paleobiology and comparative morphology of a late Neanderthal sample from El Sidrón, Asturias, Spain. *Proceedings of the National Academy of Sciences (USA)* 103(51), 19266–71.

Semple, S. and Brooks, S. 2020. Necrogeography and necroscapes: living with the dead. *World Archaeology* 52(1), 1–15.

Sun, Q. and Zhou, X. 2013. Corpse management in social insects. *International Journal of Biological Science* 9, 313–21.

Val, A. 2016. Deliberate body disposal by hominins in the Dinaledi Chamber, Cradle of Humankind, South Africa? *Journal of Human Evolution* 96, 145–8.

Wadley, L. 2001. What is cultural modernity? A general view and a South African perspective from Rose Cottage Cave. *Cambridge Archaeological Journal* 11, 201–11.

Wilson, E. O., Durlach, N. I. and Roth, L. M. 1958. Chemical releasers of necrophoric behaviour in ants. *Psyche* 65, 108–14.

Woodburn, J. 1994. Social dimensions of death in four African hunting and gathering societies. In Bloch, M. and Parry, J. (eds.) *Death and the Regeneration of Life.* Cambridge: Cambridge University Press, 187–210.

Yao, M., Rosenfeld, J., Attridge, S., Sidhu, S., Aksenov, V. and Rollo, C. D. 2009. The ancient chemistry of avoiding risk of predation and disease. *Evolutionary Biology* 36, 267–81.

Zilhão, J. 2015. Lower and Middle Palaeolithic mortuary behaviours and the origins of ritual burial. In Renfrew, C., Boyd, M. J. and Morley, I. (eds.) *Death Rituals, Social Order and the Archaeology of Immortality in the Ancient World.* ›*Death Shall Have No Dominion*‹. Cambridge: Cambridge University Press, 27–44.

Stufe	Vorgeschlagene Entwicklungsstufe	Manifestation
Vor-Säugetier	Insekten	*Chemische Stimuli* - Nekrophorese und Nekroklaustralisierung (Abtransport und Absonderung von Leichen) - Bestimmung von Orten des Todes und der Gefahr
Vor-Hominoid	Vögel, Säugetiere	*Emotionale Stimuli* - Soziale Vorführungen um die Leiche herum - Spezifische todesbezogene Lautäußerungen
Kern-Hominoid	Miozäne und pliozäne Hominoiden, von pliozänen Homininen an	*Rationalisierung* - Kindstötungen und Kannibalismus (emotional) - Sozial vermittelter Umgang mit der Leiche - Offener Ausdruck von Trauer, inkl. Depressionen, Schreien, Sorge um den toten Körper, Akte der Distanzierung - Soziale Vorführungen im Umfeld der Leiche, kontrollierter Zugang zur Leiche, Gebrauch der Leiche als Element der Vorführung (Versammlungen um die Leiche)
Archaische Hominini	Australopithecinen, früher und archaischer *Homo* bis zur Entstehung des *Homo sapiens*	*Rationalisierung und mögliche kulturelle Elaboration* - Entwicklung von Kannibalismus, Umgang mit der Leiche und Trauerbezeugung - Gebrauch bestimmter Orte für das Verbergen der Leiche
modernisierend	*Homo (sapiens) neanderthalensis* und *Homo (sapiens) sapiens*	*Kulturalisierung der Begräbnisaktivitäten* - Fortführung und Weiterentwicklung der oben genannten Aktivitäten - Wiederholter Gebrauch von Orten in der Landschaft zur Deponierung von Leichen und eine gewisse Markierung der Gräber (›Friedhöfe‹ im engeren Sinn) - Möglicher Gebrauch von materieller Kultur als Elemente des Begräbnisvorgangs

(Fortsetzung)

Stufe	Vorgeschlagene Entwicklungsstufe	Manifestation
Modern	*Homo sapiens* (europäische mittlere jüngere Altsteinzeit)	*Kulturalisierung der Begräbnisaktivitäten* – Fortführung und Weiterentwicklung der oben genannten Aktivitäten – Wiederholte Deponierung von Leichen auf Friedhöfen, die vom Raum der Lebenden getrennt sind, normalerweise mit Markierungen (zum Gedächtnis) der Gräber – Entwicklung verschiedener Begräbnistypen (einzeln, doppelt, dreifach, mehrfach) – Grabbeigaben – Assoziation neuer Phänomene mit dem Begräbnis (z. B. Feuer, Kunst) – Elaborierte Bestattungsregeln als seine Form der Eingrenzung – Würdigung des Rangs seines Verstorbenen durch die Art der Bestattung – Belege für kontinentweite Kulturtraditionen der Bestattungspraktik

Tabelle 1: Vorschlag einer Stufenfolge der Bestattungsaktivitäten. Entwickelt aus Pettitt 2011a und 2018.

Ulrike Steinert

Der menschliche Körper im antiken Mesopotamien im Spiegel textlicher Reflektionen über Leben, Gesundheit, Krankheit und Tod

1. Einleitung

Körper und Körperlichkeit bilden ein vielschichtiges Phänomen mit zahlreichen Facetten, nicht nur für die sozialwissenschaftlich-anthropologische Forschung, sondern auch für altertumswissenschaftliche Disziplinen wie die Altorientalistik, die sich der Erschließung der Geschichte und Kulturen des antiken Zweistromlandes (wie den Sumerern, Babyloniern, Assyrern) widmet, insbesondere anhand der reichen keilschriftlichen Textüberlieferung aus diesem Raum. Das erhaltene Schrifttum in sumerischer und akkadischer Sprache stammt nicht nur aus einem sehr langen historischen Überlieferungszeitraum von über drei Jahrtausenden, innerhalb dessen zahlreiche kulturelle Wandlungsprozesse und politische Umbrüche stattgefunden haben.[1] Das Quellenmaterial ist außerdem vielfältig, trotz seiner Lückenhaftigkeit und der häufig ungleichmäßigen Verteilung bestimmter Textgenres in Raum und Zeit. So reicht die textliche Überlieferung von Gebrauchstexten (wie Verwaltungs- und Rechtsurkunden, Briefen) über historisch-politische Texte wie Königsinschriften, Gesetze bis hin zu literarischen Werken und Texten, die den Tätigkeitsfeldern von Gelehrten, Schreibern und Spezialisten wie z. B. Heilkundigen, Wahrsagern, Priestern entstammen und die in verschiedene Kontexte eingebettet waren. Dazu gehören z. B. Epen, Mythen, Hymnen, Gebete, Beschwörungen und Rituale, medizinische Texte,

---

1 Für einen Überblick über Geschichte und Kulturen des Zweistromlands, siehe bspw. K. R. VEENHOF, Geschichte des alten Orients bis zur Zeit Alexanders des Großen (Göttingen, 2001); J. M. SASSON (Hrsg.), Civilizations of the Ancient Near East. 4 Bde. (New York, 1995); K. RADNER / E. ROBSON (Hrsg.), The Oxford Handbook of Cuneiform Cultures (Oxford, 2011); K. RADNER / N. MOELLER / D. POTTS (Hrsg.), The Oxford History of the Ancient Near East (Oxford, 2020–). Für das Sumerische (eine isolierte Sprache, die sich bislang keiner bekannten Sprachfamilie zuordnen lässt) und das Akkadische (eine semitische Sprache, die mit dem Hebräischen der Bibel verwandt ist), siehe z. B. M. P. STRECK (Hrsg.), Sprachen des Alten Orients. 3. durchges. Auflage (Darmstadt, 2007).

Sammlungen von Omina, aber auch lexikalische Listen, Sprichwörter und andere Gattungen von Weisheitsliteratur.[2]

Der Vielfalt an textlichen Genres entspricht auch eine Vielschichtigkeit an möglichen Zugängen, an soziokulturellen Zusammenhängen und Kontexten für die Erschließung einer Geschichte des Körpers in Mesopotamien. Diese Geschichte umfasst nicht nur bestimmte Traditionen und Wandlungen im Bereich von Vorstellungen, Konzepten und Wissensbeständen über den menschlichen Körper, sondern auch vielfältige körperbezogene Praktiken und Techniken (z. B. Praktiken der Kultivierung oder Gesunderhaltung des Körpers wie Ernährung, Sport oder Kosmetik).

Nähern wir uns mesopotamischen Körperkonzepten auf der Ebene der Sprache, lassen sich beispielsweise die Lexeme für »Körper« und Körperteile im Sumerischen und Akkadischen sowie ihr Gebrauch und Bedeutungsspektrum in verschiedenen Texten oder in bestimmten (z. B. idiomatischen) Wendungen untersuchen, um ihre kulturspezifischen Konnotationen zu erfassen.[3] Die Untersuchung heilkundlicher Texte (diagnostische Omina, medizinisch-therapeutische Rezepte, Rituale, Beschwörungen) ermöglicht Einblicke in antike Vorstellungen, insbesondere von heilkundigen Experten, über den Körper in Zusammenhang mit Prozessen von Gesundheit, Leben, Krankheit und Heilung (*medical body*). Texte aus der Vorzeichenkunde wie physiognomische und teratologische Omina und Eingeweideschau-Omina verdeutlichen die Rolle des Körpers als Zeichenträger, als *mantischer Körper*, indem sie bspw. aus den physischen Merkmalen einer Person Voraussagen über ihren Charakter oder ihr Lebensschicksal ableiten oder indem sie Prognosen für das Wohlergehen von Individuen, Herrschern oder Kollektiven (Land, Einwohner) aus der körperlichen Beschaffenheit von Fehl- und Missgeburten (von Mensch oder Haustieren) oder aus den Eingeweiden von Opfertieren erstellen.[4]

Doch es gibt viele weitere thematische Blickwinkel, aus denen heraus sich Aspekte einer Geschichte des Körpers in Mesopotamien erforschen lassen. So

---

2 Für einen Überblick zu den diversen Textgenres der keilschriftlichen Überlieferung, siehe bspw. die Reihe TUAT (= O. KAISER et al. (Hrsg.), Texte aus der Umwelt des Alten Testaments (Gütersloh, 1982–2001), TUAT Neue Folge (= B. JANOWSKI et al. (Hrsg.), Texte aus der Umwelt des Alten Testaments, Neue Folge (Gütersloh, 2004–2014) sowie W. W. HALLO / K. L. YOUNGER (Hrsg.), The Context of Scripture (Leiden, 1997–2017).

3 Siehe z. B. STEINERT (2012) mit weiterer Literatur.

4 Für einen Überblick über die Wahrsagekunst Mesopotamiens, siehe z. B. S. M. MAUL, Die Wahrsagekunst im alten Orient. Zeichen des Himmels und der Erde (München, 2013); U. S. KOCH, Mesopotamian Divination Texts: Conversing with the Gods. Sources from the First Millennium BCE (Münster, 2015). Zur mesopotamischen Physiognomatik siehe z. B. B. BÖCK, Die babylonisch-assyrische Morphoskopie (Wien, 2000); J. C. JOHNSON / A. STAVRU (Hrsg.), Visualizing the Invisible with the Human Body: Physiognomy and Ekphrasis in the Ancient World (Berlin/Boston, 2019); zu den teratologischen Omina siehe N. DE ZORZI, La serie teratomantica »Šumma izbu«: testo, tradizione, orizzonti culturali (Padova, 2014).

können wir Keilschrifttexte daraufhin befragen, wie der Körper als *lebender Körper* verstanden wurde, wie z. B. biologische Prozesse, Sinneswahrnehmungen, geistige Prozesse aufgefasst und beschrieben wurden. Hinzu kann eine phänomenologische Perspektive treten, welche den Körper als gespürten *Leib* betrachtet, als Träger von Empfindungen, Emotionen, Erfahrungen, die z. T. auch kulturell und sozial geprägt sind. Sehen wir Körperkonzepte zudem als Teil einer altmesopotamischen Anthropologie, von kulturellen Auffassungen über personale Identität und das Menschsein, ist zu fragen, welche Rolle dem Körper im Verhältnis zu anderen Identitätsaspekten (wie »Seele(n)«, »Geist«) zugeschrieben wurde, oder welche Bedeutung dem toten Körper/Leichnam im Kontext von Vorstellungen über Tod, Jenseits und postmortale Existenz des Menschen zukam. Darüber hinaus gehört auch der *geschlechtliche Körper* zu einer Geschichte des Körpers, d. h. sozial und kulturell geprägte Vorstellungen über physische und physiologische Unterschiede und Gemeinsamkeiten zwischen den Geschlechtern, über geschlechtsspezifische Rollen in der sexuellen Reproduktion usw.[5]

Obgleich sich der folgende Überblick über altmesopotamische Körperkonzepte auf ausgewählte Texte (aus dem 2. und 1. Jahrtausend v. Chr.) konzentriert, sollen andere ebenso wichtige Arten von antiken Quellen nicht gänzlich unberücksichtigt bleiben. Denn für eine umfassende Erschließung einer Körper-Geschichte sind nicht nur verschiedene Textobjekte auf unterschiedlichen Schriftträgern (z. B. Tontafeln, beschriftete Votive oder Gegenstände in Form von Körperteilen oder anthropomorphen Figuren) relevant. Auch verschiedene Artefakte und Gegenstände der materiellen Kultur, bildliche Darstellungen anthropomorpher Figuren (z. B. in Form von Plastiken, Reliefs, Siegeln, Amuletten) sowie Funde menschlicher Überreste, von Bestattungen, Siedlungen aus archäologischen Grabungen tragen wesentlich zur Erschließung antiker Körpervorstellungen und -praktiken bei.

Dieser Beitrag bietet eine Skizze wiederkehrender, zentraler Aspekte mesopotamischer Körperkonzepte anhand von Textquellen aus verschiedenen Genres und Kontexten. Zunächst werfen wir einen Blick auf sumerische und akkadische Bezeichnungen für den Körper und skizzieren grundlegende Auffassungen über den Körper als komplexes Ensemble von Bestandteilen, als Träger multipler Identitätsaspekte individueller und überindividueller Natur. Daraufhin wenden wir uns dem lebenden Körper und den mesopotamischen Konzepten vom »Leben« zu. Der Blick auf wiederkehrende Beschreibungen eines »guten Lebens« offenbart die Rolle positiver Daseinsaspekte und kultureller Ideale: körperliche

---

5 Siehe z. B. U. STEINERT, Concepts of the Female Body in Mesopotamian Gynecological Texts, in: J. Z. WEE (2017) 275–357; U. STEINERT, Created to Bleed: Blood, Women's Bodies, and Gender in in Ancient Mesopotamian Medicine, in: L. LEHMHAUS (2023) 233–305.

Gesundheit, psychische Zufriedenheit, Glück und sozio-ökonomisches Wohlergehen. Bestimmte implizite und explizite Idealbilder von körperlicher Schönheit und Perfektion begegnen zudem in verschiedenen (z. B. literarischen, poetischen, divinatorischen) Texten, aber auch in bildlichen Darstellungen. Die letzten beiden Abschnitte widmen sich schließlich dem kranken und toten Körper, wobei verschiedene Facetten des mesopotamischen Verständnisses von Krankheit sowie unterschiedliche Darstellungen und Behandlungen des toten Körpers im Kontext von Vorstellungen über Jenseits und postmortale Existenz skizziert werden.

2. Bezeichnungen für den Körper im Sumerischen und Akkadischen

Die Körperkonzepte antiker Kulturen des Vorderen Orients und Mittelmeerraums haben als Untersuchungsgegenstand in den letzten Jahren insbesondere im Kontext von Untersuchungen zu Person- und Identitätskonzepten stärkere Aufmerksamkeit erfahren. Diese Forschungen insbesondere zum ägyptischen, alttestamentlichen und altorientalischen Kulturkreis beschreiben den Körper als zentrale Komponente eines in seinen Grundzügen kulturübergreifend ähnlichen Personbegriffs, der sich nach Jan Assmann als »konstellativ« bezeichnen lässt. Damit ist gemeint, dass die menschliche Person auf der Ebene des Körpers als eine aus vielen Teilen zusammengesetzte Ganzheit verstanden wurde, die Identität einer Person jedoch an ihre Einbettung in soziale Beziehungskonstellationen geknüpft war.[6] Auf ähnliche Weise spricht Bernd Janowski von einem »synthetischen Personenkonzept« oder »ganzheitlichen Menschenbild« im Alten Testament: der Mensch wird als »leibgebundenes Sozialwesen« betrachtet, das in zwei miteinander verknüpften Sphären existiert: der Leibsphäre und der Sozialsphäre.[7]

Mesopotamische Texte spiegeln eine ähnliche Betrachtungsweise wider, welche den Menschen als eine aus vielen Komponenten und Bestandteilen zusammengesetzte Ganzheit beschreibt, bei der individuelle und soziale Aspekte ineinandergreifen. Als Folge dieser zugleich pluralistischen als auch holistischen

---

[6] Siehe z. B. J. Assmann, Konstellative Anthropologie: Zum Bild des Menschen im alten Ägypten, in: B. Janowski (Hrsg.), Der ganze Mensch. Zur Anthropologie der Antike und ihrer europäischen Nachgeschichte (Berlin, 2012) 35–56.

[7] Siehe z. B. B. Janowski, Wie spricht das Alte Testament von ›Personaler Identität‹? Ein Antwortversuch, in: E. Bons / K. Finsterbusch (Hrsg.), Konstruktionen individueller und kollektiver Identität (I) (Neukirchen-Vluyn, 2016), 31–61; B. Janowski, Konstellative Anthropologie. Zur Konstruktion personaler Identität im Alten Testament, in: Ders. (Hrsg.), Der ganze Mensch [s. Anm. 6] 129–152.

Sichtweise finden wir in Mesopotamien keinen strengen Dualismus zwischen Körper (als sterbliche Hülle) und »Seele« (als unsterblichem Wesenskern der Person) – der Körper wird vielmehr als materieller Träger von Identitätsaspekten, als Locus geistig-psychischer Prozesse verstanden.[8] Dies spiegelt sich in sprachlichen Mustern im Gebrauch von Körper- und Körperteiltermini im Sumerischen und Akkadischen wider, denn in beiden Sprachen können Körper(teil)bezeichnungen als »Stellvertreterausdrücke« für »Person« oder »Selbst« stehen. Zudem werden sie zur Bildung von metaphorischen Ausdrücken herangezogen, um vielfältige menschliche Fähigkeiten und Tätigkeiten (z. B. psychisch-geistiger, kommunikativer oder interaktiver Art, oder abstrakte Charakteristika wie Weisheit, Macht, Autorität) zu beschreiben.[9]

Diese Muster lassen sich anhand der sumerischen und akkadischen Lexeme für »Körper« illustrieren. Die Bedeutungsaspekte der Wörter und ihr Gebrauch in den Texten verweisen auf zwei fundamentale, kulturübergreifende Konzeptualisierungen des Körpers: der *Körper als Container*, der von der Haut begrenzt wird, und der *Leib* als Locus subjektiven Erlebens, Fühlens und Bewusstseins (Selbst).[10] Die sumerischen Termini für den Körper betonen vor allem den Aspekt der materiellen Form oder Gestalt. So tritt neben **su** »Körper, Leib; Fleisch« auch die Formulierung **su-bar** »äußere Form; Körper« und das Wort **alan** »Gestalt; Statue« als Bezeichnungen für den Körper auf. Das Keilschriftzeichen SU, das für Sumerisch **su** »Körper« steht, kann alternativ auch **kuš** »Haut« gelesen werden, wodurch der Aspekt des *Containers* angedeutet wird. Daneben kann auch das Wort **uzu** »Fleisch« *pars pro toto* für »Körper; Leib« stehen.

Die Keilschriftzeichen SU und ALAN in ihrer archaischen, piktografischen Form (bezeugt aus frühesten Texten vom Ende des 4. Jt. bzw. Anfang des 3. Jt. v. Chr.) deuten ebenfalls mit ihnen assoziierte Konzepte an (Abb. 1–2). So zeigt das Zeichen SU einen abstrahierten Torso mit einer senkrecht verlaufenden »Röhre« darin (die vielleicht den Verdauungstrakt andeutet), während das Zeichen ALAN eine abstrahierte Statue darstellt.

Die Verbindung des Wortes **su** zum Torso/Leib zeigt sich auch darin, dass **su** »Körper« häufig in Parallelismus zusammen mit **saĝ-du** »Kopf« gebraucht wird: der Körper als Ganzes wird hier durch seine Hauptkomponenten (aus einer

---

8 Siehe STEINERT (2012); DIES. (2017) mit weiterer Literatur.
9 Für das »synthetische« Bedeutungsspektrum akkadischer Körper(teil)termini siehe z. B. den Überblick in STEINERT (2017) 44–46 mit weiterer Literatur. Zu Körperteiltermini als »Stellvertreterausdrücken«, siehe auch A. WAGNER, Körperbegriffe als Stellvertreterausdrücke der Person in den Psalmen, in: DERS., Beten und Erkennen. Über Psalmen (Neukirchen-Vluyn, 2008) 289–317.
10 Leiblichkeit im Sinne von »the lived experience of the body-self« ist jedoch zugleich intersubjektiv und verweist auf den Körper als Medium sozialer Interaktion (vgl. N. SCHEPER-HUGHES / M. LOCK, The Mindful Body: A Prolegomenon to Future Work in Medical Anthropology, in: Medical Anthropology Quarterly, New Series 1 (1987) 6–41).

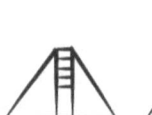  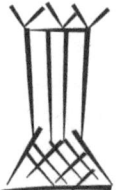

Abb. 1: Die archaischen, piktographischen Keilschriftzeichen SU (»Körper«) und ALAN (»Gestalt, Statue«). Quelle: Cuneiform Digital Library Initiative (CDLI). (https://cdli-gh.github.io/proto-cuneiform_signs/), Proto-cuneiform Sign List; Copyright: Robert K. Englund. CC-BY-4.0.

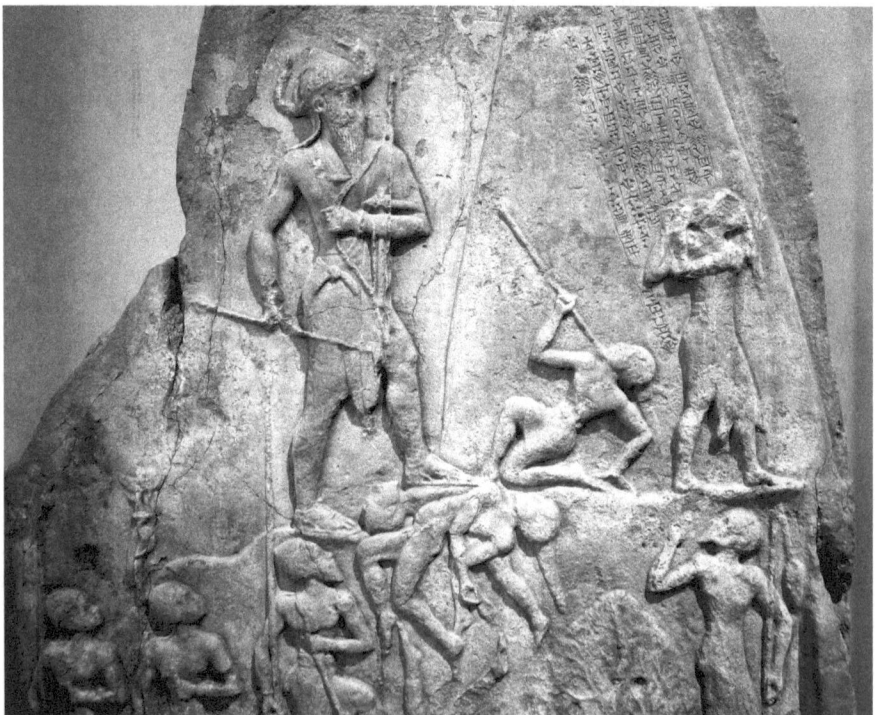

Abb. 2: Ausschnitt aus der Siegesstele des Naram-Sîn, ca. 2250 v. Chr. (Louvre, Department of Near Eastern Antiquities). Der siegreiche König, der die Feinde aus dem Bergland niedertrampelt, trägt einen Helm mit Hörnern als Zeichen seiner Göttlichkeit. Sein Körper strotzt von männlicher Stärke und Schönheit. Quelle: Wikimedia Commons. (https://commons.wikimedia.org/wiki/File:P1050574_Louvre_Stèle_de_la_victoire_de_Naram-sin_détail_rwk.JPG).

vertikalen Perspektive) erfasst. Zudem tritt **su-bar** »Körper; äußere Form« häufig mit **šà** »Herz, (Körper)inneres« als Wortpaar auf, wobei der Körper durch seine Außen–Innen-Dimensionen beschrieben wird.[11]

---

11 Vgl. dazu J. G. Westenholz (2012) 472 f.; Steinert (2017) 47 f.

Im Akkadischen finden sich gleichfalls mehrere Körper-Lexeme. Das Wort *pagru* (das mit Hebräisch *pägär* verwandt ist) kann für den Körper als Ganzes oder für den Torso, zudem für den lebenden Körper und auch für den Leichnam stehen. Dagegen bezeichnet das Wort *zumru* stets den lebenden Körper, als Ganzes oder fokussiert auf den Leib/Torso. Hinzu kommt wie im Sumerischen ein Wort mit der Primärbedeutung »Fleisch« (*šīru*), das *pars pro toto* für »Körper; Leib; Person« stehen kann. Darüber hinaus finden sich Termini wie *lānu* und *gattu* »Gestalt« als Bezeichnungen für den Körper.[12] Sowohl das Sumerische als auch das Akkadische kennen außerdem Lexeme für den Leichnam: adda (= lú-ug$_5$, wörtl. »toter Mensch«) und *šalamtu*.

Von Bedeutung ist, dass Körpertermini wie su, *zumru* »Körper; Leib« und *šīru* »Fleisch« als Synonyme oder in Parallelismus zu Wörtern für »Selbst« (Sumerisch ní, Akkadisch *ramanu*) gebraucht werden und als Träger bzw. Subjekt von psychischen Vorgängen (insbesondere Gefühlen; Leidenschaften) beschrieben werden; hier begegnet der Leib als Träger von Identität, Subjektivität, Bewusstsein, Empfindungen, welche somit als *verkörpert* gedacht werden. Die fehlende Dichotomie zwischen Körper und »Geist«/»Seele« zeigt sich zudem darin, dass im Sumerischen und Akkadischen auch innere Organe und Sinnesorgane als Sitz und aktiver Träger von Gefühlen, Gedanken, Wissen, Weisheit gelten.[13]

In akkadischen und sumerischen Texten finden sich verschiedene Perspektiven und textliche Formen, den Körper zu erfassen, z. B. über die mehr oder weniger systematische Aufzählung oder Reihung von Körperteilen von Kopf bis Fuß, die in verschiedenen Textgenres begegnen.[14] Eine andere Form der Beschreibung des Körpers als komplexe Ganzheit besteht darin, wesentliche Bestandteile oder Substanzen einander gegenüberzustellen, z. B. durch Wortpaare wie »Fleisch-Inneres« (*šīru/libbu*), »Fleisch-Blut« (*šīru/damu*) oder »Knochen (*eṣemtu*) – Fleisch«, wobei letztere Substanzen auf überindividuelle Komponenten verweisen können. So assoziiert eine altbabylonische Geburtsbeschwörung (ca. 18./17. Jh. v. Chr.; YOS 11, Nr. 86, Zeilen 1–4) die Knochen des Fötus mit dem Sperma (»Wasser des Beischlafs«) und seinen restlichen Körper mit dem Fleisch und den Muskeln und spielt so auf einen väterlichen und mütterlichen Beitrag zur Bildung des embryonalen Körpers an:

---

12 Siehe z. B. die Diskussion in STEINERT (2012) 231–256.
13 Siehe dazu z. B. M. JAQUES, Le vocabulaire des sentiments dans les textes sumériens. Recherche sur le lexique sumérien et akkadien (Münster, 2006); STEINERT (2012) 257–270, 385–387; DIES. (2017) 50–64; DIES. (2021); DIES. (2023).
14 Siehe z. B. M. E. COUTO-FERREIRA, From Head to Toe: Listing the Body in Cuneiform Texts, in J. Z. WEE (2017) 43–71.

»Aus den Wassern des Beischlafs wurde der Knochen (eṣemtum) erschaffen. Aus dem Fleisch der Muskeln (šīr šērḫānim) wurde das Baby erschaffen.«[15]

Zugleich sprechen akkadische Keilschrifttexte von einer »Drittelnatur« des Menschen und spielen damit einerseits auf den Kompositcharakter des menschlichen Körpers aus menschlichen und göttlichen Komponenten an; andererseits verweisen die »Drittel« möglicherweise auf drei stoffliche Formen von Körperbestandteilen: feste Strukturen, flüssige und gasförmige (d.h. luft- oder windförmige) Substanzen.[16] So heißt es über den Helden des *Gilgamesch-Epos*, sein Körper sei »aus dem Fleisch der Götter (und) Menschen« gemacht (Tafel X 267–269; George (2003) 694f.), denn er stammt von einer Göttin und einem menschlichen König ab. Die Aussage, dass an Gilgamesch zwei Drittel göttlich und lediglich ein Drittel menschlich sind (George (2003) 540f. Zeile 48), verweist zum Einen auf besondere Eigenschaften von Gilgameschs körperlicher Erscheinung (überragende Stärke, Größe und Makellosigkeit), aber zugleich auch auf die Existenz einer göttlichen (Drittel-)Komponente in jedem sterblichen Menschen.[17]

3. Der lebende Körper: Leben als komplexes Konzept

Wie in vielen anderen Kulturen wird der lebende Körper in Mesopotamien mit biologischen und physiologischen Prozessen verknüpft. Neben dem Herzschlag, den Sinnen, der Fähigkeit zur Bewegung spielt der Atem als Zeichen der Belebtheit eine zentrale Rolle sowohl in sumerischen als auch akkadischen Keilschrifttexten. Die enge Verknüpfung zwischen Leben und Atem wird insbesondere in den Wörtern **zi** und *napištu* deutlich (letzteres ist verwandt mit Hebräisch *näfäsh* »Atem; Seele«). Beide Termini bezeichnen eine Lebenskraft, die sich im Atem (der als Wind gedacht wird) manifestiert und als essentielles Charakteristikum von »Lebewesen« beschrieben wird.[18] Insbesondere Menschen und Tiere werden als **zi-(šà)-ĝál** bzw. als *šiknāt napišti* »(in ihrem Inneren) mit Leben(skraft) ausgestattete (Wesen)« bezeichnet. Anders als in akkadischen Texten, in denen Götter über *napištu* als Objekt verfügen, es zuteilen oder schenken,

---

15 Vgl. N. Wasserman / E. Zomer, Akkadian Magic Literature: Old Babylonian and Old Assyrian Incantations (Wiesbaden, 2022) 90–91 No. 14; Steinert, Concepts of the Female Body [Anm. 5] 308–310.
16 Zur Diskussion siehe Steinert (2012) 125–131; Dies., Concepts of the Female Body 313.
17 Für *ṭēmu* »Verstand« und *eṭemmu* »Totengeist« als Komponenten göttlichen Ursprungs, siehe Abusch (1998); Steinert (2012) 324–332.
18 Siehe Steinert (2012) 271–293.

besitzen in sumerischen Texten auch Götter ein eigenes **zi**.[19] Das Bedeutungsspektrum von *napištu* (abgeleitet vom Verb *napāšu* »blasen; (auf)atmen«) umfasst jedoch noch weitere Aspekte: Das Wort bezeichnet auch die Kehle als Sitz des Atems und entwickelt über die Konzepte »Leben(skraft); Lebender« auch die Bedeutung »Person; Individuum«. *Napištu* und **zi** bilden zudem einen Bestandteil des Individuums, der mit dem physischen Tod vergeht oder erlischt; die Lebenskraft wird »kurz« in schwerer Krankheit, »durch- oder abgeschnitten« oder »ausgeschüttet« wie bei einem Opfertier, dessen Kehle durchtrennt wird – die letzte Formulierung deutet an, dass die Lebenskraft in Mesopotamien neben dem Atem auch mit dem Blut in Verbindung steht.[20]

Sowohl das Sumerische als auch das Akkadische kennen noch ein weiteres Wort für »Leben«, in dem sich ein ebenso vielschichtiges Konzept offenbart, das eng mit der körperlichen Existenz verbunden ist, aber auch darüber hinausweist. Das Verbalnomen *balāṭu* »Leben« (zum gleichlautenden Verb *balāṭu* »leben; lebendig sein« gehörig), das in lexikalischen Listen und zweisprachigen Texten mit Sumerisch **(nam)-ti-la** »Leben« gleichgesetzt wird, bezeichnet den Zustand des Lebendig-Seins unter dem Aspekt der Dauer, als Lebenszeit.[21] Nach altmesopotamischem Verständnis verbindet sich mit *balāṭu* ein wesensbestimmender Kontrast zwischen Göttern und Menschen, der einer Opposition zwischen Leben und Tod (*mūtu*) entspricht. Nur die Götter genießen das Privileg eines ewigen, dauerhaften Lebens; zur »Bestimmung« des Menschen gehört ein Leben von begrenzter Dauer, die Sterblichkeit.[22]

Daneben bezeichnet das Wort *balāṭu* jedoch auch Leben im Sinne eines kulturellen Ideals von einem »guten Leben«, wobei zwei Hauptfacetten hervortreten. Zum einen erscheint *balāṭu* als gutes Lebensschicksal des Einzelnen und bezeichnet Gesundheit, Unversehrtheit. In diesem Sinne (z.B. in medizinischen Texten) kontrastiert *balāṭu* mit dem Wort *murṣu* »Krankheit; Unheil« und wird mit anderen positiven Aspekten von individuellem Lebensglück, Zufriedenheit, Wohlstand etc. assoziiert. Eine zweite Facette des mesopotamischen Ideals vom guten Leben verbindet *balāṭu* mit den Charakteristika eines »zivilisierten Lebensstils«, wozu nach mesopotamischem Verständnis insbesondere die Kultivierung des Körpers durch Kleidung, Körperpflege, die Ernährung mit Brot und

---

19 Vgl. STEINERT (2012) 22 Fn. 9; DIES., Synthetische Körperauffassungen in akkadischen Keilschrifttexten, in: K. MÜLLER / A. WAGNER (Hrsg.), Synthetische Körperauffassung im Hebräischen und den Sprachen der Nachbarkulturen (Münster, 2014) 73–106, bes. 92.
20 Siehe die ausführliche Diskussion in STEINERT (2012) 271–293.
21 M. P. STRECK, Zeit (time). A. In Mesopotamien, in: M. P. STRECK et al. (Hrsg.), Reallexikon der Assyriologie und Vorderasiatischen Archäologie 15 (Berlin, 2017) 246–248, bes. § 3.4. Zum Folgenden siehe auch U. STEINERT (2022).
22 Zum Konzept von »Bestimmung« (Sumerisch **nam-tar**, Akkadisch *šīmtu*) in Mesopotamien, siehe STEINERT (2012) 57–69 mit weiterer Literatur.

Bier sowie eine sesshafte, urbane Lebensweise gehören. Zudem bedeutete ein »gutes Leben« für Menschen in Mesopotamien ein gemeinschaftliches Leben, getragen von sozialen Bindungen und Zugehörigkeit, insbesondere zu einer Familie.

Wie kaum ein anderer Text bringt eine altbabylonische Vorläuferdichtung zum *Gilgamesch-Epos* (frühes 2. Jt. v. Chr.) das mit *balāṭu* verbundene Ideal eines guten Lebens auf den Punkt. In einer Schlüsselpassage hält die Schankwirtin Siduri dem nach Unsterblichkeit suchenden Herrscher von Uruk, Gilgamesch, die Vergeblichkeit seines Strebens vor Augen und zeichnet die wesentlichen Aspekte, die das »gute Leben« eines sterblichen Menschen bestimmen:[23]

> »O Gilgamesch, wohin läufst du?
> Das Leben (*balāṭam*), das du suchst, wirst du nicht finden.
> Als die Götter die Menschen erschufen,
> setzten sie den Tod für die Menschen ein (*mūtam iškunū ana awīlūtim*),
> das (ewige) Leben behielten sie für sich (*balāṭam ina qātīšunu iṣṣabtū*, wörtl. »das Leben ergriffen sie mit ihren Händen«).
> Du aber, Gilgamesch – dein Bauch möge voll sein,
> Sei immerzu fröhlich, Tag und Nacht,
> veranstalte täglich ein Freudenfest,
> tanze und spiele Tag und Nacht!
> Deine Kleider mögen rein sein!
> Dein Kopf sei gewaschen, mit Wasser mögest du gebadet sein!
> Betrachte das Kleine, das deine Hand ergriffen hat!
> Eine Ehefrau möge sich immerzu an deinem Schoß erfreuen!
> Dies ist die Bestimm[ung *der (sterblichen) Menschen*] …« (*annâma šīm*[*ti awīlūtim?*])

Der Rat der Schankwirtin ist von einem in der mesopotamischen Weisheitstradition beliebten Credo getragen, welches die Erfüllung leiblicher, emotionaler und sozialer Bedürfnisse und Freuden als Kernpunkte eines erfüllten Lebens betont: Nahrung, Spiel, Genüsse und Unterhaltung, die Pflege des Körpers, sowie die elementaren Beziehungen zwischen Mann und Frau (Sexualität, Ehe), zwischen Eltern und Kindern (Nachkommenschaft), welche von physischer Intimität und Nähe bestimmt sind.

Ganz ähnliche Elemente finden sich in einer weiteren altbabylonischen Passage zum *Gilgamesch-Epos*, in welcher die »Zivilisierung« des wilden Enkidu beschrieben wird. Dort fordert die Dirne Šamhat Enkidu auf, das Brot zu essen, »das zum Leben gehört« (*simat balāṭim*), und das Bier zu trinken, »die Bestimmung des Landes« (*šīmti māti*). Schließlich wird Enkidus haariger Körper von einem Barbier geschoren, und nachdem sich Enkidu mit Öl gesalbt hat, wird er zu

---

23 Nach GEORGE (2003) 278f. Ms. OB VA+BM iii 1–14.

einem »Menschen« (*awīliš īwe*); er legt ein Gewand an und wird »wie ein Krieger« (*kīma muti*).²⁴

Auch Herrscherinschriften bringen das Ideal des guten, erfüllten Lebens zum Ausdruck, wobei sie individuelles Lebensglück häufig als Geschenk der Götter für treue Frömmigkeit, Rechtschaffenheit und Pflichterfüllung darstellen. Beispielsweise heißt es in einer zweisprachigen Inschrift des altbabylonischen Königs Samsuiluna (ca. 1750–1712 v. Chr.):

> »Angesichts dieser (des Königs Taten, d. h. seiner Tempelbautätigkeiten für die Götter) blickten mich die Götter mit ihren strahlenden Gesichtern an und vermachten mir als Geschenk: ein Leben (**nam-ti-la** / *balāṭam*), das sich wie der Mondgott (Sîn) jeden Monat erneuert; das Hirtenamt über die vier Weltgegenden auf ewig auszuüben in Wohlbehaltenheit; (je)den Wunsch meines Herzens zu erlangen wie ein Gott; jeden Tag mit erhobenem Kopf umherzugehen, in Freude und Herzensglück.«²⁵

Eines außergewöhnlich langen Lebens erfreute sich die Königin Adad-guppi, die Mutter des babylonischen Königs Nabonid (556–539 v. Chr.). Eine posthum, im Auftrag Nabonids verfasste Inschrift legt der greisen Königin folgende Worte in den Mund, in denen sie ihr erfülltes Leben resümiert und als außerordentliches Geschenk des Gottes Sîn darstellt:

> »Ich bin Adad-guppi, die Mutter Nabonids, des Königs von Babylon, ... Was Sîn, der König der Götter, in früheren Zeiten (noch) nicht getan und niemandem gegeben: Aus Liebe zu mir, die ich seine Gottheit fürchtete (und) seinen Gewandsaum ergriff, erhöhte Sîn, der König der Götter, mein Haupt und setzte mir einen guten Namen im Lande, lange Tage, Jahre der Herzensfreude fügte er mir hinzu, ..., 104 gute Jahre ... erhielt er mich am Leben. Ich (aber), der Blick der Augen ist strahlend, und überragend bin ich an Gehör, Hand und Fuß sind gesund und erlesen meine Worte, Speise und Trank bekommen mir, mein Leib ist wohlauf und fröhlich mein Herz. Meine Kindes-Kindes-Kindes-Kinder, bis zur (von) mir (abstammenden) vierten Generation, sah ich gesund und munter und sättigte mich an Alter.«²⁶

Mesopotamische Konzepte vom lebendigen Körper, dem eine Lebenskraft oder Vitalität innewohnt, sind jedoch nicht nur an Vorstellungen von Gesundheit oder Unversehrtheit gebunden. Literarische Keilschrifttexte verknüpfen den *idealen*, lebendigen Körper mit weiteren Kräften und positiven Charakteristika wie Schönheit, Kraft, Ausstrahlung, Attraktivität, Potenz, Glanz, Würde – Eigenschaften, die positive Emotionen im sozialen Gegenüber evozieren und als Zei-

---

24 Nach GEORGE (2003) 176f. Ms. OB II iii 96–111.
25 Nach D. FRAYNE, Old Babylonian Period (2003–1595 B.C.). The Royal Inscriptions of Mesopotamia, Early Periods (RIME), Vol. 4 (Toronto, 1990), 382 Zeilen 67–83.
26 Nach H.-P. SCHAUDIG, Die Inschriften Nabonids von Babylon und Kyros' des Großen samt den in ihrem Umfeld entstandenen Tendenzschriften (Münster, 2001) 500–513 Kolumne i 1–2, ii 21–34 (mit geringfügigen Abweichungen).

chen göttlicher Gunst und Gaben betrachtet wurden.²⁷ Diese Charakteristika eines *idealen, schönen* Körpers finden sich modellhaft in literarischen Texten über außergewöhnliche Herrscherfiguren wie Gilgamesch im *Gilgamesch-Epos:*

»Alle Könige überragend, heldenhaft und von herrlicher Gestalt,
heroischer Spross Uruks, stößiger Wildstier!
…
Wildstier des Lugalbanda, Gilgamesch, vollkommen an Stärke,
gesäugt von der erhabenen Kuh, Wildkuh Ninsun!
Gilgamesch, hochgewachsen, vollkommen und ehrfurchterweckend,
…
Die (Mutter-)Göttin Bēlet-ilī zeichnete die Form seines Körpers,
(der Schöpfergott) Nudimmud brachte seine Gestalt zur Vollendung.
…
Schön ist er an Männlichkeit, er besitzt Würde (*baltu*),
mit Sexappeal/Reizen (*kuzbu*) überzogen ist sein ganzer Körper.«²⁸

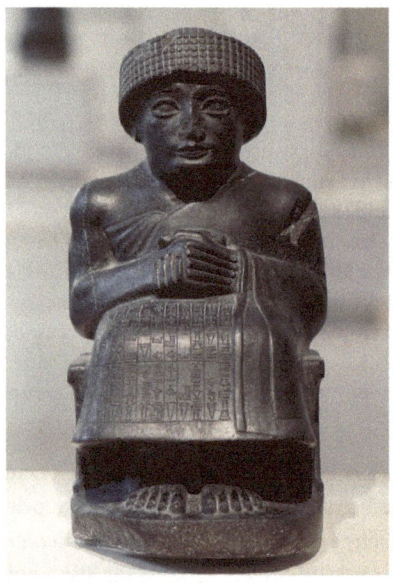

Abb. 3: Dioritstatue des Gudea von Lagasch (ca. 2120 v. Chr., gefunden in Tello, dem antiken Girsu). Laut der auf dem Gewand des Stadtfürsten angebrachten Inschrift war die Statue Gudeas persönlichem Schutzgott Ningischzida geweiht und in dessen Tempel aufgestellt. Louvre. https://www.louvre.fr/en/oeuvre-notices/gudea-prince-lagash-seated-statue-dedicated-god-ningishzida. Quelle: Wikimedia Commons (https://commons.wikimedia.org/wiki/File:Gudea_of_Lagash_Girsu.jpg).

---

27 Für diese Konzepte siehe z. B. STEINERT (2012) 405–469.
28 Nach GEORGE (2003) 538–541, 552f. Tafel I Zeilen 29–30, 35–37, 49–50, 236–237.

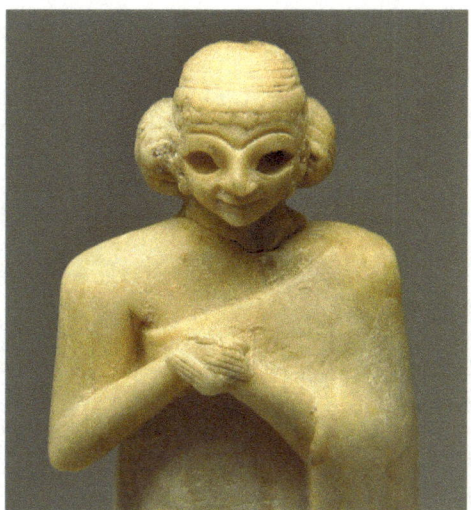

Abb. 4: Beterstatuette einer Frau (Votivfigur), frühdynastische Periode (ca. 2400 v. Chr.), mit den typischen großen Augen und zur Andacht gefalteten Händen. British Museum, London. Quelle: Wikimedia Commons. Foto: Osama S. M. Amin. (https://commons.wikimedia.org/wiki/File:Upper_part_of_a_gypsum_statue_of_a_Sumerian_woman._The_hands_are_folds_in_worship._Circa_2400_BCE._From_Mesopotamia,_Iraq._The_British_Museum,_London.jpg).

Auch mesopotamische Kunstwerke von Herrscherbildern oder andere repräsentative Darstellungen menschlicher Personen lassen sich auf die in Texten beschriebenen Ideale von körperlicher Attraktivität, Vitalität und Würde hin untersuchen. Wie Irene Winter gezeigt hat, setzen Herrscherbildnisse aus dem 3. Jt. v. Chr. diese Konzepte auf verschiedene, vielschichtige Weise um, indem sie wie bspw. die Siegesstele des Naram-Sîn einen jungen, heroisch-maskulinen und erotisch anziehenden Körper des Herrschers zeigen, der von Kraft und Potenz strotzt (Abb. 2).[29] Für viele andere Darstellungen von Herrschern wie bspw. die Statuen des Stadtfürsten Gudea von Lagasch gilt, dass sie nicht nur einen unversehrten, kräftigen Körper zeigen, sondern durch bestimmte Darstellungskonventionen und Bild-Codes viele andere idealtypische Eigenschaften eines mesopotamischen Amtsträgers kommunizieren (Abb. 3).[30] Beispielsweise drü-

---

29 I. WINTER, Sex, Rhetoric and the Public Monument: The Alluring Body of Naram-Sîn of Agade, in: On Art in the Ancient Near East, Volume 2: From the Third Millennium B.C.E. (Leiden / Boston, 2010 [1996]) 85–107.
30 Siehe z. B. I. WINTER, The Body of the Able Ruler: Toward an Understanding of the Statues of Gudea, in: On Art in the Ancient Near East, Volume 2: From the Third Millennium B.C.E. (Leiden / Boston, 2010 [1989]) 151–162. Zur Beziehung zwischen Form und Inhalt, zur Vermittlung von Herrschaftsrhetorik und politischer Ideologie in Herrscherrepräsentationen und zur Funktion von Bildnissen als Ersatzkörper vgl. zudem DIES., Art in Empire: The Royal Image and the Visual Dimensions of Assyrian Ideology, in: On Art in the Ancient Near East,

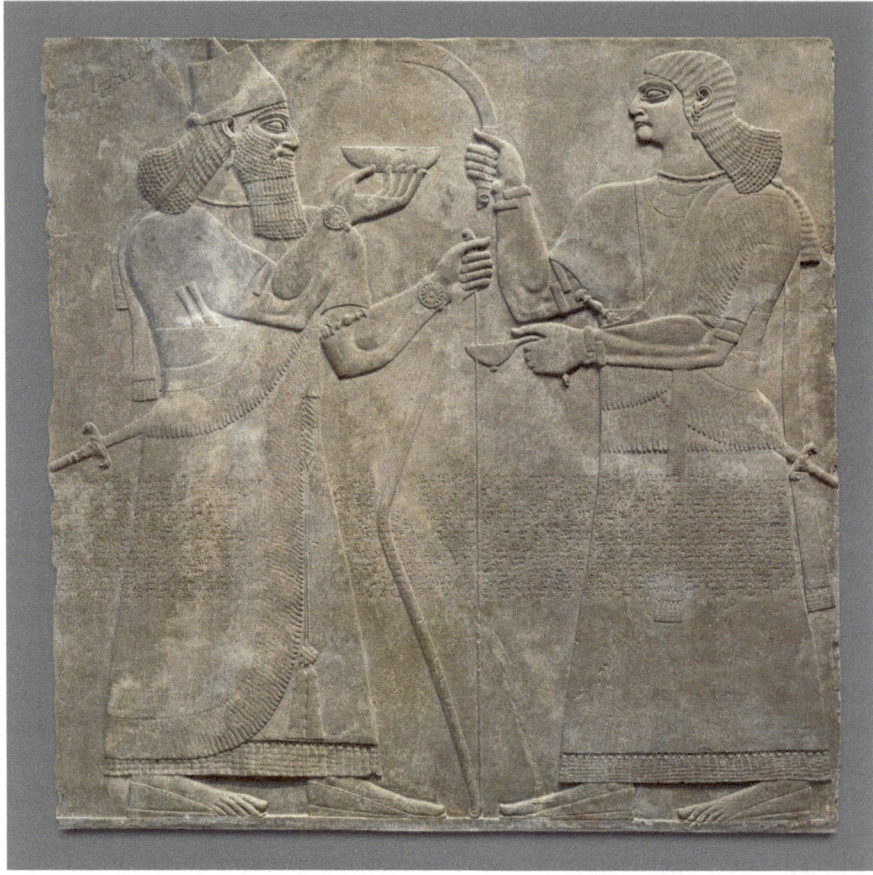

Abb. 5: Neuassyrisches Palastrelief (Alabaster) des Königs Assurnaṣirpal II (883–859 v. Chr.); Nordwest-Palast, Nimrud. Der König, links im Bild, hält einen Bogen und eine Schale; ihm gegenüber ein Bediensteter mit Wedel. Metropolitan Museum of Art, New York (32.143.4). (https://www.metmuseum.org/art/collection/search/322611).

cken die Betonung der Augen und bestimmte Gesten wie die gefalteten Hände, die sich auch bei sogenannten Beterstatuen (Votivfiguren) finden, die Frömmigkeit und Zuwendung des Dargestellten zur göttlichen Sphäre aus (Abb. 4).[31] Steinstatuen mit ihrer polierten Oberfläche erwecken häufig den Eindruck von Glanz, physischer Vitalität und Würde, während Darstellungen des Herrschers

---

Volume 1: From the First Millennium B.C.E. (Leiden / Boston, 2010 [1997]) 71–108; Z. BAHRANI, The Graven Image: Representation in Babylonia and Assyria (Philadelphia, 2003).
31 Z. B. I. WINTER, The Eyes Have It: Votive Statuary, Gilgamesh's Axe and Cathected Viewing the Ancient Near East, in: On Art in the Ancient Near East, Volume 2: From the Third Millennium B.C.E. (Leiden / Boston, 2010 [2000]) 433–460.

oder anderer männlicher Figuren auf neuassyrischen Palastreliefs bspw. deutlicher die Muskulatur als Zeichen für Kraft und Stärke hervorheben (Abb. 5).

4. Der kranke Körper

Ebenso wie Gesundheit beinhaltet Krankheit nach mesopotamischen Vorstellungen nicht nur physische Aspekte, wenngleich die medizinischen Keilschrifttexte, insbesondere diagnostische Passagen und Beschwörungen mit ihren z. T. detaillierten oder bildhaften Symptombeschreibungen, uns vielschichtige Einblicke geben, wie Heilkundige im 2. und 1. Jt. v. Chr. Prozesse im kranken und gesunden Körper verstanden, interpretiert und erklärt haben.[32]

Wie auch in der modernen Medizin kennen mesopotamische Texte die Vorstellung von Krankheit (Sumerisch gig, Akkadisch *murṣu*) als Dysfunktion, als einen anomalen, irregulären Vorgang im Körper. Aus den vielfältigen Erkrankungen und pathologischen Prozessen, welche in den medizinischen Texten beschrieben und behandelt werden, wollen wir zwei Beispiele aus dem Bereich der Erkrankungen des Verdauungssystems herausgreifen, welche zwei grundlegende Konzeptualisierungen des Körpers mithilfe von Metaphern oder Analogien vor Augen führen – Metaphern, die mithin nicht nur in der altmesopotamischen Medizin anzutreffen sind.

Insbesondere therapeutische Beschwörungen, die vom Heilkundigen vor der Einnahme über einem Heilmittel rezitiert wurden, setzen den Körper in Analogie zu Objekten und Vorgängen in der Lebenswelt. Dieses Erklärungsmodell, das wir den *body technologic* nennen können, beschreibt den Körper häufig als Gefäß, in dem bestimmte transformative und dynamische Prozesse stattfinden. Im Kontext von Verdauungskrankheiten dienen bspw. das Gärgefäß und Prozesse des Bierbrauens als Modelle zur Erklärung von Koliken, Verdauungsstörungen oder Diarrhö. Eine weitere prominente Metapher versteht den Körper als Landschaft, wobei der Verdauungstrakt als Fluss oder Kanal beschrieben wird. Wie die folgenden Ausschnitte aus therapeutischen Beschwörungen zeigen, speisen sich die Metaphern aus alltäglichen Erfahrungen der Babylonier mit ihrer unmittelbaren Lebenswelt, wobei der Körper als Mikrokosmos gesehen wird, in dem ähnliche oder analoge Prozesse stattfinden wie in der natürlichen Umwelt.[33]

---

32 Zur babylonischen Medizin, siehe im Überblick z. B. M. J. GELLER, Ancient Babylonian Medicine: Theory and Practice (Malden, 2010); B. JANOWSKI / D. SCHWEMER (Hrsg.), Texte aus der Umwelt des Alten Testaments. Neue Folge 5. Texte zur Heilkunde (Gütersloh 2010); J. SCURLOCK, Sourcebook für Ancient Mesopotamian Medicine (Atlanta, 2014).

33 Zu Krankheitsmodellen und -metaphern sowie zum *body technologic*, siehe STEINERT (2016); DIES., Concepts of the Female Body [Anm. 5]; DIES. (2019).

Eine altbabylonische Beschwörung (ca. 18. Jh. v. Chr.) für den Bauch (*libbu*) beschreibt einen Zustand, bei dem die normalen Verdauungsprozesse zum Erliegen gekommen sind, auf diese Weise:

> »Der kranke Bauch, der wie ein Korb *verschlossen* (wörtl. »zugebunden/bedeckt«) ist –
> wie Flusswasser weiß er nicht, wohin er gehen soll.
> Wie Brunnenwasser hat er keine Strömung.
> Seine Öffnung ist bedeckt wie bei einem Gärgefäß;
> weder Speise noch Trank können zu ihm hineingelangen.«[34]

Aus diesen Vergleichen geht hervor, dass man normale Verdauungsprozesse mit Vorgängen des Bierbrauens (oder auch des Kochens in einem Ofen) verglich und sie mit dem geregelten Fließen eines Flusses gleichsetzte. Die Vergleiche berufen sich auf Ähnlichkeiten in Form und Funktion: wie ein mesopotamisches Gärgefäß oder ein Fluss hat der Verdauungstrakt zwei Öffnungen bzw. einen Ein- und Ausgang, durch den Substanzen zu- und abgeführt werden. In einer Beschwörung gegen Diarrhö (ŠÀ.SI.SÁ wörtl. »gerader Darm«; ca. 7. Jh. v. Chr.) bestimmen dagegen Metaphern von Überschwemmung und undichten Gefäßen das Krankheitsbild:

> »Der Fluss hat (das Ufer) durchbrochen, der Kanal ist übergelaufen;
> durch eine gewaltige Flut ist ein Durchbruch verursacht worden!
> Der Stöpsel ist aus dem Gärgefäß gefallen!
> Der Darm von So-und-so, Sohn des So-und-so, hat sich entleert (wörtl. ist gefallen) – es gibt kein Halten!«[35]

Neben den Metaphern aus der Alltagswelt ist auch der Krankheitsname »gerader Darm« interessant, denn er verweist auf das allgemeine Wissen um den normalen, gewundenen Zustand des Darms, der bspw. auf Tonmodellen von Tiergedärmen aus dem Kontext der Eingeweideschau dargestellt wird (Abb. 6).

Neben dem Aspekt der Dysfunktion kommen in mesopotamischen Texten jedoch noch weitere Bedeutungen von Krankheit zum Ausdruck. Die Erfahrung von Krankheit wird häufig auch als schweres Leiden beschrieben, bspw. in Gebeten, welche der Kranke in Ritualen an Gottheiten richtete. Hinzu kommen Erklärungsmodelle, bei denen Krankheit als personifizierter Akteur (meist dämonischer Art) auftritt, der den Körper des Opfers »packt«, »schlägt«, »überwältigt«, »bindet« o. ä. So wurden Krankheiten in Mesopotamien häufig auf »die

---

34 CT 4, Nr. 8a, Zeilen 1–5; nach U. Steinert / L. Vacín, BM 92518 and Old Babylonian Incantations for the »Belly«, in: S. V. Panayotov / L. Vacín (Hrsg.), Mesopotamian Medicine and Magic: Studies in Honor of Markham J. Geller (Boston / Leiden, 2018) 694–740, bes. 720 f.

35 BM 98584+98589+K. 5461a, Rs. iii 4–7, siehe B. Böck, The Healing Goddess Gula: Towards an Understanding of Ancient Babylonian Medicine (Leiden/Boston, 2014) 101–104.

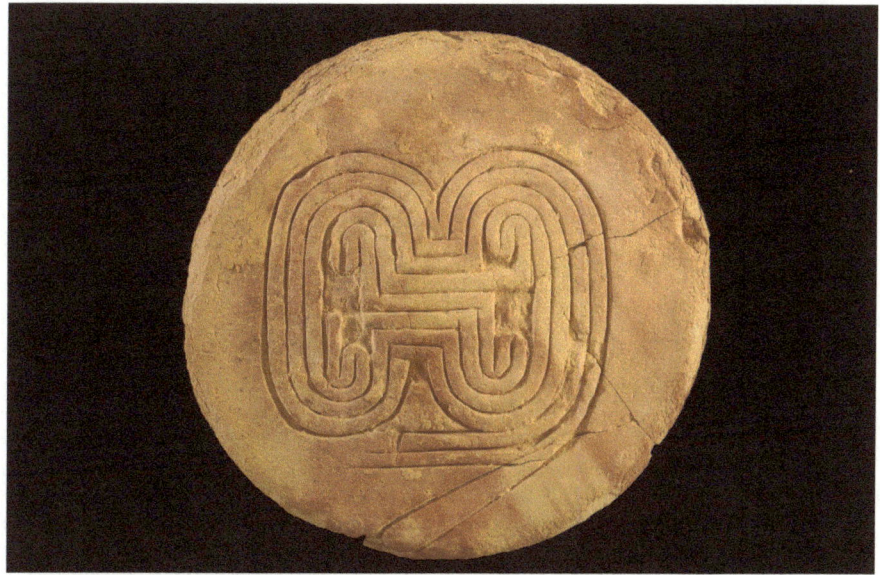

Abb. 6: Rundes Tonmodell mit Zeichnung von gewundenen Tiergedärmen aus dem Kontext der Eingeweideschau (ca. 1600 v. Chr.; YPM BC 016794, YBC 2166.). Courtesy of the Peabody Museum, Yale Babylonian Collection (https://collections.peabody.yale.edu/search/Record/YPM-BC-016794).

Hand« oder Einwirkung von bösen Dämonen, ruhelosen Totengeistern, erzürnten Gottheiten oder auf Schadenzauber zurückgeführt.[36]

In diesem Kontext wird Krankheit häufig im Sinne von Unheil, als Unglück oder Strafe für ein Vergehen, als Ausdruck für eine tiefergehende Störung zwischen der leidenden Person und ihrer Umwelt verstanden. Erkrankungen, die auf einen meist übermenschlichen Akteur zurückgeführt wurden, waren häufig ernsthafter oder komplexer Natur, in dem Sinne, dass sie nicht nur physische Symptome beinhalteten, sondern auch schwere Beeinträchtigungen psychisch-mentaler Art sowie sozio-ökonomische Aspekte, z. B. Unglücksschläge, Konflikte im sozialen Umfeld, Störungen der Beziehungen zu den Mitmenschen und zur Götterwelt einschlossen. Krankheiten führen nicht nur zu physischem Verfall, Schwinden der Lebenskräfte und schließlich Todesnähe; ihnen geht zumeist der Verlust göttlicher Schutzmächte (z. B. persönliche Schutzgötter, die normalerweise den Menschen ständig begleiten) voraus.[37]

---

36 Für einen Überblick über Krankheitskonzepte und Ätiologien, siehe z. B. N. P. Heeßel, Babylonisch-assyrische Diagnostik (Münster, 2000); J. Scurlock / R. B. Andersen, Diagnoses in Assyrian and Babylonian Medicine (Urbana / Chicago, 2005).
37 Siehe z. B. Steinert (2012) 416–422, 524–532 *passim*; Maul (2004).

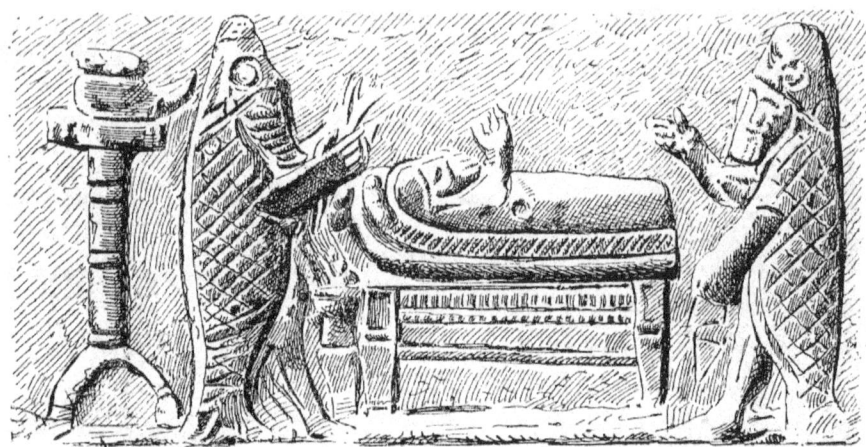

Abb. 7: Heilungsszene auf einem Amulett zur Abwehr der Dämonin Lamaschtu. Im mittleren Register ist der auf seinem Bett liegende Kranke zu sehen, der von zwei mythischen Wesen, sogenannten Fisch-*apkallu*, welche Eimerchen mit heiligem Wasser in den Händen tragen, betreut wird. Am linken Bildrand eine Lampe auf einem Ständer. Quelle: M. L. De Clercq, Collection de Clercq, Catalogue méthodique et raisonné, Tome deuxième (Paris, 1903), 221, Tafel XXXIV.

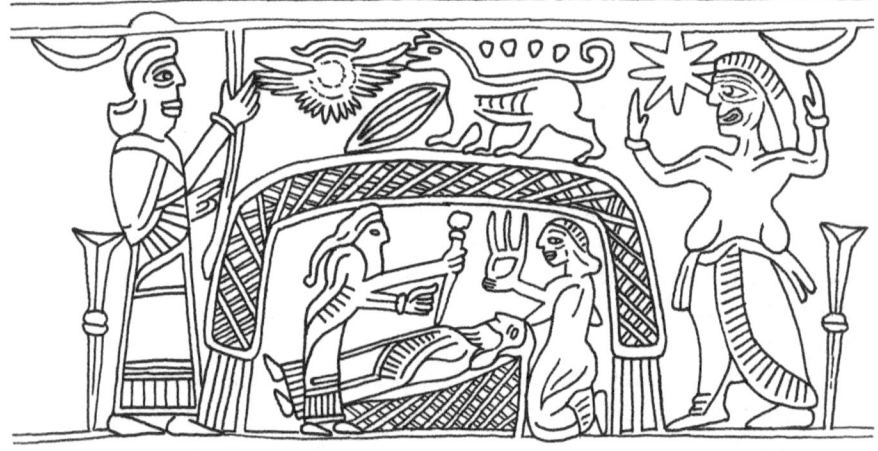

Abb. 8: Heilungsszene in einer Rohrhütte. Zwei Heiler führen Ritualhandlungen aus, während der Patient auf ein Lager gebettet ist. Über der Hütte sind astrale Göttersymbole zu sehen. Rollsiegelabrollung (1. Hälfte des 1. Jt. v. Chr.). Metropolitan Museum of Art. L.1994.88; Zeichnung: Y. Lindner.

Obgleich aus Mesopotamien kaum bildliche Darstellungen bestimmter Krankheiten (oder auch angeborener Behinderungen) bekannt sind, finden wir einige wenige Kontexte, in denen kranke Menschen abgebildet werden. So gibt es etwa zumeist standardisierte Darstellungen von Heilungsszenen auf Schutzamuletten oder Siegeln, auf denen der Kranke auf einem Bett oder Lager in einer Rohrhütte liegend von zwei Heilexperten rituell behandelt oder von mythischen, heilkundigen Wesen (häufig im »Fischkostüm«) mit heiligem Wasser besprengt wird (Abb. 7–8).

5. Der tote Körper

Wie bereits angedeutet, stehen nach mesopotamischer Vorstellung die Kategorien Leben und Tod, die Existenz im Diesseits und Jenseits in Opposition zueinander, was in kosmologischer Hinsicht einer Zweiteilung des Kosmos in Ober- und Unterwelt, den Aufenthaltsorten der Lebenden und Toten, entspricht. In dem Maße, in dem Leben (balāṭu) in den Keilschrifttexten mit Konzepten von Gesundheit und körperlicher Unversehrtheit verknüpft wird, bedeutete der Tod (mūtu) den Zerfall der personalen Einheit, begleitet vom Verlust der Lebenskraft (napištu) und von der Auflösung des Körpers.[38] Das *Gilgamesch-Epos* verwendet eine häufig anzutreffende Analogie, indem es Gilgamesch seinen gerade verstorbenen Freund Enkidu mit einem Schlafenden vergleichen lässt:

> »›Oh mein Freund, (du) Maulesel auf der Flucht, Wildesel aus dem Gebirge, Panther aus der Steppe ...
> Doch jetzt – was ist das für ein Schlaf, der dich ergriffen hat?
> Du bist bewusstlos geworden und kannst mich nicht hören!‹
> Er aber (Enkidu) – nicht (mehr) hebt er seinen Kopf.
> Er (Gilgamesch) fühlte nach seinem Herzen, aber es schlägt nicht mehr.
> Er deckte den Freund zu, (verschleierte) sein Gesicht wie (das einer) Braut ...«[39]

Wie in vielen anderen Kulturen begleiteten in Mesopotamien Trauer- und Bestattungsriten den Übergang des Verstorbenen in die Welt der Toten; dieser Übergang entsprach auch einer Transformation der Person auf der Ebene der ›Leibsphäre‹ und ›Sozialsphäre‹. Insbesondere eine ordnungsgemäße Bestattung und Betrauerung sowie die Versorgung des Verstorbenen mit regelmäßigen Totenopfern (Ahnenkult) und Erinnerung seines Namens bildeten elementare

---

38 Zu Konzepten von Tod und Jenseits, siehe z. B. D. KATZ, Tod (death). A. In Mesopotamien, in: M. P. STRECK et al. (Hrsg.), Reallexikon der Assyriologie und Vorderasiatischen Archäologie 14 (Berlin, 2014–2016) 70–75; zu Unterweltsvorstellungen, siehe DIES., Unterwelt, Unterweltsgottheiten (netherworld, netherworld gods). A. In Mesopotamien, Philologisch, in: Reallexikon der Assyriologie und Vorderasiatischen Archäologie 14 (Berlin, 2014–2016) 342–344; DIES. (2003).
39 Tafel VIII, Zeilen 50, 55–59; nach GEORGE (2003) 654f.; S. M. MAUL, Das Gilgamesch-Epos. Vierte, durchgesehene Auflage (München, 2008) 112.

Pflichten der Nachkommen. Sie sollten die Zufriedenheit des Verstorbenen im Jenseits garantieren und ihn davon abhalten, die Lebenden heimzusuchen.[40]

Eine altbabylonische Gilgamesch-Dichtung beschreibt Gilgameschs ungewöhnlich lange, von verzweifelter Hoffnung getriebene Beweinung von Enkidus Leichnam auf bewegende Weise:

> »Enkidu, den ich innig liebe, …
> er ging zur Bestimmung der Menschheit (d. h. er ist gestorben).
> Ich beweinte ihn Tag und Nacht,
> gab ihn nicht zur Bestattung frei –
> ›Vielleicht würde mein Freund (ja) auf mein Jammern hin (wieder) aufstehen!‹ –
> sieben Tage und sieben Nächte lang,
> bis ein Wurm aus seiner Nase fiel.«

Die Beschreibung eines Rituals (1. Hälfte des 1. Jt. v. Chr.), in dem ein Zicklein als Ersatz für einen Todkranken getötet und bestattet wird, führt uns eine Imitation der essentiellen Handlungen vor Augen, welche in Babylonien und Assyrien zu einer Bestattung gehörten:

> »[(Ritual) als] Ersatz eines Menschen für [(die Unterweltsgöttin) Ereškigal: …] Ein unbegattetes Zicklein sollst du schlachten. [Sein Inneres(?)] sollst du mit Duftpflanzen füllen. Du sollst es wie einen Leichnam [behandeln], es mit einem Gewand bekleiden, seine Hände(?) mit gutem Öl salben, die Zurschaustellung (*taklimtu*, des Leichnams) veranst[alten] und das *kispu*-(Toten)-Opfer [darbringen], ihm Wasser spenden.
> …
> Du begräbst es wie eine (menschliche) Person (d. h. als Ersatz für die kranke Person), hältst die Totenklage darüber, bedeckst es wieder mit Erde.«[41]

Nach mesopotamischen Vorstellungen bedeutete der Tod nicht das Ende personaler Existenz, denn man schrieb den Verstorbenen weiterhin elementare physische Bedürfnisse (insbesondere der Nahrungsaufnahme), Gefühle, Erinnerungen ans Diesseits, sprich ein personales Selbst, zu. Auch der soziale Status der verstorbenen Person im Jenseits blieb in der Regel bestehen. Das Totenreich

---

40 Siehe z. B. MOFIDI NASRABADI (1999); K. VAN DER TOORN, Family Religion in Babylonia, Syria and Israel: Continuity and Change in the Forms of Religious Life (Leiden, 1996); D. KATZ, Tod (death) 72–74. Archäologische Zeugnisse bezeugen ein Spektrum von Bestattungsformen und Praktiken des Umgangs mit dem Leichnam im alten Vorderasien, das nach Region, Zeit und abhängig von verschiedenen sozio-kulturellen Faktoren (Herkunft, Stellung, Geschlecht, Alter des Verstorbenen usw.) variieren kann. Neben Friedhöfen, Grüften, Hausbestattungen finden sich bspw. Erd-, Gefäß- und Sargbestattungen sowie Brandbestattungen. Auch mehrphasige Bestattungen mit späterer Umbettung der Knochen und das Trocknen des Leichnams durch Erhitzen zur vorübergehenden Konservierung sind belegt, siehe z. B. N. LANERI (Hrsg.), Performing Death: Social Analyses of Funerary Traditions in the Ancient Near East and Mediterranean (Chicago, 2007); C. FELLI (Hrsg.), How to Cope with Death: Mourning and Funerary Practices in the Ancient Near East (Pisa, 2017).
41 MOFIDI NASRABADI (1999) 42 f., LKA 80, Zeilen 1'–14'.

in der Unterwelt bildete gleichsam ein Spiegelbild zur stratifizierten Gesellschaft im Diesseits; die Unterwelt jedoch war im Gegensatz zur oberirdischen Welt der Lebenden ein dunkler, unfruchtbarer, trostloser Ort voll Staub, von dem keiner jemals wieder lebendig zurückkehrte. So malt Enkidus aus der Unterwelt aufgestiegener Geist auf Gilgameschs Frage hin, wie die Dinge in der Unterwelt bestellt sind, ein trauriges Bild jenseitiger Existenz:

> »Wenn ich dir von der Ordnung der Unterwelt erzähle, die ich gesehen habe – oh du – so setz dich nieder und weine! ... Der Penis, den du (einstmals) berührtest und der dein Herz erfreute – eine Made frisst (ihn) wie ein altes [Gewand]!
> [Mein Freund, die Scham, die du] (einstmals) berührtest und die dein Herz erfreute – sie ist mit Staub gefüllt [wie eine *Erdspalte*]!«[42]

Was also blieb von der verstorbenen Person? Mesopotamische Texte sprechen eindrücklich davon, dass der tote Körper sich langsam zersetzt und von Würmern zerfressen wird. Die Knochen des Verstorbenen jedoch, die im Sarg oder Grab ruhten und noch längere Zeit erhalten blieben, galten als physische Essenz der verstorbenen Person; sie symbolisierten die Ahnenschaft und Zugehörigkeit zu einer patrilinearen Familie. Insbesondere das Grab war der Ort, an dem die verstorbene Person weiterhin als präsent galt. Zudem fungierten bildliche Repräsentationen des Verstorbenen (Figurinen, Statuen) als Ersatzkörper und Fokus regelmäßiger Totenopfer und Ahnenverehrung.[43]

Mit dem physischen Tod trat auch der »Totengeist« (Sumerisch **gidim**; Akkadisch *eṭemmu*) als postmortale Existenzform in Erscheinung – eine Art Totenseele und Identitätskomponente, die bereits im lebenden Körper angelegt gedacht wurde, als deren Zeichen im lebenden Körper der Herzschlag galt und die beim Tod als Windhauch (**tumu$_{15}$**; *šāru*; *zaqīqu*) den Körper verließ. Neben der Grablegung des Leichnams galt das Hauptaugenmerk der Bestattungsriten der Überführung des Totengeists in die Unterwelt, welche auch als »Wegblasen/Freilassen des Windes« (*edēp šāri*) bezeichnet wurde.[44]

Die sumerische Dichtung *Gilgamesch und die Unterwelt* illustriert stellvertretend für viele andere Texte die Vorstellung, dass die Existenz und Zufriedenheit des Verstorbenen maßgeblich von der Art und Weise seines Ablebens und von seinem Vorleben, insbesondere von der Zahl seiner Nachkommen,

---

42 Tafel XII Zeilen 93–94, 96–99, nach GEORGE (2003) 732f., 902f.
43 Siehe z. B. K. VAN DER TOORN, Family Religion [Anm. 40]; D. KATZ, Tod (death) [Anm. 36] 74f. Ein Beispiel bilden die Ahnenstatuen aus der Königsgruft des Palastes von Qatna (Syrien; 2. Jt. v. Chr., P. PFÄLZNER, in: Schätze des Alten Syrien. Die Entdeckung des Königreiches Qatna (Stuttgart, 2009) 204).
44 Zum Totengeist siehe z. B. STEINERT (2012) 299–347 mit weiterer Literatur; G. SELZ, Was bleibt? II. Der sogenannte ›Totengeist‹ und das Leben der Geschlechter, in: E. CZERNY (Hrsg.), Timelines. Studies in Honor of Manfred Bietak (Leuven, 2006), 87–94; D. KATZ, Tod (death) 73f.; DIES., Image of the Netherworld [Anm. 36].

abhängig war und mehr oder weniger traurig ausfallen konnte. In einem langen Passus befragt Gilgamesch den aus der Unterwelt heraufgestiegenen Geist Enkidus nach dem Schicksal verschiedener Verstorbener:[45]

»›Hast du den Mann mit zwei Söhnen gesehen?‹ ›Ich sah ihn.‹ ›Wie ergeht es ihm?‹ ›Auf zwei Ziegeln sitzend isst er Brot.‹

...

›Hast du den Mann mit vier Söhnen gesehen?‹ ›Ich sah ihn.‹ ›Wie ergeht es ihm?‹ ›Sein Herz freut sich wie (das eines) Mannes mit einem Gespann von vier Eseln.‹

...

›Hast du die Frau gesehen, die niemals (ein Kind) geboren hat?‹ ›Ich sah sie.‹ ›Wie ergeht es ihr?‹ ›Wie ein *beschädigter* Topf ist sie hingeworfen; kein Mann erfreut sich an ihr.‹

...

›Hast du die Frau gesehen, die den Schoß ihres Gatten (noch) nicht entblößt hatte?‹ ›Ich sah sie.‹ ›Wie ergeht es ihr?‹ ›Sie vollendet eine handgemachte Rohrmatte (und) weint über die handgemachte Rohrmatte.‹

›Hast du den Menschen gesehen, der von einem Dach gestürzt war?‹ ›Ich sah ihn.‹ ›Wie ergeht es ihm?‹ ›Seine Knochen kann man nicht mehr reparieren.‹

›Hast du den Menschen gesehen, der von einem Löwen verschlungen wurde?‹ ›Ich sah ihn.‹ ›Wie ergeht es ihm?‹ ›Er jammert bitterlich: »Oh meine Hand! Oh mein Fuß!«‹

...

›Hast du den Aussätzigen gesehen?‹ ›Ich sah ihn.‹ ›Wie ergeht es ihm?‹ ›... Er isst Gras, trinkt Abwasser, er lebt außerhalb der Stadt.‹

...

›Hast du denjenigen gesehen, dessen Leichnam (unbestattet) in der Steppe liegt?‹ ›Ich sah ihn.‹ ›Wie ergeht es ihm?‹ [›Sein Geist ruht nicht in der Unterwelt.‹]

...

›Hast du den Menschen gesehen, der im Feuer verbrannt ist?‹ ›Ich sah ihn nicht. ... Sein Geist ist nicht (in der Unterwelt), sein Rauch stieg zum Himmel auf.‹«

Vor dem Hintergrund der Vorstellung, dass der Totengeist eines Unbestatteten ruhelos umherirrte, sind die häufig in Grabinschriften anzutreffenden spiegelnden Flüche gegen Grabschänder allzu verständlich, wie dieses Beispiel der Inschrift der assyrischen Königsgattin Jabâ aus den Königsgrüften von Nimrud illustriert:

»Beim (Sonnengott) Šamaš, (bei) Ereškigal (Herrin der Unterwelt), (bei) den Anunnaki, den großen Göttern der Unterwelt! Jabâ, die Palastfrau – durch den Tod hat sie das Lebensschicksal erreicht, und sie ist den Weg ihrer Väter gegangen. Wer (auch immer) künftig – sei es eine Palastfrau, die auf dem Thron sitzt, seien es Favoritinnen, Geliebte des Königs, welche mich aus meinem Grab vertreiben, oder (wer) irgendjemanden anderen mit mir (darin) bestattet und nach meinem Schmuck in böser Absicht seine Hände ausstreckt, wer das Siegel dieses Grabes öffnet: Oben, im Sonnenschein, soll sein

---

45 Nach GEORGE (2003) 761–769, 774–776, Zeilen 257–258, 261–262, c1–c2, e1–g2, i1–i2, p1–p2, t1–t2; mit Berücksichtigung paralleler Passagen in *Gilgamesch-Epos* Tafel XII.

Totengeist durstig durch die Außenbezirke laufen! Unten, in der Unterwelt, soll er beim Wasserspenden kein Feinbier, Wein (und) *upuntu*-Mehl erhalten! ... die großen Götter der Unterwelt mögen (seinem) Leichnam (als) Windgeist (*ziqīqu*) Ruhelosigkeit auferlegen bis in alle Ewigkeit!«[46]

Nicht zuletzt wird die zentrale Rolle der Bestattung, des unversehrten Leichnams und der Knochen eines Verstorbenen in politisch motivierten Rache- oder Strafhandlungen deutlich, die häufig in Feldzugsberichten assyrischer Herrscher erwähnt werden. Nicht nur die Verweigerung der Bestattung bei erschlagenen Feinden, auch die physische Zerstörung von Gräbern und Leichenschändung als Bestrafung im Jenseits werden in Inschriften des assyrischen Königs Assurbanipals (668–631 v. Chr.) an geschlagenen Feinden vollzogen:

»Ich zerstörte (und) riss die Gräber ihrer früheren und späteren Könige (d. h. der elamischen Herrscher) nieder, welche (den Gott) Assur und (die Göttin) Ištar, meine Götter, nicht gefürchtet hatten (und) meine königlichen Vorgänger in Unruhe versetzt hatten, (indem) ich sie dem Sonnenlicht aussetzte. Ich nahm ihre Knochen mit nach Assyrien, legte ihren Totengeistern Ruhelosigkeit auf (und) beraubte sie der Totenopfer und Wasserlibationen.«[47]

Ein Palastrelief aus Ninive unterstreicht diese Aussage, indem es zeigt, wie assyrische Soldaten eine Gruppe gefangener Feinde zwingen, die Knochen ihrer Vorfahren zu zermahlen.[48] An anderer Stelle berichtet Assurbanipal davon, dass er einen getöteten Feind noch »toter machte«, indem er den Kopf der Leiche abschnitt und öffentlich herumzeigen ließ.[49] Das drastische Schicksal des in der Schlacht von Til-Tuba (ca. 653 v. Chr.) getöteten elamischen Königs Teumman, dessen Kopf Assurbanipal nach Ninive bringen ließ, ist auf einem Reliefzyklus aus dem Südwest-Palast in Ninive dargestellt (Abb. 9). Ein Panel zeigt den assyrischen König beim Umtrunk mit seiner Gemahlin in einem Garten, während der Kopf Teummans in einem Baum hängt und von aasfressenden Vögeln umkreist wird – ein Bild des Triumphes Assurbanipals über seine Feinde. Trotz dieses grausamen Details weist das Relief sinnbildlich auf die mesopotamische

---

46 Nach MOFIDI NASRABADI (1999) 19; vgl. M. M. HUSSEIN, Nimrud: The Queens' Tombs (Bagdad / Chicago, 2016).
47 J. NOVOTNY / J. JEFFERS, The Royal Inscriptions of Ashurbanipal (668–631 BC), Aššur-etel-ilāni (630–627 BC) and Sîn-šarra-iškun (626–612 BC), Kings of Assyria. Part 1. The Royal Inscriptions of the Neo-Assyrian Period (RINAP) 5/1 (Online-Edition, 2018), Asb. 011 (Prisma A vi 70–76); http://oracc.org/rinap/Q003710/ (letzter Zugriff 28. April 2020).
48 Z. BAHRANI, Rituals of War: The Body and Violence in Mesopotamia (New York, 2008) Fig. 1.5; J. M. RUSSELL, The Writing on the Wall (Winona Lake, 1999) 177 Fig. 60. British Museum, London (WA 124801).
49 NOVOTNY / JEFFERS, The Royal Inscriptions of Ashurbanipal, Asb. 011 (Prisma A vii 38–50); http://oracc.org/rinap/Q003710/ (letzter Zugriff 28. April 2020).

Maxime, das Leben zu zelebrieren, solange es einem vergönnt war, sei es auch im Angesicht des Todes.

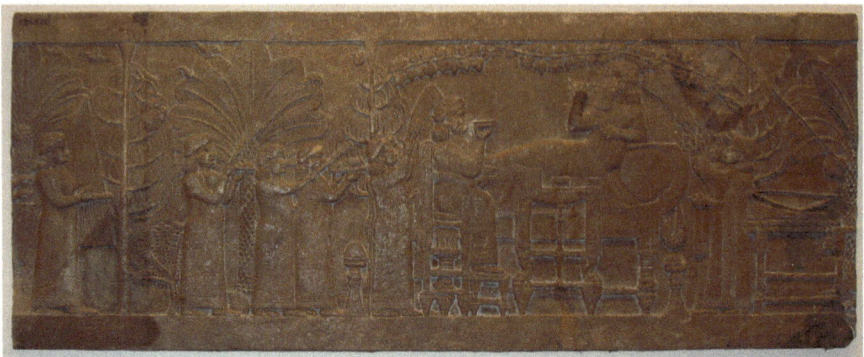

Abb. 9: Bankettszene in einem Garten. König Assurbanipal und seine Gattin beim Umtrunk in einer Weinlaube, mit Musikern und Bediensteten, welche Speisen herbeitragen. Relief aus dem Nord-Palast von Ninive. Neuassyrische Periode (ca. 645–635 v. Chr.). British Museum, London (WA 124920). (Foto: Steve F-E-Cameron. Quelle: https://en.wikipedia.org/wiki/File:Ashurbanipal_banquet_scene,_British_Museum.jpg).

Auswahlbibliographie

T. ABUSCH, Ghost and God: Some Observations on a Babylonian Understanding of Human Nature, in: A. I. BAUMGARTEN / J. ASSMANN / G. G. STROUMSA (Hrsg.), Self, Soul and Body in Religious Experience (Leiden, 1998) 363–383.

A. R. GEORGE, The Babylonian Gilgamesh Epic (Oxford, 2003).

D. KATZ, The Image of the Netherworld in the Sumerian Sources (Bethesda, 2003).

S. M. MAUL, Die ›Lösung vom Bann‹: Überlegungen zu altorientalischen Konzeptionen von Krankheit und Heilkunst, in: H. F. J. HORSTMANSHOFF / M. STOL (Hrsg.), Magic and Rationality in Ancient Near Eastern and Graeco-Roman Medicine (Leiden / Boston, 2004) 79–95.

B. MOFIDI NASRABADI, Untersuchungen zu den Bestattungssitten in Mesopotamien in der ersten Hälfte des ersten Jahrtausends v. Chr. (Mainz am Rhein, 1999).

U. STEINERT, Aspekte des Menschseins im Alten Mesopotamien. Eine Studie zu Person und Identität im 2. und 1. Jt. v. Chr. (Leiden, 2012).

DIES., Körperwissen, Tradition und Innovation in der babylonischen Medizin, in: Paragrana. Internationale Zeitschrift für Historische Anthropologie 25 (2016) 195–254.

DIES., Person, Identität und Individualität im antiken Mesopotamien, in: E. BONS / K. FINSTERBUSCH (Hrsg.), Konstruktionen individueller und kollektiver Identität (II) (Neukirchen-Vluyn, 2017) 39–100.

DIES., Mesopotamian Medicine and the Body, in: A.W. LASSEN / K. WAGENSONNER / E. FRAHM (Hrsg.), Ancient Mesopotamia Speaks: Highlights of the Yale Babylonian Collection (New Haven, 2019) 129–139.

DIES., Pounding Hearts and Burning Livers: The ›Sentimental Body‹ in Mesopotamian Medicine and Literature, in: S.-W. HSU / J. LLOP RADUÀ (Hrsg.), The Expression of Emotions in Ancient Egypt and Mesopotamia (Leiden, 2021) 410–469.

DIES., Concepts of Life in Ancient Mesopotamian Textual Sources, in: Hebrew Bible and Ancient Israel 11 (2022) 288–307.

DIES., Emotion and the Body: Embodiment, Conceptual Metaphor, and Linguistic Encoding of Emotions in Akkadian, in: K. SONIK / U. STEINERT (Hrsg.), The Routledge Handbook of Emotions in the Ancient Near East (London, 2023) 51–87.

L. LEHMHAUS (Hrsg.), Female Bodies and Female Practitioners. Gynaecology, Women's Bodies, and Expertise in the Ancient to Medieval Mediterranean and Middle East (Tübingen, 2023).

J. Z. WEE (Hrsg.), The Comparable Body: Analogy and Metaphor in Ancient Mesopotamian, Egyptian, and Greco-Roman Medicine (Leiden/Boston, 2017).

J. G. WESTENHOLZ, The Body and the Mind in Mesopotamian Traditions, in: A. BERLEJUNG (Hrsg.), Menschenbilder und Körperkonzepte im Alten Israel, in Ägypten und im Alten Orient (Tübingen, 2012) 459–477.

Tanja Pommerening

»Mögest du 110 Jahre auf der Erde vollenden, indem dein Körper stark ist«: Körperkonzepte im Alten Ägypten

Einleitung

»Wer es auch sei, sei Du, indem du fortdauerst
(mit) Speisen bei dir täglich,
fröhlich und gedeihend jeden Tag,
und millionenfach gelobt.
Mögen sich Freude und Jubel an dich heften.

Möge dein Körper sich der Gesundheit rühmen.
Täglich wirst du dich mehr verjüngen.
Kein Unheil wird an dich herantreten. (...)

Mögest du die Jahre der Vollkommenheit vermehren.
Deine Monate bestehen aus Heil (wḏꜣ).
Deine Tage bestehen aus Leben und Wohlergehen (ꜥnḫ wꜣs).
Deine Stunden bestehen aus Gesundheit (snb). (...)

Der schöne Westen ist für dich fortgeschickt worden.
(Denn) du vermagst nicht zu altern und nicht zu erkranken.

Mögest du 110 Jahre auf der Erde vollenden,
indem dein Körper fest/stabil ist
so wie das, was getan wird für einen Gelobten deiner Art,
weil sein Gott ihn lobt. (....)

Möge der Herr der Götter dich weiterempfehlen an die Herren des Totenreichs.
Mögen für dich Blumen herauskommen in Busiris und eine Wasserspende in der Nekropole.
Möge dein Ba herauskommen, damit er reisen wird an jeglichen Ort, den er geliebt hat.

Für den Ka des einzig Vortrefflichen, wahrhaftig Zuverlässigen, großen Gelobten seines Gottes Thot, (für) den Schreiber Amenemope, gerechtfertigt.«[1]

---

1 pAnastasi III = pBM EA 10246, Rto 4.4–4.11, hrsg. von A. H. GARDINER, Late-Egyptian miscellanies (Brüssel 1937); Übersetzung nach Thesaurus linguae aegyptiae (http://aaew.bbaw.de

Diese Segenswünsche, die um 1200 v. Chr. ein Schüler seinem Lehrer, dem Schreiber Amenemope, entgegenbrachte, vermitteln uns eine gute Vorstellung davon, welch wesentliche Rolle körperliches Wohlbefinden in jener Zeit spielte. Deutlich tritt der Wunsch nach Gesundheit, körperlicher Unversehrtheit in den Vordergrund, ebenso wie eine angemessene Versorgung im Diesseits wie im Jenseits. 110 Jahre auf der Erde zu verweilen, mit unversehrtem Leib und in Freude, ohne jegliche Gebrechen des Körpers – dieses Verlangen wirkt fast universell. Auch in heutigen Untersuchungen zur Langlebigkeit wird eine Grenze von 110 Jahren angeführt, denn dieses Alter zu überschreiten gelingt weltweit nach wie vor nur wenigen.[2]

Vergleichbare Segenswünsche sind in weiteren altägyptischen Briefen überliefert[3] und spiegeln die Ideale der hohen Beamtenschaft.[4] Prinzipiell weisen derartige Fürbitten intertextuelle Bezüge zu vielerlei Textgattungen auf; sie erscheinen in Erzählungen, Totensprüchen, Grabinschriften und auf Stelen und zeugen davon, dass die Wünsche der Lebenden auch in die jenseitige Welt transferiert wurden. Das Verlangen nach Gesundheit, Schutz, Heil, Leben und Wohlergehen ist daher auch Bestandteil von Schutzformeln, die wir sowohl in der Grab- als auch in der Tempeldekoration finden. Hinter Göttern und Königen platziert, manchmal auch hinter Privatpersonen, sind Formeln wie »Aller Schutz, alles Leben, alle Dauer, alles Wohlergehen, alle Gesundheit, alle Herzensfreude sind um ihn herum wie Re von Ewigkeit zu Ewigkeit« üblich. Allein schon das geschriebene Wort versprach eine Realisierung der Wünsche auf magische Weise (Abb. 1).

Dass Wünsche nach langem Leben, Heil und Gesundheit nicht nur für Lebende, sondern auch für Verstorbene relevant waren, fügt sich in die Vorstellung, in den Jenseitsgefilden wohlbehalten weiterzuleben. Auf einer Stele im Grab des Schreibers Paheri in Elkab aus der Zeit um 1500 v. Chr. ist eine besonders lange Wunschliste überliefert, die auch auf den Körper bezogene Aussagen (Abb. 2) enthält, die sich an den Ka des Paheri richten:[5]

/tla/ P. Dils, Zugriff: 22. 11. 2019); F. Junge, Einführung in die Grammatik des Neuägyptischen (Wiesbaden 1996) 159f.
2 Das Rätsel der Supercentenarians ist noch nicht gelöst, siehe dazu z. B. H. Maier / J. Gampe / B. Jeune / J.-M. Robine / J. W. Vaupel (Hrsg.), Supercentenarians (Berlin u. a. 2010): »This book describes a concerted, international research effort undertaken with the goal of establishing a database that allows the best possible description of the mortality trajectory beyond the age of 110. The International Database on Longevity (IDL) is the result of this ongoing effort. The IDL contains exhaustive information on validated cases of supercentenarians (people 110 years and older) and allows unbiased estimates of mortality after age 110.«
3 Z.B. pMoskau 127 = pPuschkin I, b, 127, Recto, um 1000 v. Chr.; Quelle: Thesaurus linguae aegyptiae (http://aaew.bbaw.de/tla/, L. Popko, Zugriff: 22. 11. 2019).
4 Vgl. Assmann (2001) 339–348.
5 Siehe Assmann (2001) 344–347.

Körperkonzepte im Alten Ägypten 57

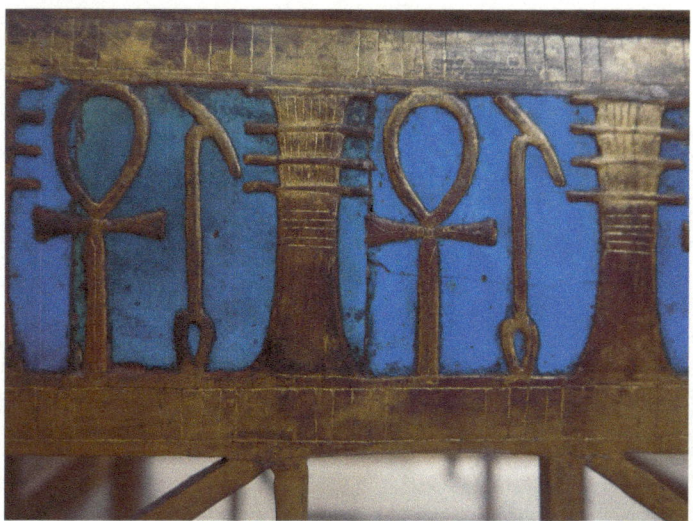

Abb. 1: Ausschnitt einer Box aus dem Grab von Yuya und Tuya, KV 46, um 1400 v. Chr. (CG 51117) mit Segenswünschen »Leben, Dauer, Macht« (ꜥnḫ, ḏd, wꜣs). Foto: Tanja Pommerening.

»(…)
*Mögest du über Wasser verfügen und mögest du die Winde einatmen.
Mögest du Überfluss haben an den Bedürfnissen deines Herzens.
Man wird dir deine Augen geben, um zu sehen.
Deine Ohren, um zu hören, was gesprochen wird.
Deinen Mund, indem er spricht,
Deine Beine, indem sie laufen.
Deine Hände und Arme sollen dir dienen.
Dein Fleisch ist fest, und deine Gefäße seien wohlauf.
Mögest du dich an all deinen Gliedern erfreuen!
Mögest du deine Glieder prüfen, indem sie vollständig und unversehrt sind.
Es soll durchaus nichts Schlechtes geben an dir.
Dein jb-Herz sei bei dir in richtiger Weise.
Dein ḥꜣty -Herz gehöre dir in dem früheren Zustand.
Mögest du zum Himmel aufsteigen und mögest du die Unterwelt öffnen in allen Verwandlungen, die du gewünscht hast.«*

Die aus dem zugrundeliegende Körperkonzept abgeleiteten Wünsche decken sich in vielen Bereichen mit dem, was auch für den Körper des Lebenden gelten sollte: Betonung der Stärke und der Abwehr von Übel sowie der Funktionstüchtigkeit der Sinne und der Gliedmaßen. Auffällig ist die Benennung der *Aktivitäten* der Körperbestandteile. Der Text ist auf das »Lebendige« fokussiert.

Die Überprüfung der vollzähligen Gliedmaßen rekurriert auf den Verlust der Glieder im Mythos um den Totengott Osiris, der als Leitfigur für den Prozess der Wiederbelebung galt. Die Nennung von zweierlei Termini für die Herzen (*jb* und

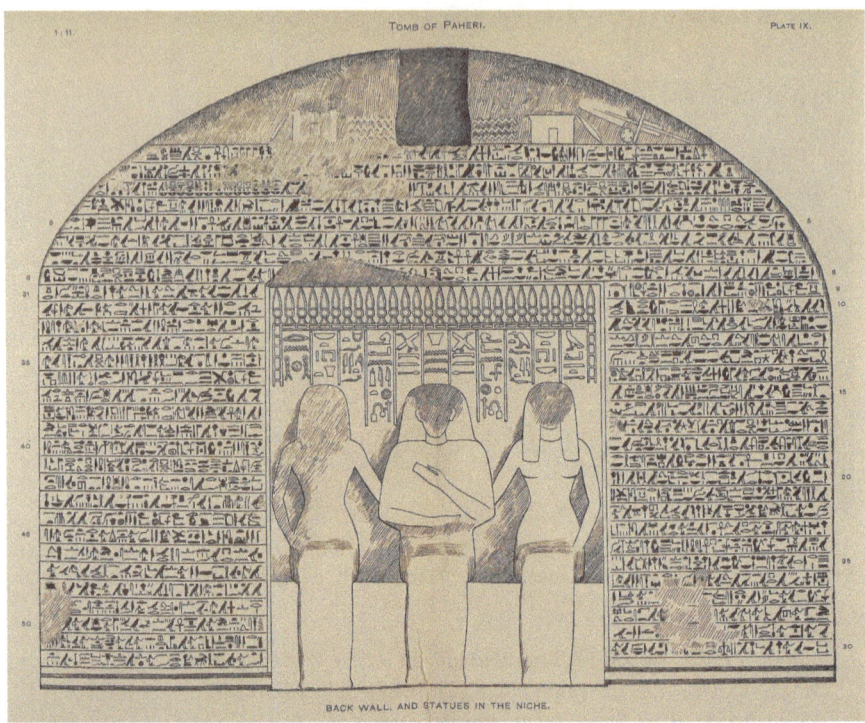

Abb. 2: Grabstele mit Segenswünschen aus dem Grab des Schreibers Paheri, 18. Dynastie (um 1500 v. Chr.), El-Kab, aus: E. Naville / J. J. Tylor / F. Griffith, Ahnas el Medineh: (Heracleopolis Magna); with chapters on Mendes, the nome of Thoth, and Leontopolis. The tomb of Paheri at el Kab (London 1984) pl. 9.

ḥꜣty) und die Hervorhebung der Gefäße (mtw) verweist auf Terminologien der heilkundlichen Theorien in dieser Zeit.

Im Folgenden werden die innerhalb unterschiedlicher Textsorten vorliegenden Körperkonzepte näher beleuchtet, um Gemeinsamkeiten und Spezifitäten herauszuarbeiten. Auf diese Weise lassen sich sehr unterschiedliche Körper entdecken – physiologische, verletzte, leidende, gesunde, alte, verjüngte, jugendliche, schöne/vollkommene, tote, balsamierte, verklärte, vergöttlichte und zerstörte – und deren Gemeinsamkeiten in Form eines übergreifenden Körperkonzepts herausarbeiten. Ikonographische Pendants vermögen die Konzeptualisierungen auch im bildlichen Bereich zu untermauern.

Kontexte

Um den Hintergrund der Rituale und Körperkonzepte, die im Rahmen der Bestattung und Verklärung der Verstorbenen eine Rolle spielten, zu verstehen, ist es notwendig, auf die Leitfigur, den Totengott Osiris, näher einzugehen. Er ist in mythologischen Anspielungen nach seinem Vater Geb der Herrscher über Ägypten, bis er durch seinen Bruder und Rivalen Seth erschlagen und in viele Teile zerstückelt wird. Gemäß den Überlieferungen wurden seine Glieder von Seth in den Nil befördert und verteilten sich auf diese Weise im gesamten Land. Erst seinen beiden Schwestern, Isis und Nephthys, gelang es, sämtliche Glieder zu bergen, zusammenzufügen und Osiris auf diese Weise wiederzubeleben. Infolgedessen wurde er zum Herrscher des Totenreichs, allerdings nicht bevor er mit Isis posthum seinen Sohn Horus gezeugt hatte. Horus geriet nun seinerseits mit Seth in Streit, der Horus' Auge zerstückelt, das wiederum durch Thot geheilt wird (Udjat-Auge, Abb. 3). Als Nachfolger des Osiris herrschte Horus dann über Ägypten und galt als mythologisches Vorbild der regierenden Könige; Osiris indes herrschte fortan über das Jenseits und war Vorbild der verstorbenen Könige und später auch aller Verstorbenen, die sich entsprechende Rituale zur Anbindung an diesen Kult leisten konnten. Dazu gehörten vor allem die Einbalsamierung des Körpers mit Handlungen des Zusammenfügens inkl. des Kopfanknüpfens sowie die Mundöffnung und Verklärung.

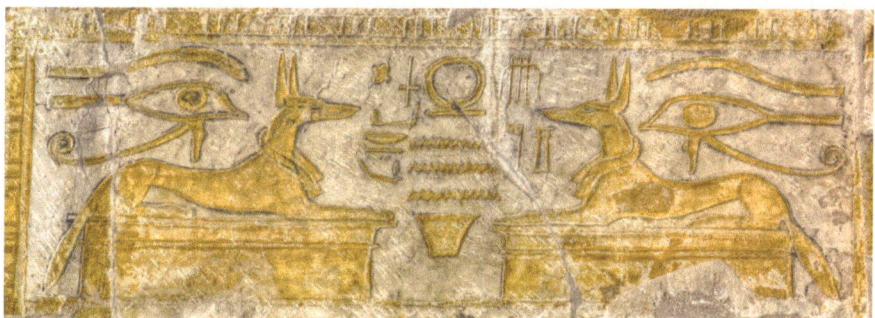

Abb. 3: Udjataugen im Grab des Maja, Sakkara, um 1300 v. Chr.; Schutzsymbol und Zeichen der Ganzheit und Unversehrtheit (geheiltes Horusauge), hier in Verbindung mit Anubis. Foto: Michael Keusgen.

Götter konnten, wie aus mythologischen Anspielungen hervorgeht, ebenfalls krank werden, altern und sterben. Es ist daher nicht verwunderlich, dass auch an Götter Schutzformeln adressiert wurden. So wie es ihnen aber gelang, gemäß den mythologischen Narrativen Zerstückelung, Krankheit, Alter und Tod zu überwinden und sich ständig zu erneuern, war es auch den Lebenden möglich, mit entsprechenden Kenntnissen und Ritualen vergleichbare Wege einzuschlagen.

Die uns überlieferten altägyptischen Konzepte von Körper, Geburt, Krankheit, Heilung und Tod sind daher stets auch mit der Götterwelt verknüpft. So konnten bestimmte Gottheiten als Vorbild für Genesene (Horus), Heilende (Isis, Thot), Wiederbelebte (Osiris) oder Verjüngte (Re) dienen und den unmittelbaren Umgang mit dem Körper bestimmen oder auch dessen Funktionsweise erklären.

Lexikographie »Körper«

Um das umfangreiche Thema einzugrenzen, beschränkt sich der Beitrag vorrangig auf Quellen aus der Zeit des Neuen Reiches. Als Ausgangspunkt für die Auswahl der Primärquellen diente der ägyptische Terminus ḥꜥ.w-»Körper«, dessen Bedeutungsumfang es daher zunächst zu ermitteln gilt.[6]

Das Wort ḥꜥ.w (hieroglyphisch ḥꜥ und ḥꜥ.w, im Neuen Reich auch ḥꜥ.wt geschrieben) wird sowohl für den lebenden als auch für den toten Körper gebraucht. Es ist das zentrale Wort, um das es im Folgenden geht. Die für diesen Beitrag ausgewählten Primärquellen nutzen allesamt ḥꜥ.w als Terminus für »Körper«.

Je nach Kontext finden sich für ḥꜥ.w neben den Übersetzungen mit »Körper« auch die Bedeutungen »Leib«, »Fleisch«, »die Glieder« und »Selbst«.[7] In den medizinischen Texten dagegen kann man neben der Übersetzung »Körper« stellenweise auch Bedeutungen wie »Haut« oder »Fleisch« fassen.[8] So scheint vorrangig eine recht materielle Vorstellung des ḥꜥ.w-Körpers durch. Diese zeigt sich auch im Klassifikator hinter dem Wort: einem Fleischstück. Dass ḥꜥ.w verstärkt als Pluralschreibung auftritt (drei Striche oder drei Fleischstücke) weist auf seine Auffassung als Kollektivum hin. Der ḥꜥ.w-Körper wurde als Sammelbegriff für die fleischliche Gestalt verstanden, die Haut und Glieder umfasste. Manche Texte vermerken auch, dass der ḥꜥ.w-Körper aus Knochen und Fleisch bestehe.[9] In

---

6 Das Ägyptische hat drei Wörter, die man gemäß den gängigen Wörterbüchern (hier als Bsp. Wb = ERMAN, Adolf und Hermann GRAPOW. 1982. Wörterbuch der aegyptischen Sprache. 6 Bde. 4. Auflage. Berlin: Akademie-Verlag) mit »Körper« übersetzen kann: jwf, ḏ.t und ḥꜥ.w. jwf: Wb 1, 51.14–52.5: »Fleisch des Menschen«, oft im Sinne von ›Körper‹, ›Leib‹ gebraucht; ḥꜥ: Wb 3, 37.5–39.13: »der Leib, der Körper (…) auch als der gesammte äussere Körper, den man sieht, umarmt, u. ä., auch im Gegs. zu Kopf und Beinen«, »als Ausdruck für ›selbst‹«; »Fleisch«, »Glieder«; ḏ.t: Wb 5, 503.10–506.2: »Körper, Leib«; (die ganze) Person jemands., »selbst«, »Wesen«, »Abbild, Gestalt eines Gottes«.
7 Siehe Anm. 6.
8 H. GRAPOW / H. von DEINES/ W. WESTENDORF, Grundriß der Medizin der Alten Ägypter, 9 Bde. (Berlin 1954–1973); hier: Bd. VII2, 585.
9 Ebd., Bd. I, 17f.

den heilkundlichen Texten kann ḥꜥ.w auch Träger verschiedener Krankheitsstoffe sein, die im »Inneren des Körpers« lokalisiert wurden (siehe unten unter »Physiologischer Körper«). Insgesamt kann der ḥꜥ.w-Körper in den Texten einerseits als regelrecht zusammengesetzte Form, andererseits als ein in Interaktion tretendes aufeinander abgestimmtes System verstanden werden.[10]

Ba, Ka und andere Konstituenten

Wenn man altägyptische Körperkonzepte thematisiert, kommt man nicht umhin, einige Konstituenten vorzustellen, die sich in den Quellen vor allem im Zusammenhang mit Verstorbenen und Göttern ausmachen lassen. Dazu gehören unter anderem neben Körper (ḥꜥ.w), Leib (ẖ.t) und Gliedern (ꜥ.t) so komplexe Konzepte wie Ka, Ba und Schatten, sowie personenbezogene Aspekte wie ein Name und eine würdevolle Gestalt (sꜥḥ, als Würdenträger/Mumie).[11] Die im Tode vorübergehende Dissoziation dieser Aspekte wird durch Balsamierungs- und Bestattungsriten wieder aufgehoben, wobei das Herz eine wichtige Rolle übernimmt.[12] Prinzipiell können alle Konstituenten die gesamte Information über eine Person in sich tragen. Ein jenseitiges Leben wie auf Erden ist aber nur möglich, wenn all diese Aspekte wieder assoziiert werden.

Die Rückführung vereinzelter Komponenten an eine verstorbene Person ist bspw. auf dem Grabrelief des Amenemhet (TT 163) aus der Ramessidenzeit dargestellt (British Museum, EA55336). Am rechten Bildrand preisend, nimmt der Verstorbene die Gaben der vier Horussöhne entgegen, die hier als Herz, Ba, Ka und würdevolle Gestalt erscheinen.[13]

Der Ba vermochte nach Vorstellungen in jener Zeit den Körper nach dem Tod gen Himmel zu verlassen und nach vollzogener ritueller Bestattung des Leichnams zu diesem beliebig zurückzukehren. Der Ba wird daher gerne als Vogel über der Mumie dargestellt (Abb. 4).

Für das Konzept des Ka, der, obwohl bildlich auch als Statue umgesetzt (Abb. 5), stets mit dem Körper assoziiert war, wurden bislang sehr unterschiedliche Interpretationen erarbeitet. Der Ka wurde als a) Doppelgänger oder

---

10 WALKER (1996) 3–18 erfasst in seiner ausführlichen Studie zu den anatomischen Termini folgende Bedeutungen: (1) »body«, (2) »self, person, own« und (3) »surface, skin«. Zur weiteren Diskussion siehe https://sae.saw-leipzig.de/de/dokumente/papyrus-edwin-smith, s.v. ḥꜥ.w.
11 ASSMANN (2001) 116–159 unterscheidet im altägyptischen Menschenbild zwischen einer Körper- und einer Sozialsphäre. Mit diesem Modell kann er den Übergang ins Jenseits plastischer erläutern.
12 ASSMANN (2001) 116.
13 https://www.britishmuseum.org/collection/object/Y_EA55336.

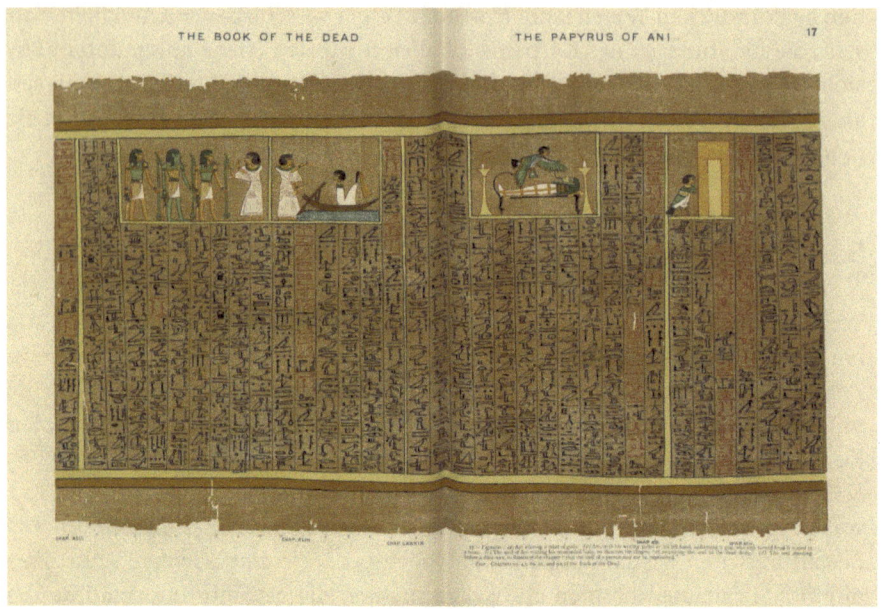

Abb. 4: Der Ba vor dem Eingang des Grabes und oberhalb der Mumie des Verstorbenen, Vignette im Totenbuch des Ani, aus: E. A. W. Budge, The book of the dead: the Papyrus Ani in the British Museum (Faksimille) (London 1894) 17.

auch Abbild des Individuums gedeutet, als b) Teil der Persönlichkeit, des Selbst oder c) als Lebenskraft.[14] Tatsächlich treffen im Neuen Reich alle Deutungen gleichermaßen zu und zeigen die Komplexität des Begriffs auf, wobei der Ka eine Konstituente sowohl von Menschen als auch von Göttern sein kann. Deutlich wird dies in der Geburtslegende der Könige sowohl im Text als auch im Bild.[15] So erscheint der Gott Amun-Re als Vater des göttlichen Kindes (des kommenden irdischen Königs) in den thebanischen Tempeln. Im Tempel der Hatschepsut in Deir el-Bahari liest man hinter Amun-Re die Kolumne: »*Er (Amun-Re) hat ihn (masc., das Götterkind) zusammen mit seinem Ka in diesem Körper (ḥꜥ.w) erzeugt.*« Amun-Re gegenüber steht der widderköpfige Gott Chnum, der in der nächsten Szene vor einer Töpferscheibe sitzt und das Götterkind, das zweimal erscheint, aus Lehm getöpfert hat. Eine der beiden Erscheinungen ist der Ka des

---

14 Siehe R. Nyord (Hrsg.), Concepts in Middle Kingdom funerary culture. Proceedings of the Lady Wallis Budge anniversary symposium held at Christ's College, Cambridge, 22 January 2016 (Leiden/Boston 2019).
15 Dazu Blumenthal (1999) mit Zusammenstellung der Szenen, aufgegriffen und diskutiert in J. Assmann, Politik und Religion. Altägyptische und biblische Ausprägungen eines aktuellen Problems, in: J. Assmann / H. Strohm (Hrsg.), Herrschaft und Heilswartung (München 2010).

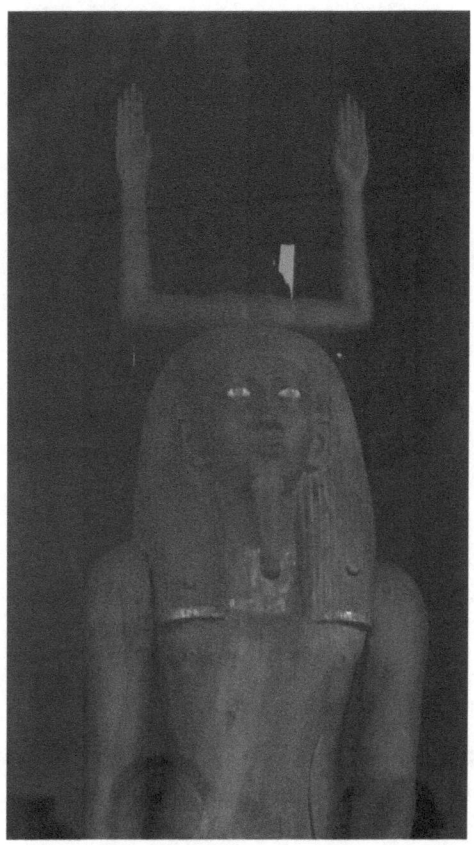

Abb. 5: Hölzerne Ka-Statue des Königs Hor I, Au-jb-Re, reg. 13. Dynastie (um 1700 v.Chr.), Ägyptisches Museum Kairo, JE 30948 = CG 259, Foto: Tanja Pommerening.

Kindes,[16] verdeutlicht durch das auf einer Standarte auf dem Kopf des Kindes erscheinende Symbol der zwei Arme, die nach oben ragen (Abb. 6 [13]). Amun-Re segnet das Kind und sagt (Abb. 6 [14]):

»*Geliebter Sohn (Hatschepsut) von meinem Leib,*
den ich als einen einzigartigen Körper (ḥꜥ.w) gezeugt habe inmitten des Palastes.
Hiermit gebe ich dir alles Leben, alle Macht
als König von Ober- und Unterägypten auf dem (Königs) Thron des Horus.
Mögest du froh sein zusammen mit deinem Ka wie (der Sonnengott) Re!«[17]

---

16 J. Assmann, Politik und Religion. Altägyptische und biblische Ausprägungen eines aktuellen Problems, in: J. Assmann / H. Strohm (Hrsg.), Herrschaft und Heilswartung (München 2010) 91.
17 Vgl. Blumenthal (1999), 27.

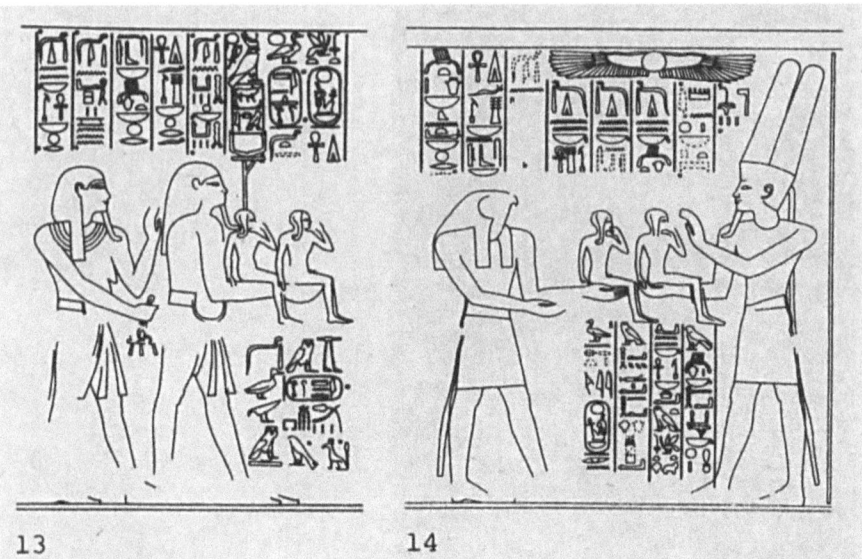

Abb. 6: Darstellung der Geburt des Gottkönigs, links: Amun-Re steht Chnum gegenüber, rechts: Chnum töpfert das Götterkind (erscheint zweimal; eine der Erscheinungen ist der Ka), Tempel der Hatschepsut in Deir el-Bahari, 18. Dynastie. Aus: J. ASSMANN, Politik und Religion. Altägyptische und biblische Ausprägungen eines aktuellen Problems, in: J. ASSMANN / H. STROHM (Hrsg.), Herrschaft und Heilswartung (München 2010), Abb. 5c, Szenen 13–14.

In der Darstellung erscheinen zwei Gestalten, obwohl von *einem* Körper die Rede ist. Der Ka ist hier also als Doppelgänger dargestellt. Die Übertragung des Ka erfolgt im Zuge der Rede des Vaters, geht von ihm auf das Kind über und wird Teil von dessen Persönlichkeit.[18]

Bei einer eingehenderen Beschäftigung mit dem Ka kann man feststellen, dass das Konzept im Neuen Reich viele Fragestellungen, die körperbezogen aufgetreten sein könnten, löst: Was macht die Ähnlichkeit von Vater und Sohn/Kind aus? Wie entsteht Lebenskraft im Kinde? Wodurch kommt ein Körper in Funktion und wie unterscheiden sich lebendige und tote Körper? Mit dem Konzept des Ka, das gleichfalls den Lebenden wie den Jenseitigen, nicht aber den Dissoziierten innewohnen sollte, war eine plausible und allumfassende Lösung existentieller Fragen geschaffen.

---

18 Hier kann man an ein legitimatorisches, dynastisches Prinzip denken, das Generationen miteinander über den Vater verbindet, vgl. auch ASSMANN (2001) 138.

»Physiologischer« Körper

Emma Brunner-Traut postulierte in ihrem Werk »Frühformen des Erkennens« 1996 eine eigene ägyptische Art der Wahrnehmung, die sich auch auf den Körper bezogen haben soll: »Der Körper wird aus einer Anzahl von Teilstücken zusammengesetzt, verknotet, zusammengeknüpft«, er ist etwa das, was wir eine »Gliederpuppe« nennen.[19] Diese Beobachtung ist für manche Texte, in denen einzelne Körperteile benannt werden, die es zu verbinden gilt, vollkommen korrekt. Allerdings geht Brunner-Traut in ihrer Schlussfolgerung zu weit, wenn sie behauptet, dass die alten Ägypter entwicklungshistorisch betrachtet nicht in der Lage gewesen seien, einen Körper in seiner Gesamtorganisation zu erfassen, da ihnen Oberbegriffe fehlten; sie postuliert, dass nicht gesehen worden sei, dass das Ganze mehr als seine Teile war.

Das systemhafte und oberbegriffshafte Verständnis des ḥꜥ.w-Körpers ist bereits im Abschnitt zur Lexikographie klar geworden. Eine systemische Vorstellung des Körpers zeigt sich besonders anschaulich in den heilkundlichen Texten. Nach ägyptischer Vorstellung besaß der Körper Gefäßstränge (*mtw*), die miteinander verbunden waren und für die Versorgung vor allem mit Luft und Wasser, aber auch für die Erkrankungen des Körpers und sein Sterben verantwortlich waren. Zentral für unsere Kenntnisse ist hier eine Abhandlung mit dem Titel: »*Anfang vom Geheimwissen des Arztes, Kenntnis vom Gehen des Herzens (ḥꜣ.tj), die Kenntnis vom Herzen (ḥꜣ.tj)*«, die sich im Papyrus Ebers (1530 v. Chr.) findet,[20] sowie das darauf folgende »*Buch des Ausmerzens von Krankheitsstoffen in allen Körperteilen eines Mannes*«, das uns in zwei unterschiedlichen Manuskripten überliefert ist.[21] In diesen »patho-physiologischen« Texten begegnet der Körper als funktionales zusammenhängendes Gebilde. Die Gefäßstränge werden teilweise als Hohlgefäße beschrieben. Die Texte legen ausführlich dar, welcher Gefäßstrang wo verläuft, was er transportiert und welche Leiden daraus entstehen können. Die Gefäße führen alle zum ḥꜣ.tj-Herzen und vereinigen sich zudem am After. Das führt dazu, dass alle Körperstellen mit Kot überflutet werden können, was Krankheitssymptome verursacht:

> »*Es sind vier Gefäßstränge, die zum Hintern offen sind: Sie sind es, die veranlassen, dass für ihn Wasser und Luft erzeugt werden. Es ist der Hintern aber auch offen zu jedem Gefäßstrang der rechten Hälfte (und) der linken Hälfte zusammen mit den beiden Armen (und) den beiden Beinen. Es ist ein Überfluten mit Kot (möglich).*«[22]

---

19 BRUNNER-TRAUT (1996) 72.
20 Papyrus Ebers, Text 854 und 855 (Einzeltextzählung nach W. WRESZINSKI, Die Medizin der alten Ägypter. 3 Bde., Leipzig 1909–1913; Bd. 3).
21 Papyrus Ebers, Text 856; auch überliefert im Papyrus Berlin 3038, Text 163. Einzeltextzählungen nach WRESZINSKI (2013), siehe Anm. 20.
22 Papyrus Ebers, Text 854o (100,11–14).

Zu den in den Gefäßsträngen transportierten Krankheitsstoffen gehören neben Kot auch Blut und Schleim. Es wird also deutlich, dass verschiedene Theorien zu einem ganzheitlich abgestimmten System entwickelt wurden.

Verletzter Körper

Der durch äußere Einwirkungen verletzte Körper wird in den heilkundlichen Texten rein deskriptiv und theoretisch dargelegt, was anhand des sog. Wundenbuchs des Papyrus Edwin Smith demonstriert werden kann. Insgesamt 48 Lehrtexte zu Verletzungen und ihren Diagnosen sind jeweils mit einem Verdikt (behandelbar, nicht behandelbar, Kampf) überliefert. Ist eine Heilung wahrscheinlich, werden therapeutische Verfahren beschrieben; wenn aber nicht, unterbleibt dies, wie in Fall 5 (2,11–15):

> »*Erfahrungen zu einer Klaffwunde in seinem Kopf, sein Schädel ist zerbrochen.*
> *Wenn du einen Mann wegen einer Klaffwunde in seinem Kopf untersuchst, die zum Knochen heranreicht, sein Schädel ist zerbrochen, so untersuchst du (folglich) seine Wunde. Wenn du jenen Bruch, der in seinem Schädel ist, tief (und) versunken unter deinen Fingern findest, die Aufschwemmung, die auf ihm ist, angeschwollen ist, er Blut aus seinen beiden Nasenlöchern (und) aus seinen beiden Ohren gibt, er erleidet Aufrichtungen in seinem Nacken, (und) er ist nicht in der Lage, zu seinen beiden Schultern (und) seinem Brustkorb zu blicken, dann stellst du daraufhin in Bezug auf ihn fest: Ein mit einer Klaffwunde in seinem Kopf Beladener, die zum Knochen heranreicht, wobei sein Schädel zerbrochen ist und er Aufrichtungen in seinem Nacken erleidet. Ein Leiden, das nicht behandelt werden kann.*«

Die im Wundenbuch beschriebenen Körperteile sind äußerlich erkennbar zerstört oder verletzt und verursachen dadurch Leiden. Die Verletzungen werden nuanciert beschrieben. Die Anordnung der Texte erfolgt von Kopf bis Brust (der Rest des Textes ist verloren). Termini, die man gebrauchte, um körperliche Abweichungen und anatomische Sachverhalte zu beschreiben, wurden häufig in Glossen erläutert, was zeigt, dass sich hier bereits eine spezifische Terminologie entwickelt hat, die sich von den Grundbedeutungen der Wörter (aus der Alltagssprache entlehnt) hin zu einem Spezialgebrauch entfernte. Körper wurden hier aus Sicht von Chirurgen betrachtet und beschrieben. Zu betonen ist, dass in diesem Handbuch ebenso wie in allen anderen heilkundlichen Texten Ba, Ka, Schatten und Namen von Personen u. ä. keinerlei Rolle spielen. Die Sozialsphäre bleibt also ausgeblendet.

Innerlich leidender Körper

Heilkundliche Texte stellen den Körper des Mannes/der Frau stets leidend dar. Zu den Zeichen, die mit Schmerzen/Leiden verbunden sind, gehören verschiedene Formen von Geschwüren, Schwellungen und Hitze, ferner Brennen, Rötung, Zusammenziehung, Druck, Steifheit, Ermüdung, Schwäche, Schlaffheit, Hervorquellen, Ausfluss, Nässen, Zittern.

In Lehrtexten werden die sich an den Körperteilen des Mannes (manchmal auch der Frau) manifestierten Symptome zusammengefasst, auf ihre Ursache zurückgeführt und mit einer heilenden Rezeptur und/oder Beschwörung verbunden, z. B.:[23]

> »Wenn du einen Mann untersuchst, der mit einer Verstopfung seines Oberbauchs belastet ist: Er erbricht sich, indem es sehr schmerzhaft ist, (und) er erleidet es wie das Sechet-Leiden, so sagst du folglich dazu: Das ist eine Ansammlung von Krankheitsstoffen / Kot, bevor sie sich verknotet hat. So machst du ihm folglich einen Trank: (...[folgt Rezept]). Werde sehr oft getrunken, so dass er sofort gesund wird.«

Wenn man alle heilkundlichen Texte analysiert, so ergibt sich rasch ein Bild davon, was Gesundsein auszeichnete: die Abwesenheit von negativen Ereignissen und Zuständen, die in den Lehrtexten, Rezepten und Beschwörungen geschildert sind. Ein gesunder Mensch (Körper) hatte folgende Eigenschaften: kein Leiden, keine Schmerzen, keine fehlenden Glieder oder lockeren Zähne; keine Steifheit, Schwäche, Ermüdung, Schlaffheit, Wunden, Geschwüre, Schwellungen, Rötungen; kein Zittern, Nässen, Ausfluss, Schleim, kein Ausfall der Sinnesorgane; keine Pulsveränderungen, Herzsymptome oder Alterserscheinungen sowie kein Ungeziefer im Haus.

Alternde Körper und Verjüngungskonzepte

Kommt man auf die 110 Jahre des Idealalters zurück, stellt sich die Frage, wie alternde Körper in den ägyptischen Texten dargestellt wurden und wie es gelang, den alternden Körper zu überwinden.

Alterserscheinungen werden in unterschiedlichen Textgattungen thematisiert. Eine ausführliche Beschreibung eines alternden Körpers findet sich zu Beginn der Weisheitslehre des Wesirs Ptahhotep, der aus der Ich-Perspektive schildert, dass er nun zu alt sei, das Amt des Bürgermeisters auszuführen.

> »Herrscher mein Herr,
> Gebrechlichkeit ist entstanden, das Alter ist eingetreten.

---

23 Papyrus Ebers, Text 202 (40,14–18).

Der Körper (ḥꜥ.w) ist schwach, die kindliche Hilflosigkeit kehrt wieder.
Die Kraft ist verschwunden, weil mein jb-Herz müde ist.
Der Mund ist verstummt und kann nicht (mehr) sprechen.
Die Augen sind schwach, die Ohren sind ertaubt.
Das Schlafen fällt schwer, täglich.
Das jb-Herz ist vergesslich, es erinnert sich nicht mehr an gestern.
Der Knochen schmerzt, weil er alt geworden ist.
Die Nase ist verstopft, sie kann nicht atmen.
Beschwerlich sind Aufstehen und Niedersetzen.
Das Gute wurde zum Schlechten.
Jeder Geschmackssinn ist verschwunden.
Was das Alter den Menschen antut: Schlimmes in jeder Weise.«[24]

Vergleichbare Erfahrungen sind in der Erzählung des Ägypters Sinuhe beschrieben,[25] der alt geworden in sein Heimatland Ägypten zurückkehrt und sich davor ausgiebig mit dem Altwerden auseinandersetzt.

Über den Zustand des Übergangs von Schwäche zu Tod lesen wir:

»Ich war wie ein Mann, der von der Dämmerung (»Zwielicht«) ergriffen wurde.
Mein Ba war am Dahinschwinden.
Mein Körper (ḥꜥ.w) war matt.
Mein Herz (ḥꜣ.tj) war nicht mehr in meinem Leib (ẖ.t).
Ich wusste <nicht> (mehr), (ob) das Leben mehr als der Tod ist.«[26]

Im Gegensatz zu den nüchternen Beschreibungen in der Heilkunde sprechen die Einleitung des Ptahhotep und die Sinuhe-Erzählung von der körperlichen Selbstwahrnehmung und der unmittelbaren Konfrontation mit dem eigenen Tod. Hier werden körperliche Leiden ebenso wie soziale Aspekte betont: Sinneswahrnehmungen gehen verloren, die körperliche Stärke und damit Teilhabe schwindet, Ba und Herz drohen den Körper zu verlassen, das Leben ist kaum mehr zu spüren. Die literarische Umschreibung dürfte hier auf wohlbekannte theoretische Konzepte des unmittelbaren Zustands vor dem Sterben zurückgegriffen haben.

Aus der Erzählung des Sinuhe erfahren wir aber auch, wie es unabhängig von unmittelbarem Einsatz von Pharmaka gelingen kann, diesem Zustand doch noch zu entrinnen. Der König nimmt Sinuhe wieder in den Hofstaat auf und sorgt für

---

24 pPrisse 4,1–5,2; vgl. die Übersetzung bei G. Burkhard, in: Texte aus der Umwelt des Alten Testaments, Bd 3,2 (Gütersloh 1991) 197.
25 pBerlin P 3022, um 1800 v. Chr., und Fragmente pAmherst m-q (B), 167–172; zum Alter vgl. auch pWestcar = pBerlin P 3033; 6,26–7,7 u. 7,13–19, um 1600 v. Chr.
26 pBerlin P 3022, um 1800 v. Chr., und Fragmente pAmherst m-q (B), 244–256 in Anlehnung an F. Feder, Altägyptisches Wörterbuch / Strukturen und Transformationen des Wortschatzes der ägyptischen Sprache, Sächsische Akademie der Wissenschaften, Leipzig (Thesaurus linguae aegyptiae).

eine Rehabilitierung des sozialen Status. Damit einher gehen Ruhe, Zuwendung, äußerliche Pflege und Umsorgung:

> »Man ließ die Jahre sich von meinem Körper entfernen.
> Ich wurde angezogen (und) mein Haar wurde gereinigt.
> Es wurde das Vergangene der Wüste (wieder)gegeben, die Kleider den Beduinen.
> Ich wurde bekleidet mit feinstem Leinen.
> Ich wurde gesalbt mit feinstem Öl.
> (Und) ich schlief auf einem Bett. (...)
> Es wurde mir das Haus eines Gutsbesitzers gegeben zusammen mit dem, was einem Höfling zusteht.
> Viele Handwerker bauten es.
> (Und) jeder seiner Bäume war neu gepflanzt.
> Es wurden mir Mahlzeiten gebracht aus dem Palast dreimal, viermal am Tag.
> Außer dem, was <mir> die Königskinder zu geben pflegten.
> (Und) es gab keinen Zeitpunkt des Aufhörens.
> Es wurde mir eine Pyramide aus Stein gebaut inmitten der Pyramiden. (...)
> Ich war unter der Gunst der königlichen Zuwendung, bis der ›Tag des Landes‹ kommen sollte.«[27]

Im Rahmen der Frage nach Körperidealen erscheint diese soziale Umgebung mit Umsorgung und Pflege optimal, den Lebensabend zu gestalten. Das Lebensende indes ist unausweichlich, wird allerdings bei Sinuhe metaphorisch als »Tag des Landes« positiv konnotiert.

Jugendlicher Körper

Im Gegensatz zur äußerlichen Verjüngung des alternden Körpers steht die Schilderung des jugendlichen Körpers, der vor allem in den Zeugnissen der regierenden Könige hervortritt. Regierungsfähigkeit war insbesondere an körperliche Stärke gebunden. Darstellungen des Herrschers beim Jagen oder im Kampf (Abb. 7) sowie beim Erschlagen der Feinde zeigen seine stetig kraftvolle Wirksamkeit. In der Zeit des Neuen Reichs entstehen Texte, die die Sportlichkeit der Könige besonders hervorheben, mit all der dem vermeintlich jugendlichen Alter entsprechenden Dynamik. Auf der sog. Traumstele erfahren wir so von Thutmosis des IV. Jugendlichkeit, seiner körperlichen Fitness, Lebensfreude, Kraft und Frische, die dem zukünftigen Herrscher bereits in die Kinderschuhe gelegt war:

> »Seine Majestät war noch ein Kind wie Harpokrates in Chemmis. Seine »Vollkommenheit« war wie die des »Schützers seines Vaters«. Man sah ihn an wie den Gott selbst. Das

---

27 pBerlin P 3022, um 1800 v. Chr., und Fragmente pAmherst m-q (B), 290–310, siehe Anm. 25.

Heer jubelte angesichts seiner Auserwähltheit sowie die Königskinder und alle hohen Beamten, die durch seine Körperkraft und sein Blühen (?) existierten. Er hatte den Kreislauf wiederholt und seine Wirksamkeit war wie die des Sohnes der Nut.
Er trieb Sport, indem er sich vergnügte in der Wüste der »Weißen Mauer« (Memphis) auf ihrem südlichen und nördlichen Weg, indem er auf eine Kupferscheibe schoss und Löwen und Wüstenwild jagte. Er fuhr auf seinem Wagen, seine Pferde waren schneller als der Wind (...).«[28]

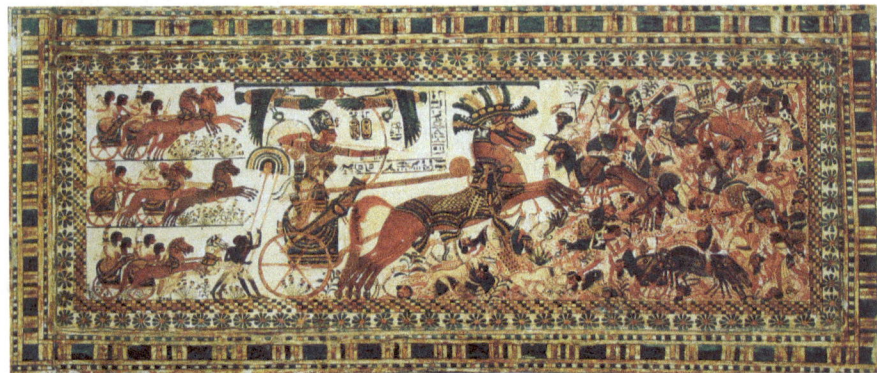

Abb. 7: König Tutanchamun auf seinem Streitwagen im Kampf gegen seine Feinde, Szene auf einer hölzernen Box aus dem Grab des Tutanchamun im Tal der Könige (KV 62), 18. Dynastie (um 1325 v. Chr.). Foto: Yann Forget © Wikimedia Commons (https://commons.wikimedia.org/wiki/File:The_Pharaoh_Tutankhamun_destroying_his_enemies.jpg).

Jugendlichkeit und Kraft konnte auch ein in die Jahre gekommener König mit Hilfe des Rituals des Sedfestlaufs wiedergewinnen. Erstmals nach 30 Regierungsjahren wurde bei diesem Ritual die körperliche Leistungsfähigkeit demonstriert; bei alternden Königen wurde es in kürzeren Abständen erneuert.

Schöner Körper

Es ist davon auszugehen, dass die hier vorgestellten Quellen vornehmlich von Männern stammen, und insofern sind auch die vermittelten Körperkonzepte stark durch männliche Vorstellungen geprägt. Dies wird besonders deutlich, wenn man sich den Liebesgedichten zuwendet, in denen die Schönheit/Vollkommenheit einer Geliebten poetisch inszeniert wird.

---

28 Traumstele, Thutmosis IV., um 1400 v. Chr., Urk. IV 1540a–1544; Übersetzung aus R. GUNDLACH, Vom Ende Amenophis' II. bis zur Volljährigkeit Amenophis' III. Die Wende von der Außenpolitik zur Innenpolitik in der frühen Voramarnazeit im Spiegel der Königsideologie, in: R. GUNDLACH / A. KLUG, Das ägyptische Königtum im Spannungsfeld zwischen Innen- und Aussenpolitik (Wiesbaden 2004) 143.

»Einzig ist die Liebste, nicht gibt es ihresgleichen.
Schöner (ist sie) als jedermann.
Schau, sie ist wie ein aufgehender Stern am Anfang eines guten Jahres.
Ihr Aussehen ist leuchtend und strahlend.
Ihre beiden Augen sind freundlich beim Erblicken.
Ihr(e beiden) Lippe(n) sind lieblich beim Reden,
ohne dass ihr Rede im Übermaß eigen ist.
(Ihr) Hals ist gestreckt, hell ist (ihre) Brust.
Ihr Haar ist (wie) echtes Lapislazuli.
Ihr(e) Arm(e) sind in Gold gefasst.
Ihre Finger sind wie blaue Wasserlilien.
(Ihr) Hintern ist (...).
(Ihre) Körpermitte ist eingeschnürt.
Ihre beiden Schenkel übertragen ihre Vollkommenheit.
{Das Ohr} <ihr Gang> ist vollkommen, wenn sie über den Boden schreitet.
Mit ihrer Umarmung erobert sie mein Herz.
Sie veranlasst, dass die Hälse aller Männer sich (ihr) zuwenden bei ihrem Anblick. (...)«[29]

Im Vergleich mit den anderen Texten fällt die deutliche Fokussierung auf Äußerlichkeiten auf. Es geht weder um Gesundheit oder Jugendlichkeit, noch um wache Sinne oder Stärke, sondern einzig um den erotisierenden Anblick, der bestenfalls nicht durch der Frau anscheinend zugeschriebene Geschwätzigkeit gestört wird. Die Beschreibung erfolgt von Kopf zu Fuß. Derartige Anordnungen (*a capite ad calcem*) sind auch im Wundenbuch, im Balsamierungsritual und in Körperteillisten verbürgt. Inwiefern hier eine intertextuelle Beeinflussung vorliegt, wird diskutiert.

Toter Körper und Balsamierung

Nach dem Tode wird dem Körper normalerweise jegliche Schönheit durch Verwesung genommen. Dies ist ein Zustand, der in altägyptischen Texten nur sehr selten verbalisiert wird und den es durch entsprechende Rituale zu verhindern galt. Totenbuchspruch Nr. 154 formuliert daher einerseits, was während der Verwesung passiert, andererseits aber auch den entsprechenden Abwehrspruch mit dem »Spruch, um zu verhindern, dass der Leichnam *(ẖ³.t)* vergeht.«[30]

---

29 pChester Beatty I, Verso, Section C: Liebeslied Nr. 31–37, zur Übersetzung vgl R. LAND-GRÁFOVÁ / H. NAVRÁTILOVÁ, Sex and the Golden Goddess I. (Prag 2009), 93–97 und L. POPKO Strukturen und Transformationen des Wortschatzes der ägyptischen Sprache, Sächsische Akademie der Wissenschaften (Thesaurus linguae aegyptiae).
30 pLondon BM EA 10477 (pNu), Tb 154, vgl. B. BACKES, Totenbuch-Projekt, Ägyptologisches Seminar der Universität Bonn (Thesaurus linguae aegyptiae).

»(…) Sei gegrüßt, mein Vater Osiris,
indem du einen Körper (ḥʿ) hast.
Du wirst nicht verfaulen.
Deine Würmer gibt es nicht.
Du wirst dich nicht aufblähen.
Du wirst nicht stinken.
Du wirst nicht verwesen.
Du wirst nicht zu Würmern. (…)«[31]

Osiris und jeder Verstorbene, der sich auf dessen Schicksal berief, war vor dem endgültigen Tode gefeit, weil sein Körper durch Einbalsamierung und Verklärungssprüche konserviert, in eine Mumie umgewandelt und dadurch wiederbelebbar wurde. Und weil Osiris nicht verfaulte usw., wird auch der Besitzer des Totenbuchspruches überleben. Der Spruch setzt sich daher folgendermaßen fort:

»Ich existiere, ich existiere, ich lebe, ich lebe, ich bin fest, ich bin fest.
Ich bin friedlich erwacht.
Ich bin nicht verfault.
Meine Eingeweide sind nicht vergangen.
Ich bin nicht beschädigt.
Mein Auge ist nicht verfault.
Mein Schädel ist nicht zerbrochen.
Mein Ohr ist nicht taub geworden.
Mein Kopf wird sich nicht von meinem Nacken entfernen.
Meine Zunge wird nicht fortgenommen.
Mein Haar wird nicht abgeschnitten.
Meine Augenbrauen werden nicht kahl.
Kein böses Unheil wird gegen mich geschehen.
Mein Leichnam ist dauerhaft.
Er ist nicht zugrunde gegangen.
Er verging nicht in diesem Land, in Ewigkeit.«[32]

Die hier angesprochenen Körperteile finden sich durchgängig auch in den Balsamierungstexten wieder. Aus der Mumifizierungspraxis wissen wir, dass die Organe vor dem Zerfall bewahrt wurden, indem sie entnommen und in Kanopen beigesetzt wurden. Für die Wiederherstellung der Verbindung von Kopf und Nacken existierten gesonderte Rezepturen zum »Kopfanknüpfen«. Die besondere Hervorhebung von Augen, Zunge, Ohren verdeutlicht den hohen Stellenwert der Kommunikation: Sehen, Reden und Hören. Haut, Haare und Augenbrauen waren ein Zeichen für die Erhaltung der äußeren Form des Körpers; sie repräsentieren das körperliche Abbild des Menschen, das für sein Weiterleben im Jenseits und zur Bewahrung der Sozialsphäre besonders wichtig war.

---

31 pLondon BM EA 10477 (pNu), Tb 154, 15-16.
32 pLondon BM EA 10477 (pNu), Tb 154, 17-21.

Mit Hilfe verschiedener Rituale und Techniken gelang es tatsächlich, den Verwesungsprozess aufzuhalten. Über die Maßnahmen zur Reinigung und Trocknung des Leichnams sowie über die Kompositionen der Balsamierungssubstanzen, die es auf die Binden zu streichen galt, unterrichtet ein kleines Handbuch, das im heilkundlichen Papyrus Louvre aus der Zeit des Neuen Reichs überliefert ist.³³ Die Balsamierungssubstanzen werden darin genauso wie die Arzneimittel in der Heilkunde als »Pharmaka« bezeichnet. Technische Handlungen und Beschwörungen wenden den endgültigen Tod ab und verwandeln den Verstorbenen in eine Form, die ihm das Weiterleben im Jenseits sichert. Mit Blick auf die uns archäologisch erhaltenen Mumien ist unzweifelhaft, dass die Balsamierungstechniken weiterentwickelt wurden und in der Zeit des Neuen Reichs und der Spätzeit einen Höhepunkt erreicht hatten. In Texten zum Balsamierungsritual wird der Körper allerdings vor allem aus Sicht des Mumifizierers betrachtet, der die zu verarbeitenden Stofflagen durch Umwickeln oder Auflegen anbringt; daran lehnt sich die körperliche Segmentierung an:

»(…) *22 Kompressen sind rechts und links von seinem Gesicht;*
werden um seine beiden Ohren gefaltet;
der Mund: vier Kompressen, zwei Innen, zwei Außen;
das Kinn: zwei Kompressen, »die Hohen« sind ihre Namen;
der Hinterkopf: vier große Kompressen. (…)«³⁴

Jedem technischen Handeln folgt im Balsamierungsritual ein Spruch.

»*Danach zu sprechen: Oh große Vornehme, Herrin des Westens (…)*
Komm und atme mit dem Kopf des Osiris des Gottesvaters Heter, gerechtfertigt, Sohn des Harsiese, gerechtfertigt, Kind der Taher, inmitten der Unterwelt.
Mögest Du (weibl.) veranlassen, dass er mit seinem Auge sieht, mit seinen beiden Ohren hört, mit seiner Nase atmet, mit seinem Mund spricht, mit seiner Zunge richtet inmitten der Duat.«³⁵

In solchen Ritualtexten zeigt sich erneut die Identifikation des Verstorbenen mit Osiris. Am Ende des Rituals entsteht seine Mumie als Abbild dieses Gottes (Abb. 8).

---

33 Papyrus Louvre, siehe Th. BARDINET, Médecins et Magiciens à la cour du Pharaon. Une étude du Papyrus médical Louvre 32847 (Paris 2018).
34 Papyrus Boulaq 3, x+4,14–15, um 100 v. Chr., vgl. S. TÖPFER, Leibniz Projekt »Späthieratische Ritualpapyri aus Tebtynis«, Thesaurus linguae aegyptiae.
35 Papyrus Boulaq 3, x+4,16–18.

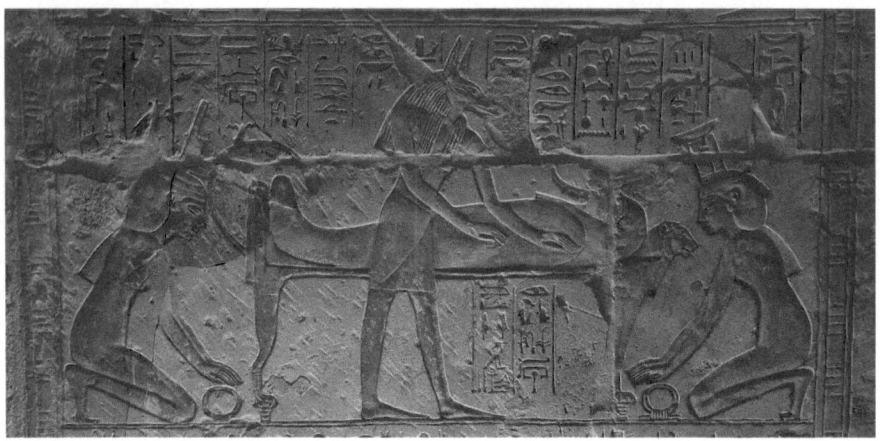

Abb. 8: Grab des Maja, Sakkara, um 1300 v. Chr.; Ritual zur Mumifizierung mit Anubis, Isis und Nephthis, Foto: Tanja Pommerening.

Verklärter Körper

Wie ein letztlich nach diesen Riten entstandener verklärter Körper wahrgenommen werden konnte, kann man einem Spruch aus dem Totenbuch entnehmen.[36]

> »*Dein Kopf ist gesalbt, mein Herr, wenn du nach Norden fährst, wie die Haarflechten einer asiatischen Frau.*
> *Dein Gesicht strahlt mehr als das Mondhaus (mit) lapislazulifarbener Oberseite. (?)*
> *Dein Haar ist schwärzer als alle Türen der Sterne, Herrn der Finsternis. (?)*
> *Dein Haar ist bestreut mit Lapislazuli über deinem Gesicht. (...)*
> *Die beiden Augenbrauen sind die beiden vereinten Schwestern.*
> *Horus hat sie (die Augenbrauen) mit Lapislazuli gezeichnet.*
> *Es ist deine Nase beim Einatmen und [Luft ist an] deinen Nasenlöchern wie Wind am Himmel.*
> *Es sehen deine beiden Augen das Gebirge.*
> *Deine Wimpern dauern täglich fort. (...)*
> *Es geben deine beiden Lippen dir Maat (= Fähigkeit, Recht zu sprechen) (...)*«

Insgesamt werden 42 verschiedene Körperteile von Kopf bis Fuß aufgezählt, von denen eine ganze Reihe mit wertvollen Materialien gleichgesetzt werden. Die Beschreibung des verklärten Körpers erinnert aufgrund der Verwendung von

---

36 pLondon BM 9900 (pNebseni), Tb 172, um 1500 v. Chr., vgl. B. BACKES, Totenbuch-Projekt, Ägyptologisches Seminar der Universität Bonn, Thesaurus linguae aegyptiae, Tb 172, 11–18 (zweite Strophe); vgl. ASSMANN (2001) 51.

Vergleichen an die Liebeslyrik.[37] Allerdings befinden wir uns in einem völlig anderen Kontext. Die 42 Körperglieder entsprechen den 42 Körperteilen, in die Osiris zerstückelt wurde. Die Materialien sind solche, mit denen Götter assoziiert werden, entsprechend spielt auch der Text auf die Hilfe der Götter an. Ein verklärter Körper muss so vollständig sein wie der Körper des Osiris. Am Ende darf nichts fehlen.

Aus derartigen Texten, von denen eine ganze Reihe belegt ist,[38] wird deutlich, dass der Verstorbene wie Osiris werden wollte, mit vollkommenem Körper, geheilten Leiden, vertriebenem Übel und ohne Schmerzen. Kein Körperteil sollte fehlen, alle Körperteile sollten fest an ihrem Platz und stark sein. Der Verklärte sollte fähig sein zu sehen, zu hören, zu sprechen, zu riechen und zu atmen. Er war auszustatten mit Attributen der Würde und Macht.

Vergöttlichter Körper

Vergleichbar mit derartigen Rezitationen sind Texte zur sog. Gliedervergottung wie sie bereits in Pyramiden des späten Alten Reichs und dann für Privatleute auf Särgen des Mittleren Reichs aufgezeichnet wurden. Sie benennen die Verbindung eines jeden Körperteils mit einer Gottheit.[39] Der Körper des Verklärten wird dadurch zum Abbild der Götterwelt; der Verklärte wird unmittelbar und allumfassend in die Welt der Götter integriert.

> »Du hast Gestalt angenommen, indem Du die Gesamtheit aller Götter bist:
> Dein Kopf ist Re,
> dein Gesicht ist Upuaut,
> deine Nase ist der Schakal (=Anubis),
> deine Lippe ist das Kinderpaar (Schu und Tefnut).
> Deine beiden Ohren sind Isis und Nephthys.
> Deine beiden Augen sind das Kinderpaar des Re-Atum (Schu und Tefnut),
> deine Zunge ist Thot,
> deine Kehle ist Nut,
> dein Nacken ist Geb,
> deine Schultern sind Horus,
> deine Brust ist Der-den-Ka-des-Re-erfreut,
> Der-große-Gott-der-in-dir-ist.
> Deine Rippengegend ist Hu und Chepri,

---

37 So von ASSMANN festgestellt. Daher vermutet er, dass Liebeslyrik auf Verklärungstexten fußt; siehe aber meine Ansicht unter »Schöner Körper«.
38 Vergleich auch das Ritual zur Verklärung des Osiris: Papyrus des Imhotep Sohn des Pschentohe (pNew York MMA 35.9.21), 2. Ritual der Verklärung des Osiris (Buch IV).
39 Eine Übersicht über entsprechende Listen und die genannten Glieder bietet WALKER (1996) 283–334. Vgl. auch ASSMANN (2002) 182–188.

dein Nabel ist der Schakal und die beiden Ruti,
dein Rücken ist Anubis,
und dein Bauch ist Ruti.
Deine beiden Arme sind die beiden Söhne des Horus Hapi und Imseti,
deine Finger und deine Fingernägel sind die Horuskinder.
Dein Rücken ist Der-Verbreiter-des-Sonnenglanzes,
dein Bein ist Anubis,
deine Brüste sind Isis und Nephthys.
Deine Beine sind Duamutef und Qebehsenuef.
Nicht gibt es ein Körperglied an dir, das frei ist von einem Gott.
Erhebe dich, dieser Osiris N.!«[40]

Die Anordnung der Glieder folgt hier ebenfalls dem Prinzip *a capite ad calcem*. In diesem Kontext ist die Vergöttlichung in die Übergangsriten eingebettet, die den Verstorbenen zu einem wiederbelebten Osiris machen.

Zerstörter Körper

Wenn die Übergangsriten korrekt durchgeführt und Vorkehrungen für eine ewige Aufbewahrung getroffen und korrekt umgesetzt waren, konnte man das erhoffte sorgenfreie Leben in den Jenseitsgefilden aufnehmen. Wie man einen Körper und die damit verbundene Person (Sozialsphäre) dagegen zerstören musste, um sie für immer und ewig auszulöschen, geht bspw. aus einem Papyrus hervor, der sich mit der Vernichtung des schlangengestaltigen Gottes Apophis befasst, der hierin als Stellvertreter für sämtliche feindliche Wesen fungiert. Für eine endgültige Zerstörung des Körpers galt es, das Fleisch von den Knochen zu trennen, die Beine zu brechen, die Arme abzutrennen, Mund und Lippen zu verschließen, die Zähne auszuschlagen, die Zunge aus dem Schlund zu schneiden, die Rede(fähigkeit) zu nehmen, die Augen zu blenden, das Gehör zu nehmen, das Herz zu entfernen, aber auch noch den Aufenthaltsort oder das Grab zu nehmen, den Namen auszulöschen, die Kinder und die Angehörigen »nicht mehr sein zu lassen«, die Grabkultstelle zu zerstören, das Erbe zu vernichten und die Zeugungskraft zu nehmen.

Hier zeigt sich, dass es nicht ausreichte, die Person nur körperlich auszulöschen. Sie lebte in ihren Angehörigen und in der Möglichkeit, ins Grab zur Mumie zurückzukehren (als Ba) und in der Erinnerung fort. Es war daher auch nötig, Grab, Namen und Nachfahren und damit den Ka zu eliminieren.

Erst dann galt:

---

40 CT, Spruch 761 = VI. 391a–392f., 1900 v. Chr., Übersetzung von ASSMANN (2001) 46.

»Sein Ba, sein Leichnam, seine Magie, sein Schatten (und) seine Zauberkraft werden nicht (mehr) sein!
Seine Knochen werden nicht (mehr) sein!
Seine Haut wird nicht (mehr) sein!
Er ist gefallen (und) gefällt!«[41]

Übergeordnete Konzepte des Körpers im Neuen Reich

Stellt man die Primärquellen kontextunabhängig gegenüber, lassen sich sowohl übergreifende als auch für Textgattungen und Diskurse spezifische Körperkonzepte ermitteln. So wird der Körper bspw. in heilkundlichen Texten anders aufgefasst und beschrieben als in Balsamierungsritualen. Die Zerstückelung des Osiris, die bei der Mumifizierung und Verklärung eine Rolle spielt, hat auf die Heilkunde der lebenden Körper in keiner Weise Einfluss genommen; in der Heilkunde dagegen stehen mythologische Anspielungen um Horus, dessen durch Seth zerstückeltes Auge sowie um dessen Mutter Isis im Vordergrund. Daneben erscheinen physiologische Beschreibungen ohne götterweltliche Assoziationen.

Einige in den Texten aufgegriffene Aspekte lassen sich auf Beobachtung zurückführen, z. B. die Beschreibung der körperlichen Verwesung, die Erfahrungen im Alter, die Wahrnehmung gesundheitlicher Einbußen, erotische Motivationen oder auch die Wohltaten sozialer Kommunikation und Umsorgung. Der Wunsch nach körperlicher Stärke, Kommunikationsfähigkeit, Unversehrtheit und langem gesunden Leben dürfte nahezu universell sein. Eine Besonderheit ist der Lösungsweg, diesen Wunsch auf ein jenseitiges Leben zu übertragen und dafür den Körper oder ein Abbild desselben weiter zu erhalten. Die dafür entwickelten Techniken sind sehr spezifisch, ebenso die damit verbundenen Konzepte.

Übergreifend erscheint der Körper an vielen Stellen götterweltlich verflochten, vor allem in Bezug auf die Jenseitskonzeptionen, die aber auf die Erfassung des diesseitigen Körpers herüberwirken.

Unabhängig davon fallen dennoch einige weitere gemeinsame Grundlagen der Texte auf. Die Anordnung von Körpergliedern erfolgt in vielen Bereichen *a capite ad calcem*. Hier kann man sich fragen, ob diese Reihung nicht prinzipiell sinnvoll und universell ist, oder ob sie auf die intertextuellen Kenntnisse der Schriftgelehrten zurückgeführt werden kann. Auf jeden Fall finden sich vergleichbare Ordnungsprinzipien auch in anderen Kulturen. Auch die Altersdiskurse zeigen uns Erfahrungen auf, die man als universell markieren kann.

---

41 pBremner Rhind (pBM 10188), um 300 v. Chr., 4. Buch zur Niederwerfung des Apophis, 27,10ff. Übersetzung von F. FEDER, Altägyptisches Wörterbuch (Zugriff 22.11.2019), Thesaurus linguae aegyptiae.

Besonderheiten des altägyptischen Körperkonzepts zeigen sich indes in einem Körper (ḥʿ.w) als Zusammenschluss von Gliedern (ʿ.t), in dem das Herz (auch als Sitz des Denkens und Fühlens) eine zentrale Funktion einnimmt. Der Körper wird als Hülle gedacht, in die weitere miteinander verbundene Komponenten integriert sind. Dabei ist die Person weder in der Heilkunde noch im Zustand des Todes hervorgehobener Teil des Körpers, in anderen Kontexten indes spielt die Verbindung von Körper und Person eine wichtige Rolle.

Die Texte zeigen den Körper in der Regel wenig statisch, sondern außerordentlich transformierbar. Zustände wie jung/alt, gesund/krank, Verjüngung und Wiederbelebung gelten als reversibel. Die Möglichkeit der Veränderungen macht es tatsächlich besonders schwer, einen altägyptischen Körper endgültig zu zerstören. Ein effektiver Tod tritt erst ein, wenn auch alle Verbindungen zur Nachwelt gekappt und alle Möglichkeiten der Ruhestätte genommen sind.

Eine weitere konzeptuelle Besonderheit stellt das physiologische Gefäßstrangkonzept der heilkundlichen Texte dar. Es wird nicht in andere Textgattungen transferiert und ist außerordentlich spezifisch. Dasselbe gilt interessanterweise für theoretischen Vorstellungen um die Entstehung von Krankheiten und die daraus abzuleitenden Heilmaßnahmen.

Der ideale Körper

Zusammenfassend kann man feststellen, dass die Texte des Neuen Reiches sehr klare Vorstellungen davon vermitteln, auf was es im ägyptischen Körperkonzept besonders ankam. Dabei gibt es wechselseitige Bezüge zwischen den Vorstellungen vom optimalen Körper nach dem Tod und dem der Lebenden: Zentral ist der Wunsch, über alle Sinne zu verfügen, insbesondere die Rede spielt eine hervorgehobene Rolle. Soziale Komponenten sind wesentlich, ebenfalls Mobilität und Arbeitsfähigkeit. Die Ideale spiegeln sich in den zu Anfang aufgezeigten Wunschlisten und schließen nicht nur Lebensfähigkeit, Gesundheit und Heil (d.h. Vollzähligkeit der Glieder) sowie Wohlergehen und Vollkommenheit ein. Wichtig ist auch das Umfeld, das dem Körper geboten wird, der seine Personenkonstituenten fest in sich trägt.

Auswahlbibliographie

J. Assmann, Tod und Jenseits im Alten Ägypten (München 2001).
J. Assmann, Altägyptische Totenliturgien, 4 Bde. (Heidelberg 2002; 2005; 2008; 2010).
A. Berlejung (Hrsg.), Menschenbilder und Körperkonzepte im Alten Israel, in Ägypten und im Alten Orient (Tübingen 2012).

E. BLUMENTHAL, Die biblische Weihnachtsgeschichte und das alte Ägypten. Vorgelegt durch Herrn Dietz Otto Edzard am 7. Februar 1997 (München 1999).

E. BRUNNER-TRAUT, Frühformen des Erkennens. Aspektive im Alten Ägypten. 3. Aufl. (Darmstadt 1996).

F. HOFFMANN, Zum Körperkonzept in Ägypten (P. Berlin P. 10472A + 14400), in: A. BERLEJUNG / J. DIETRICH / J. QUACK (Hrsg.), Menschenbilder und Körperkonzepte im Alten Israel, in Ägypten und im Alten Orient (Tübingen 2012) 481–500.

R. NYORD, Breathing Flesh: Conceptions of the Body in the Ancient Egyptian Coffin Texts (CNI Publications, 37) (Kopenhagen: Museum Tusculanum Press 2009).

T. POMMERENING, The Female Body in Ancient Egypt: Sources, Terminology, and Concepts, in: L. LEHMHAUS (Hrsg.), Female Bodies and Female Practitioners. Cultural concepts, medical theory and practical healthcare related to women in the ancient Mediterranean and Middle East. Ancient Cultures of Science and Knowledge (ASK) 2 (Tübingen 2023).

J. F. QUACK, Gliederpuppe oder komplexe Einheit? Zum Menschenbild ägyptischer Körperteillisten, in: A. BERLEJUNG / J. DIETRICH / J. QUACK (Hrsg.), Menschenbilder und Körperkonzepte im Alten Israel, in Ägypten und im Alten Orient (Tübingen 2012) 13–26.

J. WALKER, Studies in ancient Egyptian anatomical terminology (Warminster 1996).

J. Z. WEE (Hrsg.), The Comparable Body: Analogy and Metaphor in Ancient Mesopotamian, Egyptian, and Greco-Roman Medicine (Leiden/Boston 2017).

K. WEEKS, Anatomical Knowledge of the Ancient Egyptians and the Representation of the Human Figure in Egyptian Art (Unpublizierte Ph.D. thesis. Yale University 1970).

Annemarie Ambühl

Kämpfende und verwundete, sterbende und gefallene Körper: Der Krieg als Prüfstein für Körperkonzepte in der griechischen und römischen Antike

1. Einführung: Körperkonzepte in der griechischen und römischen Antike

Die Körperkonzepte der griechischen und römischen Antike im Rahmen dieses Beitrags umfassend vorstellen zu wollen, ist ein Ding der Unmöglichkeit. Dafür sind die Zeitspanne und der geographische Raum viel zu groß, die Diversität der historischen, gesellschaftlichen und kulturellen Kontexte und das Spektrum der Medien und Diskurse viel zu breit. Ikonische Beispiele sind etwa die idealtypisch überhöhten Körperinszenierungen der griechischen Plastik, die oft in römischen Kopien erhalten sind.[1] Doch repräsentieren solche idealisierten Körper nur einen kleinen Ausschnitt aus der ganzen Bandbreite der Darstellungen des menschlichen Körpers in der griechischen und römischen Antike. Die bildende Kunst und die materielle Kultur machen zudem nur einen Teil des uns zur Verfügung stehenden Corpus aus (um diese bereits in der Antike bezeugte Metapher zu verwenden). Körperdiskurse und Körperkonzepte lassen sich vor allem auch in den aus der griechischen und römischen Antike überlieferten Texten fassen, ihrerseits in einer sehr weiten Spannbreite von literarisch-fiktionalen Gattungen wie dem Epos und der Tragödie bis zu den Prosagattungen der Geschichtsschreibung und Biographie, der Rhetorik oder der Philosophie. Ein nochmals ganz anderes Feld bilden die großen Corpora der griechischen und lateinischen medizinischen Schriften.

Neuere Publikationen haben sich der Fragestellung aus unterschiedlichen Perspektiven genähert, von Überblicken zur antiken paganen und christlichen Körpergeschichte (THOMMEN 2007; GARRISON 2010) und einem an der französischen historischen Anthropologie orientierten Lexikon (BODIOU / MEHL 2019) über Untersuchungen zu Körperkonzepten in spezifischen Diskursen wie der

---

[1] Siehe dazu etwa A. STÄHLI, Begehrenswerte Körper. Die ersten Männerstatuen der griechischen Antike, in: J. FUNK / C. BRÜCK (Hrsg.), Körper-Konzepte (Tübingen 1999) 83–110; R. J. BARROW, Gender, Identity and the Body in Greek and Roman Sculpture (Cambridge 2018).

Philosophie und der Medizin (BUCHHEIM / MEISSNER / WACHSMANN 2016; BLANCO / HAHN / MARTORANA, im Erscheinen) bis zu interdisziplinär angelegten Sammelbänden, die bildliche Darstellungen und literarische Texte einander gegenüberstellen (PORTER 1999), kulturwissenschaftliche Aspekte wie Gender, Performanz, Erotik und Kleidung thematisieren (FÖGEN / LEE 2009) oder die Konstruktion und Auflösung von Körperumgrenzungen analysieren (HSU / SCHUR / SOWERS 2021).² Aus den Titeln der beiden zuletzt genannten Sammelbände (*Bodies and Boundaries* bzw. *The Body Unbound*) greift der vorliegende Beitrag das Stichwort der Grenzen zwischen Kategorien wie Mensch und Gott, Mensch und Tier, Mann und Frau, Belebtem und Unbelebtem auf, das hier insbesondere in Hinblick auf Verwischungen und Überschreitungen solcher Grenzen verstanden werden soll.

2. Der Krieg als Prüfstein für griechische und römische Körperkonzepte

Um das riesige Gebiet etwas einzugrenzen, habe ich das Thema von Körpern im Krieg gewählt, das als Prüfstein fungieren kann, um Körperkonzepte aus einem anderen Blickwinkel zu beleuchten, zumal der Krieg in der Antike – jedenfalls aus der Sicht der überlieferten Zeugnisse – ein beinahe allgegenwärtiges Phänomen ist.³ In den anderen Beiträgen sind ja die Auswirkungen von Gewalt und Krieg auf Körper und Körperkonzepte seit den prähistorischen Anfängen ebenfalls schon zur Sprache gekommen. Als Klassische Philologin beschäftige ich mich hauptsächlich mit literarischen Kriegsdarstellungen, werde aber zum Vergleich auch ein paar bildliche Darstellungen heranziehen.

Im Mythos kämpfen nicht nur Menschen, sondern auch Götter. So greifen männliche und weibliche Gottheiten in Homers *Ilias* sowohl auf Seiten der Griechen als auch der Troianer in die Schlacht ein. Eine unkriegerische Göttin wie Aphrodite kann dabei sogar von einem Menschen wie Diomedes verwundet werden, allerdings nur mit Hilfe der rivalisierenden Göttin Athene, die ihm temporär die Fähigkeit verleiht, Götter zu erkennen. Interessanterweise wird die Flüssigkeit, die aus der Hand der verletzten Aphrodite fließt, mit dem speziellen, bei Homer nur in diesem Buch der *Ilias* verwendeten Begriff ἰχώρ (*ichor*) bezeichnet (5.339–342): »Das unsterbliche Blut (ἄμβροτον αἷμα) der Göttin floss,

---

2 Zu zerstückelten und wieder zusammengesetzten Körpern vgl. auch F. GHERCHANOC / S. WYLER (Hrsg.), Corps en morceaux. Démembrer et recomposer les corps dans l'Antiquité classique (Rennes 2020).
3 Zum Körper im Krieg erscheint ein von HANNAH-MARIE CHIDWICK herausgegebener Sammelband mit dem Titel ›The Body of the Combatant in the Ancient Mediterranean‹ (London 2024), zu dem ich ein Schlusswort mit einem aktuellen Forschungsüberblick beitrage.

ichor, wie es fließt bei den seligen Göttern; denn sie essen keine Speise (Brot) und trinken keinen funkelnden Wein, weswegen sie blutlos (ἀναίμονες) sind und Unsterbliche (›Tod-lose‹: ἀθάνατοι) genannt werden).« Mittels der Negation wird also menschliches Blut mit der Notwendigkeit von Nahrungsaufnahme und mit Sterblichkeit verbunden.[4]

In der Regel aber dient der Krieg als Bewährungsprobe für den physisch fitten Bürger-Soldaten, der das Ideal von Männlichkeit verkörpert. So verkündet das an der Basis seiner muskulösen Kouros-Statue angebrachte Grabepigramm auf einen jungen athenischen Krieger aus dem 6. Jahrhundert v. Chr.: »Bleib stehen und erhebe die Klage am Grabmal des toten Kroisos, den unter den Vorkämpfern der stürmische Ares (der Kriegsgott) einst fällte.«[5] Wer qua Geschlecht oder Lebensalter aus dieser Kategorie herausfällt – Frauen, Kinder und Greise –, ist von vornherein zum passiven Opfer prädestiniert. Die in realen Kriegssituationen erfahrene Gewalt gegen den wehrlosen Körper wird im Mythos und dessen medialen Vermittlungen gespiegelt, wenn bei der Eroberung Troias der greise König Priamos mit dem Leichnam seines Enkels Astyanax auf dem Schoß von Achills Sohn Neoptolemos am Altar blutig niedergemetzelt (Abb. 1) und die Königstochter Polyxena als Menschenopfer am Grab Achills geschlachtet wird (Abb. 2).[6] Nur scheinbar kehren die mythischen Amazonen diese Gender-Hierarchie um, denn letztlich wird die Hierarchie wieder bestätigt, wenn Achill als überlegener männlicher Krieger die zwar ebenfalls bewaffnete, aber vor ihm am Boden kniende Amazone Penthesilea tötet (Abb. 3). Analoge Bildschemata werden für die Unterwerfung fremder Völker eingesetzt, die durch Kleidung und unterlegene Körperhaltung als die ›Anderen‹ markiert sind. So sind etwa auf dem Ludovisischen Schlachtsarkophag (Abb. 4) die Germanen durch ihre Haartracht, Kleidung, Körperhaltung und Position in den unteren Registern des Reliefs als die den römischen Legionären Unterlegenen charakterisiert (Abb. 5).

Damit ist der Schritt von individuellen Konfrontationen zu anonymen Massenkampfszenen vollzogen. Das Ideal von kriegerischer Männlichkeit auf einer

---

4 Im späteren *Corpus Hippocraticum* wird ἰχώρ auch als medizinischer Fachbegriff für menschliche Körpersäfte verwendet, insbesondere farblose wie Lymphe oder Serum. Zu den verschiedenen Körperflüssigkeiten und insbesondere zu dem unten behandelten Thema des sich auflösenden und verwesenden Körpers siehe M. BRADLEY / V. LEONARD / L. TOTELIN (Hrsg.), Bodily Fluids in Antiquity (London/New York 2021).
5 W. PEEK, Griechische Grabgedichte, gr. und dt. (Berlin 1960) 64f. (Nr. 46): στῆθι καὶ οἴκτιρον Κροίσου παρὰ σῆμα θανόντος, / ὅν ποτ' ἐνὶ προμάχοις ὤλεσε θοῦρος Ἄρης.
6 Zu bildlichen Darstellungen vgl. A. STÄHLI, Die Rhetorik der Gewalt in Bildern des archaischen und klassischen Griechenland, in: G. FISCHER / S. MORAW (Hrsg.), Die andere Seite der Klassik. Gewalt im 5. und 4. Jahrhundert v.Chr. (Stuttgart 2005) 19–44; S. MUTH, Als die Gewaltbilder zu ihrem Wirkungspotential fanden, in: B. SEIDENSTICKER / M. VÖHLER (Hrsg.), Gewalt und Ästhetik. Zur Gewalt und ihrer Darstellung in der griechischen Klassik (Berlin/New York 2006) 259–293.

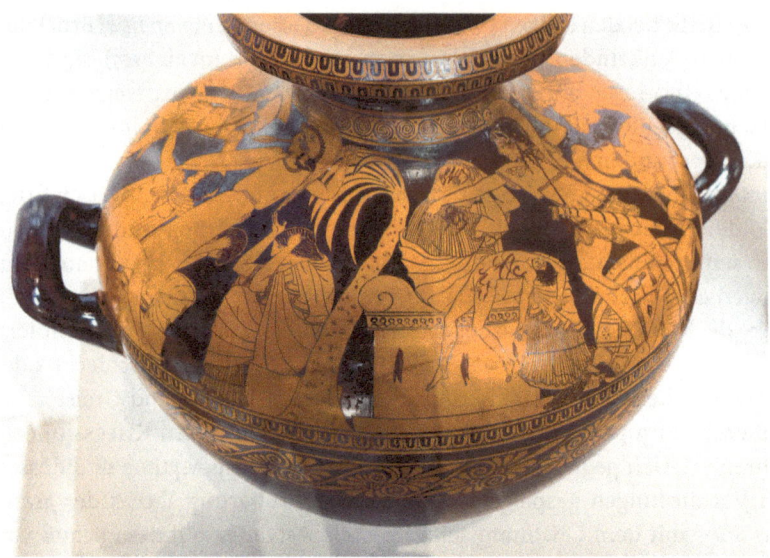

Abb. 1: Attische rotfigurige Hydria des Kleophrades-Malers mit Szenen der Eroberung Troias (frühes 5. Jh. v. Chr.; Neapel, Museo Archeologico Nazionale): Neoptolemos tötet Priamos, der den blutüberströmten Leichnam seines Enkels Astyanax auf dem Schoß hält. Quelle: https://commons.wikimedia.org/wiki/File:Kleophrades_Painter_-_ARV_189_74_-_Iliupersis_-_Napoli_MAN_2422_-_04.jpg.

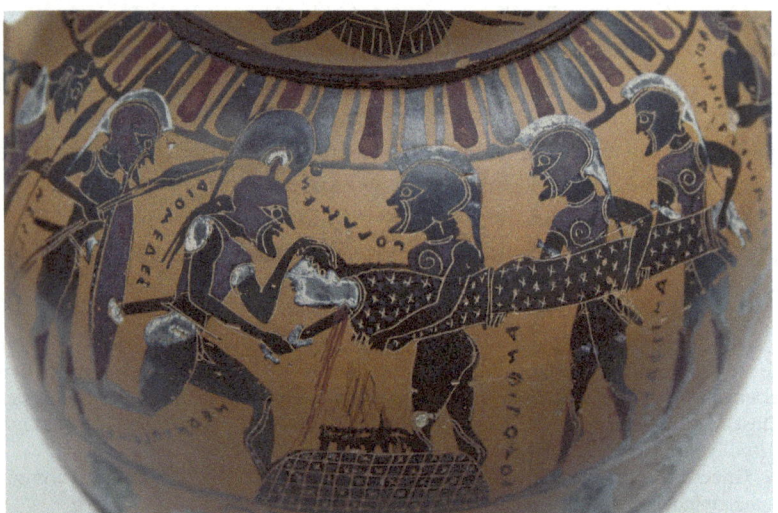

Abb. 2: Attisch-tyrrhenische schwarzfigurige Amphore (erste Hälfte des 6. Jh. v. Chr.; London, British Museum): Opferung der Polyxena. Quelle: https://commons.wikimedia.org/wiki/File:Sacrifice_Polyxena_BM_GR1897.7-27.2.jpg.

Der Krieg als Prüfstein für Körperkonzepte 85

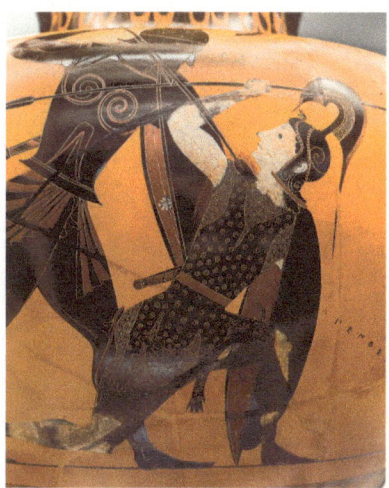

Abb. 3: Attische schwarzfigurige Amphore des Exekias-Malers (2. Hälfte des 6. Jh. v. Chr.; London, British Museum): Achill tötet die Amazone Penthesilea. Quelle: https://commons.wikimedia.org/wiki/File:Exekias_-_ABV_143_1_-_Achilleus_and_Penthesilea_-_Oinopion_and_Dionysos_-_London_BM_1836-0224-127_-_03.jpg.

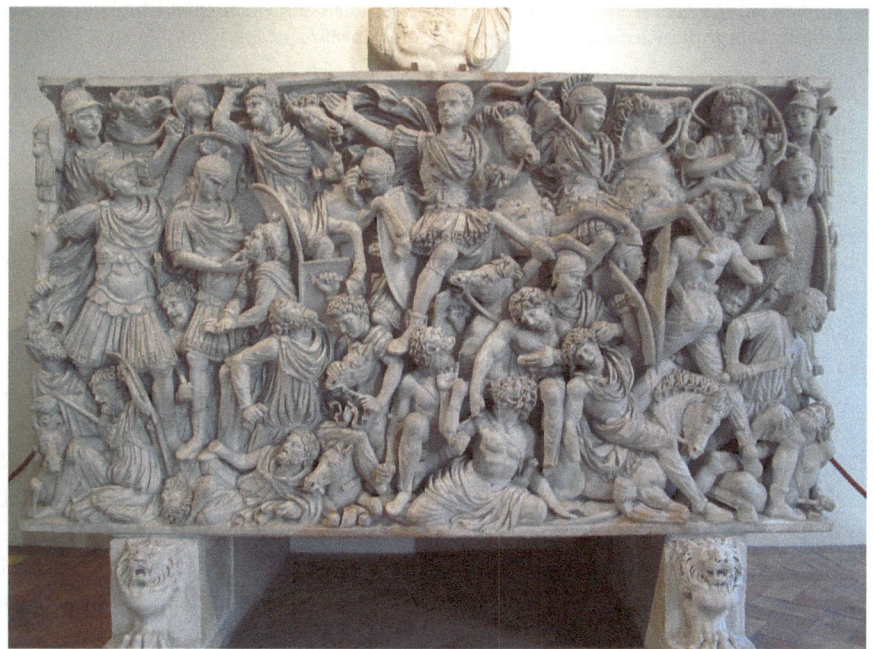

Abb. 4: Ludovisischer Schlachtsarkophag (um 250 n. Chr.; Rom, Museo Nazionale Romano, Palazzo Altemps). Quelle: https://commons.wikimedia.org/wiki/File:Ludovisi_Battle_Sarcophagus.jpg.

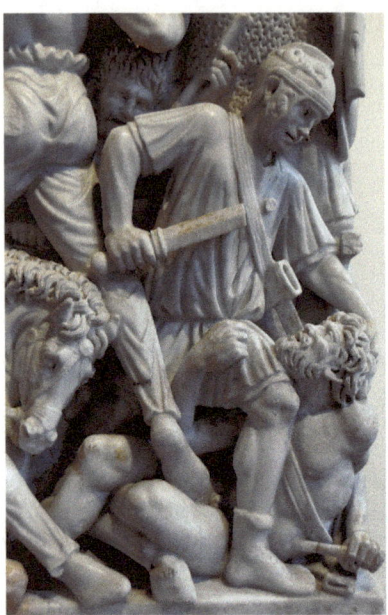

Abb. 5: Detail von Abb. 4: Ein römischer Legionär tötet einen Germanen. Quelle: https://commons.wikimedia.org/wiki/File:Grande_Ludovisi_Altemps_Inv8574_n6.jpg.

kollektiven Ebene wird in Griechenland durch die Hoplitenphalanx verkörpert (Abb. 6), die in Reih und Glied die eigene Polis (den Stadtstaat) verteidigt, versinnbildlicht im Schlagwort ἄνδρες πόλις – »die Männer sind die Stadt« (nicht die Mauern oder Schiffe: Thukydides 7.77.7). Mit solchen Vorstellungen bewegen wir uns im Bereich des *body politic*, des individuellen Körpers als Teil eines Kollektivs oder des Staates als eines Organismus.[7] Dieses Konzept des Staates als eines Körpers birgt in sich jedoch schon die Gefahr der inneren Auflösung, wenn die einzelnen Körperteile nicht mehr zusammenarbeiten, sondern miteinander in Konflikt geraten, was zu einem Bürgerkrieg führen kann. Dies ist etwa die Moral der bei Livius (2.32) überlieferten Fabel von Menenius Agrippa, die vom Aufstand der Glieder gegen den Magen und der gütlichen Beilegung dieses »inneren Zwists des Körpers« (*intestina corporis seditio*) im Kontext der römischen Ständekämpfe berichtet. Wenn der Krieg schon ein Extremfall ist, der Körperkonzepte auf die Probe stellt und an ihre Grenzen bringt, so ist der Bürgerkrieg der Extremfall des Extremfalls, der alle Grenzen überschreitet. Hier sind wir auf Texte angewiesen, da der Bürgerkrieg nicht – jedenfalls nicht in direkter Weise – durch ein offizielles Bildprogramm kommemoriert werden kann.

---

7 Zum römischen Bereich vgl. etwa B. WALTERS, The Deaths of the Republic: Imagery of the Body Politic in Ciceronian Rome (Oxford 2020).

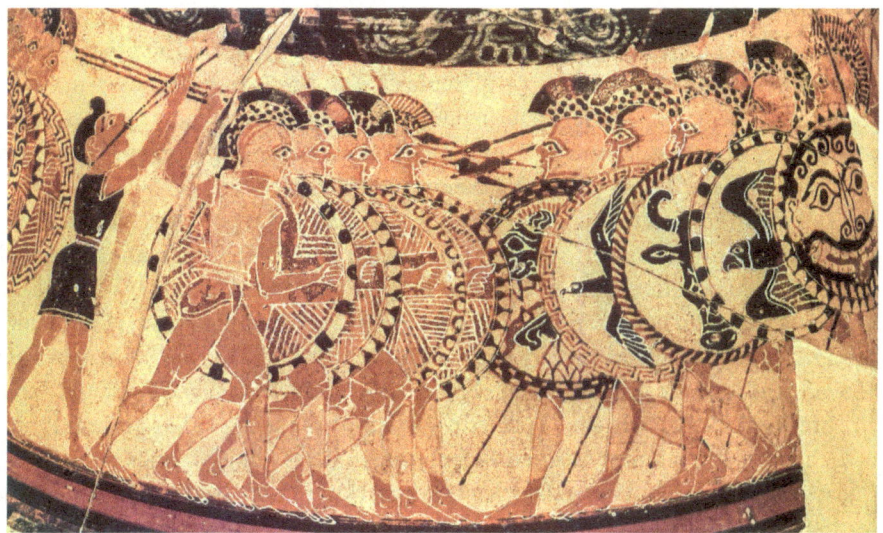

Abb. 6: Chigi-Kanne (protokorinthisch, Ende 7. Jh. v.Chr.; Rom, Museo Nazionale di Villa Giulia): Hoplitenphalanx. Quelle: https://commons.wikimedia.org/wiki/File:Chigi_vase_detail.jpg.

Im Folgenden sollen nun anhand von Textbeispielen Körperkonzepte in Kriegs- und insbesondere Bürgerkriegskontexten untersucht werden, wofür die Leitfragen der diesem Band zugrunde liegenden Ringvorlesung leicht angepasst wurden: Gesunde und kranke Körper manifestieren sich im Krieg primär als kämpfende und verwundete Körper, während die Polarität von Leben und Tod prozesshaft als Sterben gewaltsam ums Leben Gebrachter und als Verwesung der Körper Gefallener inszeniert wird.

3. Der Bürgerkrieg als Extremfall der De(kon)struktion von Körperkonzepten am Beispiel von Lucans *Bellum civile*

Die ausgewählten Passagen stammen alle aus einem Werk der römischen Literatur, das die Dekonstruktion und geradezu Destruktion von Körperkonzepten *ad extremum* und beinahe *ad absurdum* führt, genau dadurch aber auch den Blick für solche Konzepte schärfen kann. Das *Bellum civile* ist ein Epos aus neronischer Zeit, verfasst von M. Annaeus Lucanus, dem Neffen des Philosophen Seneca, das rund hundert Jahre nach den historischen Ereignissen der Jahre 49 bis 47 v.Chr. den Bürgerkrieg zwischen Caesar und Pompeius in einer komplexen, hoch fiktionalisierten Form wiederaufleben lässt. Seine Ästhetik der Gewalt, des Hässlichen und des Grauens provoziert Reaktionen, die zwischen abwehrendem Lachen und Ekel, Faszination und Abstoßung oszillieren. Auch in diesem Sinn überschreitet die Darstellung Grenzen, indem die Rezipienten quasi zu Zuschauern und damit auch zu Komplizen der im Text geschilderten Grausamkeiten gemacht werden. Die neuere Lucanforschung hat unter anderem Methoden der Gewaltsoziologie und der Traumaforschung herangezogen, um sich der spezifischen Eigenart des Werks zu nähern.⁸

Der vorliegende Beitrag analysiert die in Lucans Bürgerkriegsepos sichtbar werdenden Körperkonzepte primär auf einer sprachlich-formalen Ebene anhand besonders markanter Episoden.⁹ Dabei soll der paradoxe Charakter von Lucans Körperkonzepten herausgearbeitet werden, der in der Umkehrung oder Auflösung von Kategorien und der Überschreitung konzeptueller Grenzen besteht, denn bei Lucan sind Körper oft nicht lebendig *oder* tot, sondern lebendig *und* tot (bzw. halbtot/untot) zugleich. Eine Stelle, die dies emblematisch auf knappstem Raum zusammenfasst, stammt aus den Erinnerungen eines alten Mannes an die Proskriptionen unter Sulla, auf die wir noch zurückkommen werden (2.152 f.: *Busta repleta fuga, permixtaque viva sepultis / corpora, nec populum latebrae cepere ferarum*): »Gräber wurden mit Flüchtenden gefüllt, vermischt wurden lebende Körper mit bestatteten, und die Schlupfwinkel der wilden Tiere konnten die Volksmasse nicht aufnehmen.« Mit ihren verzweifelten Fluchtversuchen heben die zur Ächtung Ausgeschriebenen buchstäblich die Grenzen zwischen Lebenden und Toten und zwischen Mensch und Tier auf. Die groben Kategorien der kämpfenden und verwundeten, sterbenden und gefallenen Körper lassen sich weiter in Körper als aktiv Handelnde oder passive Opfer differenzieren, wobei die Trennung zwischen Subjekt und Objekt auch verschwimmen kann. Der fragmentierte Körper symbolisiert einerseits die Vernichtung der personalen Identität, andererseits können einzelne Körperteile aber auch selbsttätig agieren und der Körper selbst kann zur Waffe werden. Im Umgang mit dem toten Körper manifestieren sich ebenfalls konträre Konzepte, wenn der natürliche Kreislauf der Verwesung den kulturellen Praktiken der Bestattung gegenübergestellt wird. Solche Paradoxien lassen sich schließlich auch anhand der Terminologie aufzeigen.

---

8 Zu Lucans Darstellungen von Gewalt und deren Auswirkungen auf Körper vgl. Nill (2018) und Backhaus (2019) sowie zum Umgang mit toten Körpern McClellan (2019) 67–169. Allgemein zu einer solchen Ästhetik des Horrors in der römischen Literatur vgl. auch A. Estèves, Poétique de l'horreur dans l'épopée et l'historiographie latines (Bordeaux 2020) 209–303. Zur Traumaforschung siehe unten Anm. 10.

9 Für die Körperkonzepte bei Lucan besonders relevant sind Bartsch (1997) 10–47 und Dinter (2012), der Lucans »epic body« unterteilt in »1. the cosmic body, 2. the Roman state body, 3. the military corps, 4. the human body, 5. the textual body« (9 f.).

a) Der *body politic*

Im Proömium des Epos wird der Bürgerkrieg als ein Krieg des römischen Volkes gegen seinen eigenen Körper bezeichnet (1.2f.: *... populumque potentem / in sua victrici conversum viscera dextra*): »... und ein mächtiges Volk, das sich mit siegreicher rechter Hand gegen seine eigenen Eingeweide gewendet hat.« Ein paar Verse weiter beklagt der Erzähler die tiefen Wunden, die die rechte Hand der Bürger in die Landschaft Italiens geschlagen habe (32: *alta sedent civilis volnera dextrae*). In beiden Fällen wird der Bürgerkrieg als die gegen Innen gewendete Aggression der durch ihre Siege über äußere Feinde zu mächtig gewordenen Römer, eine Art kollektiver Suizid, charakterisiert. Agens ist dabei die rechte Hand, die Schwerthand, die den eigenen Körper angreift. Dieser metaphorische Körper trägt wie ein echter Körper Wunden davon, von denen er nur schwer genesen kann (7.638f.: *maius ab hac acie quam quod sua saecula ferrent / volnus habent populi*): »eine größere Wunde, als dass ihre eigene Generation sie ertragen könnte, tragen die Völker von dieser Schlacht davon.« Es liegt nahe, in dieser noch Generationen nachwirkenden Wunde des Bürgerkriegs nicht nur ein physisches, sondern auch ein kollektives psychisches Trauma zu sehen.[10]

In einer eng damit verwandten, ebenfalls mit dem *body politic* assoziierten Metapher wird der Bürgerkrieg als eine Krankheit konzipiert (2.139–143). Der frühere Bürgerkriegsgeneral Sulla wird als ein Arzt porträtiert, der durch Aderlass des letzten Restes Blut (*Ille quod exiguum restabat sanguinis urbi / hausit*) und Amputation verfaulender Körperteile (*dumque nimis iam putria membra recidit*) den todkranken Patienten Rom zu retten versuchte, ihm letztlich aber durch seine exzessiven Therapiemaßnahmen (*excessit medicina modum*), die für die blutige Rache an den Anhängern seines Gegners Marius stehen, geradezu den Todesstoß versetzte. Die Konzipierung des Bürgerkriegs als einer Krankheit hat eine lange Tradition in der griechischen und römischen Literatur.[11] In Lucans Epos wird diese Metapher auch narrativ umgesetzt, wenn die Bürgerkriegsheere an Hungersnot und Durst oder unter Seuchen leiden; Catos Marsch durch die libysche Wüste im neunten Buch gerät sogar zu einem regelrechten medizinischen Schreckenskabinett, indem die grotesken Qualen der von Giftschlangen gebissenen Soldaten in allen Einzelheiten ausgemalt werden.

---

10 Siehe dazu die Forschungen meiner Mainzer Kollegin Christine Walde (bes. C. WALDE, Lucan's *Bellum Civile*. A Specimen of a Roman ›Literature of Trauma‹, in: P. Asso (Hrsg.), Brill's Companion to Lucan (Leiden/Boston 2011) 283–302).
11 Vgl. H. H. GARDNER, Pestilence and the Body Politic in Latin Literature (Oxford 2019) und speziell zu dieser Stelle J. MEBANE, Lucan and the Specter of Sulla in Julio-Claudian Rome, in: L. ZIENTEK / M. THORNE (Hrsg.), Lucan's Imperial World. The *Bellum Civile* in its Contemporary Contexts (London 2020) 173–190.

b)   Der Körper und die Waffe / der Körper als Waffe

Von diesen auf das Kollektiv bezogenen Körperkonzepten ist es ein fließender Übergang zum individuellen kämpfenden Körper als Akteur. Beim Ausbruch des Bürgerkriegs werden die noch zögernden Soldaten Caesars vom Kommandanten Laelius in einer Rede aufgehetzt (1.359–386). Laelius evoziert das Bild des römischen Legionärs als einer trainierten ›Kampfmaschine‹,[12] die funktioniert, »solange das warme Blut den atmenden Körper in Bewegung hält und die starken Arme Wurfspieße zu schleudern vermögen« (363f.: *Dum movet haec calidus spirantia corpora sanguis / et dum pila valent fortes torquere lacerti*). Statt gegen Gallier oder Germanen richtet sich diese Kampfkraft nun aber gegen die eigenen Mitbürger und sogar gegen die eigene Familie (376–378: *Pectore si fratris gladium iuguloque parentis / condere me iubeas plenaeque in viscera partu / coniugis, invita peragam tamen omnia dextra*): »Wenn du mir befiehlst, mein Schwert in der Brust des Bruders und in der Kehle des Vaters zu bergen und in den durch Schwangerschaft vollen Eingeweiden der Gattin, werde ich, wenn auch mit unwilliger rechter Hand, dennoch alles ausführen.«

Während die Vorstellung vom Bürgerkrieg als Krieg von Brüdern gegen Brüder oder von Söhnen gegen Väter ein Leitmotiv des *Bellum civile* bildet, das im siebten Buch in der Schlacht bei Pharsalos in die Tat umgesetzt wird, ist dies in der Rede des Laelius noch weiter bis ins Extrem gesteigert, wenn auch nur in der Phantasie: Die Abschlachtung der eigenen ungeborenen Nachkommen im Mutterleib der schwangeren Ehefrau führt die Metapher des Kriegs gegen die eigenen Eingeweide konsequent zu Ende. An diesem punktuellen Beispiel lässt sich auch Lucans Umgang mit Prätexten aufzeigen:[13] Während in der *Ilias* (6.57–60) der griechische Heerführer Agamemnon den Trojanern androht, selbst ihre ungeborenen Söhne auszulöschen, implodiert hier der Unterschied zwischen äußeren und inneren Feinden, dem Anderen und dem Selbst. Konsequenterweise wird auch in der sprachlichen Form die Hand quasi als autonomer Körperteil vom eigenen Willen abgespalten (378: *invita ... dextra*).

Dies leitet zu der Umdeutung eines verbreiteten Konzeptes über: Der von einer Waffe verwundete Körper wird selbst zur Waffe. Zwei Beispiele aus der Beschreibung der Seeschlacht von Massilia aus dem dritten Buch (3.509–762) können dafür als Illustration dienen.[14] Solche bizarren Verwundungen, wie sie in

---

12   Zu antiken Assoziationen von Körpern mit Maschinen vgl. C. M. Chesi / F. Spiegel (Hrsg.), Classical Literature and Posthumanism (London 2020); M. Gerolemou / G. Kazantzidis (Hrsg.), Body and Machine in Classical Antiquity (Cambridge 2023).
13   In Ambühl (2015) untersuche ich Lucans Rezeption von Kriegsdarstellungen in der griechischen Literatur.
14   Zum Ausschnitt 3.583–646 vgl. Nill (2018) 154–256 (bes. 196–236 zum Zwilling) mit weiterer Literatur; vgl. auch die thematisch-stilistische Analyse von G. Bocchi, Le geometrie del

diesem Panoptikum der Todesarten zur Schau gestellt werden, haben Vorläufer schon in den Epen Homers und Vergils,[15] doch geht Lucan in der drastischen Schilderung anatomischer Einzelheiten und der konsequenten Auslotung der Grenzen der dahinterliegenden Konzepte weit darüber hinaus.

Beim ersten Beispiel (3.603–626) handelt es sich um Zwillinge, die auf einem griechischen Schiff kämpfen, das sich mit einem römischen verhakt hat. Zu Beginn wird dem einen Zwilling die Hand mit einem Hieb amputiert (611f.: *manum ... amputat*). Im Unterschied zu den vorherigen Beispielen, wo die rechte Hand eine Teil-Autonomie als ausführendes Körperorgan erlangt hatte, ist die Hand nun tatsächlich vom Körper getrennt, sie stirbt aber noch nicht ab – sei es auch nur aufgrund eines unwillkürlichen Nervenreflexes – und krallt sich im Starrwerden am Schiff fest, wo sie zugepackt hatte (612f.: *illa tamen nisu, quo prenderat, haesit / deriguitque tenens strictis inmortua nervis*). Dies ist ein wiederkehrendes Motiv, das Martin Dinter als »Automatismus des abgehackten Gliedes« bezeichnet.[16] Die linke Hand will nach der verlorenen rechten greifen, wird aber ebenso zusammen mit dem ganzen Arm abgeschlagen. Der noch übriggebliebene Rumpf (615: *truncus*) ohne Arme kann nun keine Waffen und keinen Schild mehr festhalten, verliert aber deswegen keineswegs seine Kampfkraft, sondern fungiert im Gegenteil als lebende Zielscheibe, die die für seinen Zwillingsbruder bestimmten Geschosse mit nackter Brust auffängt. Als letzte Tat sammelt der Torso seine letzten Kräfte (wieder konzipiert als Atem/Leben und Blut: 623 *animam*, 625 *sanguine*), um sich auf das feindliche Schiff zu stürzen und es durch sein bloßes Gewicht zum Kentern zu bringen. Die spezifischen anatomischen Details – die amputierten Glieder, die sich reflexartig zusammenziehende Hand und der übriggebliebene Rumpf – evozieren das Bild eines beinahe roboterhaft agierenden, entpersonalisierten Wesens. Gerade dieser Rest-Körper beweist aber höchsten Kampfesmut, indem er sich selber als verteidigenden Schild und als angreifende Masse einsetzt. Der Unterschied zwischen belebtem Körper als Subjekt und unbelebter Waffe als Objekt wird damit aufgehoben.

In der zweiten, ebenfalls aus der Seeschlacht von Massilia stammenden Passage (3.709–751) wird der Römer Tyrrhenus von einer Bleikugel an der Schläfe getroffen, die ihm die Augen aus den Höhlen schlägt. Des Augenlichts beraubt, glaubt er im ersten Schock, die ihn plötzlich umgebende Finsternis sei das

---

disfacimento umano nel *Bellum civile* di Lucano: Per una lettura della battaglia di Marsiglia, in: Eos 108 (2021) 55–79.
15 Vgl. dazu den Überblick in M. Dinter, Death, Wounds, and Violence in Ancient Epic, in: C. Reitz / S. Finkmann (Hrsg.), Structures of Epic Poetry. Vol. II.1. Configuration (Berlin/Boston 2019) 447–481.
16 M. Dinter, ... und es bewegt sich doch! Der Automatismus des abgehackten Gliedes, in: N. Hömke / C. Reitz (Hrsg.), Lucan's *Bellum Civile* Between Epic Tradition and Aesthetic Innovation (Berlin/New York 2010) 175–190. Vgl. auch Dinter (2012) 37–49.

Dunkel des Todes. Als er jedoch merkt, dass seine Körperkraft noch vorhanden ist, gibt er seinen Kameraden den Auftrag, ihn in Richtung der Feinde auszurichten, damit er auch als Blinder noch schießen und anstelle eines noch voll funktionstüchtigen Soldaten als Zielscheibe für feindliche Geschosse fungieren kann. So hat selbst »ein zum großen Teil ausgedienter Kadaver« (720: *ex magna defunctum parte cadaver*) noch einen militärischen Nutzen. In der Tat trifft eines seiner »mit blinder Hand« (722: *caeca ... manu*) gezielten Geschosse den jungen Griechen Argus. Dessen altersgeschwächter, aber immer noch als Vorbild für die Kämpfer dienender Vater eilt über das Schiff zum schwer verwundeten Sohn hin. Als er ihn erreicht hat, werden auch seine Augen von Dunkel umfangen, in diesem Fall aber nicht wegen einer physischen Verwundung, sondern aus psychischem Schmerz, der ihn den Sohn nicht mehr erkennen lässt. Als er wieder zur Besinnung kommt, gibt er seinem sterbenden Sohn nicht den ersehnten letzten Kuss. Stattdessen beeilt er sich, dem Tod des nur noch halblebendigen (747: *semianimis*) Sohnes zuvorzukommen, damit dieser ihn – wenn auch nur kurz – überlebe. Unverzüglich stößt sich der Vater das Schwert bis zum Heft in den Leib und stürzt sich zugleich kopfüber von Bord, um »sein Leben (*animam*), das sich beeilte, dem Tod des Sohnes zuvorzukommen, nicht einem einzigen Tod anzuvertrauen« (751). In dieser grausam überspitzten Pointe klingt in paradoxer Verkehrung das etwa bei Herodot (1.87.4) überlieferte Dictum an: »Im Frieden begraben die Söhne ihre Väter, im Krieg die Väter ihre Söhne.«

In beiden Beispielen aus der Seeschlacht wird neben der Umfunktionalisierung des sterbenden Körpers zu einer Waffe ein weiteres Leitthema sichtbar, das sich in die soziale Dimension des Körpers einfügt. Der Zwilling, der durch seine Aufopferungsbereitschaft seinem Zwillingsbruder das Leben rettet, und der Vater, der seinem Sohn im Sterben zuvorkommen will, um gerade durch die Übertreibung seines doppelten Suizids eine Art von Normalität wiederherzustellen, stehen in starkem Kontrast zu dem als Verwandtenmord allegorisierten Bürgerkrieg. Bei den Verwandtenpaaren wird zudem das Thema der an körperlichen Erkennungsmerkmalen festgemachten Identität aufgeworfen. Der Tod des einen Bruders hebt die spezifische Eigenart des Zwillingspaars auf: Eine Verwechslung der Zwillinge ist nun nicht mehr möglich, doch zugleich erinnert der Anblick des einen überlebenden Sohnes die Eltern unausweichlich immer an den Verlust des anderen, so dass er gewissermaßen als Leerstelle fortlebt (3.605–608).

c) Der fragmentierte Körper und die Vernichtung der personalen Identität

Dieses Motiv des (Nicht-)Erkennens der Identität anhand körperlicher Merkmale, insbesondere des Gesichts, spielt auch in der folgenden Passage eine zentrale Rolle.[17] Während in den eben betrachteten Beispielen der fragmentierte und sterbende Körper noch stets als Agens fungiert hatte, wird in den traumatischen Erinnerungen eines alten Mannes an den Bürgerkrieg zwischen Marius und Sulla, den er in seiner Jugend miterleben musste (2.64–233), der zerstückelte Körper zum passiven Opfer und Symbol der ausgelöschten Identität. Die drastischste, auch in historiographischen Quellen erwähnte Episode schildert, wie Marius Gratidianus, ein Verwandter des Bürgerkriegsgenerals Marius, als Totenspende am Grab des Catulus, eines Anhängers von dessen Rivalen Sulla, hingerichtet wurde (173–193).[18] Auch diese Beschreibung überschreitet in vielfacher Weise Grenzen, zunächst die zwischen einem menschlichen und einem tierischen Körper, wenn das Menschenopfer mit dem regulären Begriff für ein Opfertier als *victima* (174) bezeichnet wird. In einem noch tiefgreifenderen Sinn wird aber auch die Grenze zwischen einem lebenden und einem toten Körper verschoben, wenn durch das langsame, stückweise Töten der Sterbeprozess hinausgezögert wird (177–180):

> *cum laceros artus aequataque volnera membris*
> *vidimus et toto quamvis in corpore caeso*
> *nil animae letale datum moremque nefandae*
> *dirum saevitiae, pereuntis parcere morti.*

> »… damals, als wir verstümmelte Glieder und ebenso viele Wunden wie Körperteile sahen, und obwohl sein ganzer Leib zerschnitten war,
> man seinem Leben keinen Todesstoß gab, eine furchtbare Art
> unsäglicher Grausamkeit, dem Sterbenden den Tod zu ersparen.«

Die Zerlegung in einzelne Körperteile resultiert mehr noch als in den eben besprochenen Kampfbeschreibungen in einer Entpersonalisierung und Enthumanisierung, da es um ein wehrloses Folteropfer geht. Hier agieren nicht mehr die Person als Ganzes oder ihr übriggebliebener Rumpf, sondern die einzelnen Körperteile (181–185): Die ausgerissenen Hände fallen herab, die abgeschnittene Zunge zuckt, ohne einen Laut von sich geben zu können, die Augen sehen alle Glieder fallen, bis man sie als Letztes aus den Höhlen reißt. So werden nicht nur die ohnmächtigen Zuschauer, sondern sogar das Opfer selbst gezwungen, zum Augenzeugen seines eigenen Todes zu werden. Der Fokus auf der Amputation

---

17 Zu diesem Motiv bei Lucan vgl. F. GALTIER, L'empreinte des morts. Relations entre mort, mémoire et reconnaissance dans la *Pharsale* de Lucain (Paris 2018) 267–371.
18 Vgl. dazu ausführlicher AMBÜHL (2015) 314–320; NILL (2018) 87–122; BACKHAUS (2019) 254–284.

der Hände und der Sinnesorgane am Kopf (Zunge, Ohren, Nase, Augen) hat historische Parallelen (man denke etwa an das berühmte Beispiel des Redners Cicero im späteren Bürgerkrieg, dessen abgeschnittenes Haupt und Hände auf dem Forum zur Schau gestellt wurden),[19] er erfüllt aber auch eine konzeptuelle Funktion, denn der Kopf bzw. das Gesicht sind der Sitz der Identität der Person, die als Ganzes ebenfalls mit dem Begriff *caput* (187) bezeichnet werden kann. Der Prozess der Zerstörung der personalen Identität resultiert in einer Anonymisierung, die durch den Vergleich mit unbekannten Opfern einer nicht-menschengemachten Katastrophe wie des Einsturzes eines Gebäudes oder eines Schiffbruchs abgeschlossen wird (187–190). Wie so oft bei Lucan endet der Abschnitt mit einer paradoxen Pointe: Die ganze Aktion war eigentlich kontraproduktiv, denn um Sullas persönliche Rachegelüste zu befriedigen, hätte Marius als Individuum wiedererkennbar bleiben müssen (193: *agnoscendus erat*).

d) Terminologie: Vom lebenden zum toten Körper und umgekehrt

Wie eben am Beispiel von *caput* soll nun die semantische Seite von Lucans Körperkonzepten näher betrachtet werden. Die Beobachtung, dass sich einerseits Körper beziehungsweise Körperteile verselbständigen und quasi autonom agieren können, andererseits die körperliche Integrität durch Gewaltakte entpersonalisiert und enthumanisiert wird, spiegelt sich in der überproportionalen Häufigkeit der Begriffe *truncus*, *corpus* und *cadaver* im *Bellum civile*.

truncus bedeutet eigentlich einen Baumstamm ohne Äste, kann aber auch auf den Rumpf des menschlichen Körpers ohne die Extremitäten übertragen werden. Die Prominenz von *truncus* im *Bellum civile* spiegelt das Leitmotiv des enthaupteten Rumpfs, von den historischen Exempla der Proskriptionen (der Ächtung und Ermordung politischer Gegner im Bürgerkrieg) über mythische Wesen (das abgeschlagene Haupt der Medusa) bis zu dem in Ägypten ermordeten Feldherrn Pompeius, dessen einbalsamiertes Haupt Caesar überreicht wird.[20]

Noch bezeichnender ist das Verhältnis von *corpus* und *cadaver*. Während *corpus* sowohl den lebenden als auch den toten Körper eines Menschen oder Tieres oder auch unbelebte Gegenstände bezeichnen kann, wird der drastischere

---

19 Siehe u. a. Seneca der Ältere, *Suasoriae* 6; vgl. A. RICHLIN, Cicero's Head, in: PORTER (1999) 190–211.
20 G. MORETTI, *Truncus* ed altro. Appunti sull'immaginario filosofico e scientifico-didascalico nella *Pharsalia*, in: Maia 37 (1985) 135–144 untersucht das Bildfeld. Zum Leitmotiv der Enthauptung als politischer Allegorie vgl. J. MEBANE, Pompey's Head and the Body Politic in Lucan's *De bello civili*, in: Transactions and Proceeedings of the American Philological Association 146 (2016) 191–215; MCCLELLAN (2019) bes. 68–79.

Begriff *cadaver* (wie in seiner heutigen Bedeutung) spezifisch für den unbestattet daliegenden toten Körper eines Tieres oder Menschen verwendet, in der lateinischen Literatur vor Lucan (mit Ausnahme von Lukrez) aber nur selten für einen menschlichen Leichnam.[21] So findet sich in der von Gattung und Umfang her mit dem *Bellum civile* vergleichbaren *Aeneis* Vergils *cadaver* nur ein einziges Mal, und zwar vom halb-tierischen Ungeheuer Cacus (8.264). Bei Lucan stehen nun aber 62 Verwendungen von *corpus* nicht weniger als 36 Verwendungen von *cadaver* gegenüber, was die höchste Dichte in einem lateinischen dichterischen Text überhaupt darstellt, und zwar meist auf menschliche Körper bezogen. Dies ist eine bewusste semantische Wahl, die den Leichnam auf seine materielle Dimension reduziert und ihn bis zu einem gewissen Grad dehumanisiert.

Interessanterweise ist die etymologische Ableitung des Substantivs *cadaver* vom Verb *cadere* (›fallen‹) im Text des *Bellum civile* selbst reflektiert.[22] Im sechsten Buch wiederbelebt die Magierin Erictho einen toten Soldaten in einem nekromantischen Ritual, um von ihm eine Zukunftsvorhersage zu erhalten (6.507–830).[23] Das auch in anderen Kulturen verbreitete Konzept, dass ein lebender Körper durch seine aufrechte, vertikale Haltung, ein toter (oder schlafender) durch seine liegende, horizontale Position gekennzeichnet ist, wird hier in eine frappante Szene umgesetzt. Zunächst wird der ausgewählte Tote mit einem Oxymoron als *cadaver / victurum* (6.639 f.) eingeführt: »ein Kadaver, der wieder leben wird«. Nachdem Erictho die entsprechenden Rituale durchgeführt hat, kommt der Totengeist und stellt sich neben seinen unbestattet daliegenden Körper, voller Furcht, wieder in den alten Kerker zurückkehren zu müssen (720–722). Sobald er das unter Zwang getan hat, verbreitet sich das warme Blut im ganzen Körper und schnellt der Kadaver mit einem Ruck von der Erde in die

---

21 Siehe N. Calonne, Cadaver dans le *Bellum Civile*, in: O. Devillers / S. Franchet d'Espèrey (Hrsg.), Lucain en débat. Rhétorique, poétique et histoire (Bordeaux 2010) 215–223; vgl. auch die Wortfeldanalysen in G. Chiesa, La rappresentazione del corpo nel *Bellum Civile* di Lucano, in: ACME: Annali della Facoltà di Lettere e Filosofia dell'Università degli Studi di Milano 58 (2005) 3–43. Zum philosophischen Lehrgedicht des Lukrez als einem Vorläufer Lucans vgl. M. R. Gale, Contemplating Violence. Lucretius' *De rerum natura*, in: Dies. / J. H. D. Scourfield (Hrsg.), Texts and Violence in the Roman World (Cambridge 2018) 63–86; M. Pope, Bodies Piled High: Lucretius, Lucan, and the Un/Natural Costs of Civil War, in: Classical Philology 115 (2020) 209–226.
22 Vgl. R. Maltby, A Lexicon of Ancient Latin Etymologies (Leeds 1991) 90; M. de Vaan, Etymological Dictionary of Latin and the Other Italic Languages (Leiden/Boston 2008) 78 f.
23 Zu dieser Szene siehe u. a. McClellan (2019) 158–167 und speziell zu deren medizinischen Untertönen M. Goyette, Deep Cuts: Rhetoric of Human Dissection, Vivisection, and Surgery in Latin Literature, in: Hsu / Schur / Sowers (2021) 101–137, bes. 122–126, und G.A.F. Silva, Erichtho the Doctor? Medical Observations on Lucan's Necromantic Episode, in: The Classical Quarterly 73 (2023) 777–785. Eine poetologische Lektüre im Zeichen von Raum–Zeit und Identität–Differenz findet sich in A. Arweiler, Erictho und die Figuren der Entzweiung – Vorüberlegungen zu einer Poetik der Emergenz in Lucans *Bellum civile*, in: Dictynna 3 (2006).

senkrechte Position zurück (750–757). Schließlich muss der aufrecht dastehende Zombie am Ende der Nekromantie, als er seine versprochene Belohnung, den zweiten Tod und Immunität gegen künftige Beschwörungsversuche erhält, mit Zaubersprüchen und Zauberkräutern dazu gebracht werden, wieder zu fallen (822f.: *cadaver / ut cadat*) und damit – durch das etymologische Wortspiel betont – die für einen Toten natürliche Haltung einzunehmen.

Die Verwischung der Grenzen zwischen lebenden und toten Körpern fängt somit bereits auf der Sprachebene an.[24] In einer weiteren Passage aus den Erinnerungen des Greises (2.193–209) finden sich auf engem Raum alle drei Begriffe *corpus*, *cadaver* und *truncus* nebeneinander: Bei einem Massaker stehen die Menschen, die ermordet werden, so dicht nebeneinander, dass sie gar nicht umfallen können; schließlich werden sogar die Toten selbst zu Mördern, indem die verstümmelten Rümpfe die noch lebenden Körper mit ihrem bloßen Gewicht erdrücken (205f.: *peraguntque <u>cadavera</u> partem / caedis: viva graves elidunt <u>corpora</u> <u>trunci</u>*).[25] An diesen drei Begriffen lässt sich die für Lucans Epos charakteristische Aufhebung konzeptueller Grenzen exemplarisch festmachen: lebende Körper vermischen sich mit toten, tote Körper agieren wie lebende.

e)　Tote Körper und natürliche Umwelt: (Nicht-)Bestattung und Verwesung

In der Fortsetzung derselben Passage (2.209–220) wird ein weiteres Leitthema eingeführt, das eine andere konzeptuelle Grenze überschreitet, diejenige zwischen dem menschlichen Körper und seiner natürlichen Umwelt. Die in den Tiber geworfenen Kadaver (210, 218: *cadavera*) der bei Sullas Massaker Getöteten stauen den Fluss wie ein Damm auf, ein Motiv, das intertextuell den Flusskampf aus dem 21. Buch der *Ilias* aufruft. Darüber hinaus aber wird in geradezu surrealistischer Weise das vergossene Blut der Opfer zu einem regelrechten Sturzbach, der den Tiber zum Überlaufen bringt, den Staudamm durchbricht und sich nunmehr als blutroter Strom ins blaue Meer ergießt (220: *sanguine caeruleum torrenti dividit aequor*). Die toten Körper werden hier zu Akteuren, die sogar die Landschaft in großem Maßstab verändern können.

Das Konzept, dass tote Körper als Landschaftselemente die natürliche Umwelt umgestalten, wird am Ende des siebten Buches nach der Entscheidungsschlacht bei Pharsalos in Thessalien in noch größerem Maßstab wieder aufgenommen

---

24 Die von A. ALLARA, *Corpus* et *cadaver*, la ›gestion‹ d'un nouveau corps, in: F. HINARD (Hrsg.), La mort au quotidien dans le monde romain (Paris 1995) 69–79 getroffene klare Unterscheidung zwischen *corpus* als der noch mit der Gemeinschaft verbundenen, für die Bestattung vorbereiteten sterblichen Hülle und *cadaver* als dem entpersonifizierten, unbestatteten und verwesenden Leichnam lässt sich somit für Lucan nicht aufrechterhalten.

25 Eine detaillierte Analyse der ganzen Passage 2.193–220 findet sich bei NILL (2018) 123–153.

(7.786–872).²⁶ In der aus den Augen des Siegers Caesar fokalisierten Schlachtfeldbeschreibung werden die Flüsse von Blutströmen vorangetrieben und reichen die Haufen der Gefallenen bis zur Höhe der sie umgebenden Hügel, bevor sie verwesend zusammensinken (789–791). Im Unterschied zu der Beschreibung der in den Tiber geworfenen Leichen im zweiten Buch diskutiert der Erzähler hier ausführlich die Frage, welche natürlichen bzw. kulturellen Prozesse im Umgang mit den Gefallenen zu beachten seien. Zunächst wirft er Caesar vor, den Gefallenen, bei denen es sich in der überwiegenden Anzahl um Anhänger seines Gegners Pompeius handelt, aus Rache die Bestattung vorzuenthalten. Allerdings ist die antike Praxis im Umgang mit in der Schlacht Gefallenen keineswegs normiert, und in einem Bürgerkrieg ist die Situation nochmals komplexer – sollen die Toten als Feinde oder als Mitbürger behandelt werden?²⁷ Der Erzähler, der sich zum Sprecher für die Gefallenen macht, plädiert denn auch nicht dafür, jeden Einzelnen individuell zu bestatten, sondern alle zusammen auf einem riesigen Scheiterhaufen zu verbrennen (803–805: *Petimus non singula busta / discretosque rogos: unum da gentibus ignem, / non interpositis urantur corpora flammis*): »Wir bitten nicht um Einzelbrandstätten und gesonderte Scheiterhaufen: Gib den Völkerscharen ein einziges Feuer, die Körper sollen in einem ununterbrochenen Flammenmeer verbrennen.«

Dann aber schwenkt der Erzähler nochmals auf eine andere Argumentationslinie um: Eine Bestattung oder Kremation sei gar nicht notwendig, da die Erde selber alles wieder in sich aufnehme, was sie hervorgebracht habe (809–811: *tabesne cadavera solvat / an rogus, haud refert; placido natura receptat / cuncta sinu, finemque sui sibi corpora debent*): »Ob Verwesung die Kadaver auflöst oder ein Scheiterhaufen, macht nichts aus; die Natur nimmt alles wieder in ihren friedlichen Schoß auf, und die Köper verdanken ihr Ende sich selbst.« In der Extremsituation des Bürgerkriegs, der zu einem Zusammenbruch der Zivilisation und ihrer Normen und Gebräuche führt (801: *hominum ritus*), tritt der natürliche Vorgang der Verwesung somit an die Stelle der kulturellen Praktiken der Bestattung, zusammengefasst in dem Paradox (819: *caelo tegitur, qui non habet urnam*): »Vom offenen Himmel zugedeckt wird, wer keine Urne hat.«

---

26 Zum intertextuellen Hintergrund siehe A. Ambühl, Thessaly as an Intertextual Landscape of Civil War in Latin Poetry, in: J. McInerney / I. Sluiter (Hrsg.), Valuing Landscape in Classical Antiquity. Natural Environment and Cultural Imagination (Leiden 2016) 297–322; vgl. auch Ambühl (2015) 259–276, Kersten (2018) 92–94, 257–264, sowie L. Zientek, The Problems with Agricultural Recovery in Lucan's Civil War Narrative, in: B. Reitz-Joosse / M. W. Makins / C. J. Mackie (Hrsg.), Landscapes of War in Greek and Roman Literature (London 2021) 91–110.

27 Vgl. V. M. Hope, Bodies on the Battlefield. The Spectacle of Rome's Fallen Soldiers, in: A. Bakogianni / Dies. (Hrsg.), War as Spectacle. Ancient and Modern Perspectives on the Display of Armed Conflict (London 2015) 157–177; McClellan (2019) bes. 150f.

In der anschließenden Szene (820–846), die zwischen einer naturalistischen Beschreibung des Verwesungsprozesses und einer surrealistischen Phantasie oszilliert, übernehmen die toten Körper die Eigenregie. Sie infizieren mit ihrem Verwesungsgeruch das Wasser und die Luft und vertreiben den Sieger Caesar. Durch den Geruch gerade angelockt werden dagegen die Aasfresser, wilde Tiere und Vögel, die es aber trotz ihrer unerhörten Menge nicht schaffen, die Kadaver zu verzehren. So bleibt es am Ende dem natürlichen Kreislauf von Sonne, Regen und der langen Zeitdauer überlassen, die toten Körper aufzulösen und im Boden aufzunehmen. Lucan wäre aber nicht Lucan, wenn das Buch mit diesem schon fast versöhnlichen Bild enden würde. Stattdessen steigert sich der Erzähler zu einer Verfluchung Thessaliens (847–872), das seine Fruchtbarkeit gerade den Bürgerkriegstoten verdanke und daher eigentlich auf ewig ein unbewohntes Geisterland (863: *umbrarum campos*) bleiben müsste. Die Saaten würden vom Blut gedüngt, ja infiziert und verfärbt (851: *infecta, decolor*) aufgehen, und jeder, der in Zukunft den Boden umpflüge, werde auf die Gebeine der Toten stoßen und die Totenruhe schänden. Niemand solle dieses Land, das Grab des römischen Volkes (862: *Romani bustum populi*), jemals noch bebauen, und kein Vieh solle das aus den Gebeinen aufsprießende Gras abrupfen. Hier geht das Konzept des natürlichen Nährstoffzyklus wieder in ein unheimliches Bild über, bei dem Teile des menschlichen Körpers, die nach dem Tod weiterexistierenden Totengeister und Landschaftselemente miteinander vermengt werden.

4. Fazit

Dieser (bei weitem nicht vollständige) Durchgang durch Lucans Epos könnte schlichtweg als ein makabres Horrorkabinett erscheinen. Dennoch hoffe ich gezeigt zu haben, dass Körperkonzepte gerade in der hyperbolischen Überspitzung und paradoxen Verkehrung im Fokus des Bürgerkriegsthemas ein schärferes Profil erhalten. Der gesunde, aktive (männliche) Körper als ein von Atem, Blut, Muskeln/Sehnen und (Sinnes-)Organen angetriebener, im Kampf perfekt funktionierender Mechanismus wird in den Beschreibungen von Verwundungen in der Schlacht beziehungsweise von Verstümmelungen durch Folter fast systematisch in seine Einzelteile zerlegt. Je nach Kontext fungiert der übrigbleibende Torso (*truncus*) als posthumane Mensch-Waffe oder als enthumanisierter, in seiner Identität vernichteter Kadaver (*cadaver*). Die Grenzen zwischen lebenden und toten Körpern werden dabei sowohl auf der Begriffsebene als auch auf der Inhaltsebene oft ganz gezielt aufgehoben.

Auch die gesellschaftlich und kulturell bedingten Praktiken des Umgangs mit dem toten Körper werden anhand von Extremfällen durchgespielt. Im Einklang mit dem Bürgerkriegsthema gibt es kaum Beschreibungen ›normaler‹ Totenrituale. Eine Ausnahme bildet ein Gleichnis zu Beginn des zweiten Buches (2.21–28), wo die Stimmung in Rom beim Ausbruch des Bürgerkriegs mit einem ganz frischen Todesfall in einem römischen Haushalt verglichen wird, der sich in einem Schwebemoment zwischen Bangen um den Kranken, Realisierung des eingetretenen Todes und noch nicht in rituelle Bahnen geleiteter Trauer befindet. Dagegen wimmelt die Erzählung selber von unbestatteten, verstümmelten oder enthaupteten Körpern, denen als Menschenopfer, Siegestrophäe oder einfach als ›Kollateralschaden‹ eine menschenwürdige Bestattung verweigert wird. Als philosophisch geprägte Alternative führt der Erzähler das Konzept des natürlichen Verwesungsprozesses ein, der eine Bestattung überhaupt überflüssig mache. Dies ist aber keineswegs sein letztes Wort zu diesem Thema, sondern ist in erster Linie der paradoxen Argumentationsstrategie an der Stelle geschuldet, denn er verflucht ja gleich darauf den Boden, der die unbestatteten Körper der gefallenen Römer in sich aufnimmt. Dies alles zeigt, wie sehr der antike Körper auch noch in seiner Negation und Vernichtung durch kriegerische Gewalt als ein sozialer und politischer Körper konzipiert ist, der eng mit dem gesellschaftlichen und kulturellen Kontext verwoben ist.

Primärquellen

Lukan (M. Annaeus Lucanus), De bello civili. Der Bürgerkrieg, übers. und hrsg. von G. Luck, lat. und dt. (Stuttgart 2009).[28]

Auswahlbibliographie

Zu antiken Körperkonzepten

C. Blanco / A. Hahn / S. Martorana (Hrsg.), Body and Medicine in Latin Poetry (Berlin/Boston, im Erscheinen).
L. Bodiou / V. Mehl (Hrsg.), Dictionnaire du corps dans l'Antiquité (Rennes 2019).
T. Buchheim / D. Meissner / N. Wachsmann (Hrsg.), ΣΩMA. Körperkonzepte und körperliche Existenz in der antiken Philosophie und Literatur (Hamburg 2016).
T. Fögen / M. M. Lee (Hrsg.), Bodies and Boundaries in Graeco-Roman Antiquity (Berlin/New York 2009).
D. H. Garrison (Hrsg.), A Cultural History of the Human Body in Antiquity (Oxford/New York 2010).
K. L. Hsu / D. Schur / B. P. Sowers (Hrsg.), The Body Unbound. Literary Approaches to the Classical Corpus (Cham 2021).

---

28 Die Übersetzungen von Lucan-Passagen im vorliegenden Beitrag sind meine eigenen.

J. I. PORTER (Hrsg.), Constructions of the Classical Body (Ann Arbor 1999).
L. THOMMEN, Antike Körpergeschichte (Zürich 2007).

Zu Lucans *Bellum civile*

A. AMBÜHL, Krieg und Bürgerkrieg bei Lucan und in der griechischen Literatur. Studien zur Rezeption der attischen Tragödie und der hellenistischen Dichtung im *Bellum civile* (Berlin/München/Boston 2015).
M. BACKHAUS, Mord(s)bilder – Aufzählungen von Gewalt bei Seneca und Lucan (Berlin/Boston 2019).
S. BARTSCH, Ideology in Cold Blood. A Reading of Lucan's *Civil War* (Cambridge, Mass. 1997).
M. T. DINTER, Anatomizing Civil War. Studies in Lucan's Epic Technique (Ann Arbor 2012).
M. KERSTEN, Blut auf Pharsalischen Feldern. Lucans *Bellum Ciuile* und Vergils *Georgica* (Göttingen 2018).
A. M. MCCLELLAN, Abused Bodies in Roman Epic (Cambridge 2019).
H.-P. NILL, Gewalt und *Unmaking* in Lucans *Bellum Civile*. Textanalysen aus narratologischer, wirkungsästhetischer und gewaltsoziologischer Perspektive (Leiden/Boston 2018).

Lennart Lehmhaus

Körperkonzepte in (spät)antiken jüdischen Traditionen

Der nachfolgende Beitrag befasst sich mit Ideen über den Körper in jüdischen Texten der Antike, vor allem der Spätantike, welche die biblischen, nach- oder para-biblischen (z. B. Weisheitsliteratur, Apokalyptik, Josephus, Philo, Qumran-Texte etc.) und insbesondere die rabbinischen Traditionen umfassen. Diese Traditionen sind von einer regional diversen, sehr langen, mehrere Jahrhunderte oder gar ein Jahrtausend überspannenden Kompilations- und Redaktionsgeschichte sowie einem komplexen Kanonisierungsprozess in unterschiedlichen religiösen Traditionen geprägt. Bei der bis heute autoritativen rabbinisch-talmudischen Literatur handelt es sich um Traditionen aus dem Nahen Osten (Syro-Palästina/Babylonien) des 1. bis 7. Jahrhunderts, die lange Zeit teils als mündliche Lehren überliefert wurden. Diese Literatur umfasst die Mischna (m) mit ihren sechs Ordnungen und 63 Traktaten und ihren Schwestertext *Tosefta* (»Zusatz«) als Sammlung religiös-normativer Regeln für nahezu alle Lebensbereiche im 3. Jh. Diese frühen Traditionen wurden zwischen dem 5. und 7. Jh. rezipiert, diskutiert, kommentiert und maßgeblich erweitert im Palästinischen oder Jerusalemer Talmud (*y*) und dem Babylonischen Talmud (*b*) aus dem heutigen Irak. Hinzu kommen exegetisch, homiletisch oder narrativ angelegte Midraschwerke, die vor allem im Westen (Syro-Palästina) bis ins frühe Mittelalter entstanden. All jene Texttraditionen sind von einer kollektiven Autorschaft und einem vielstimmigen Konzert rabbinischer Gelehrtenmeinungen geprägt (Abb. 1). Die Rabbinen sollten jedoch nicht zwingend als jüdischer Mainstream, sondern eher als eine kulturelle Kraft in pluralistischen Gesellschaften der Spätantike betrachtet werden.[1]

Im Gegensatz zu den griechisch-römischen und auch den alt-mesopotamischen, ägyptischen oder chinesischen Medizintraditionen gibt es in den hebräisch-aramäischen Texten des Judentums bis zum frühen Mittelalter kein Werk, das sich ausschließlich mit dem Körper oder der Medizin beschäftigt. Komplexe Informationen aus dem Bereich des Körperwissens, der Heilkunde und Heil-

---

1 Vgl. G. STEMBERGER, Einleitung in Talmud und Midrasch (München 2011).

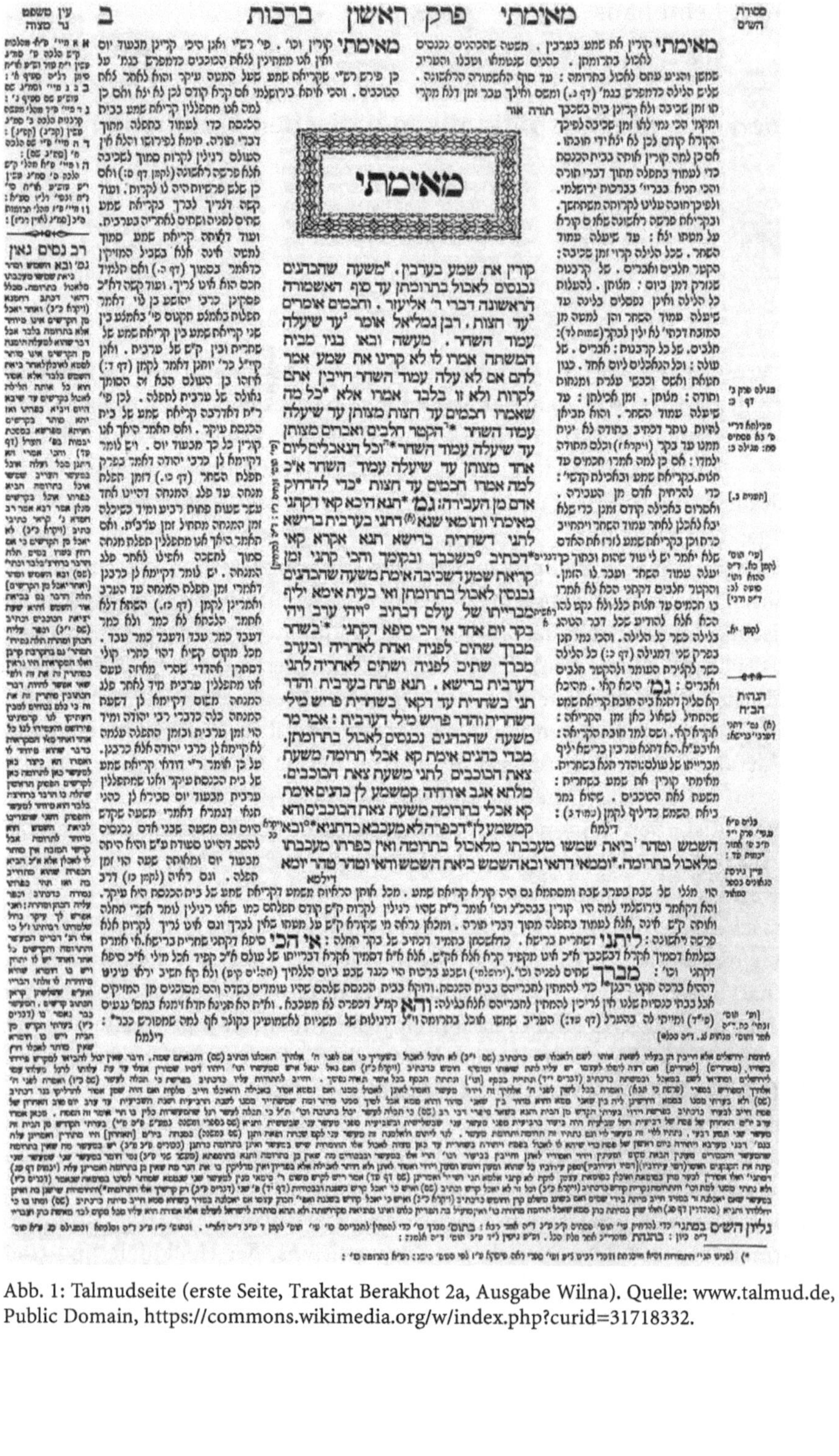

Abb. 1: Talmudseite (erste Seite, Traktat Berakhot 2a, Ausgabe Wilna). Quelle: www.talmud.de, Public Domain, https://commons.wikimedia.org/w/index.php?curid=31718332.

mittel sowie der Ernährung und gesunden Lebensweise müssen jeweils in ihrer Einbettung in übergeordnete thematische Zusammenhänge (Religionsgesetz, Ethik, Schriftauslegung, Theologie) verstanden werden.[2]

Körperkonzepte und Kontingenz

Studien zum antiken Judentum haben zunehmend die Körperstudien aufgegriffen und zeigen, wie Diskurse über Körper immer auch als Arena für kulturelle Konfliktformationen und Ängste dienen, die hier verhandelt, kritisiert und transformiert werden. Körper wirken als Hybride in ihrer physischen Materialität auch in soziale Diskurse und Praktiken hinein, die sie konstruieren und durch die sie selbst konstituiert werden.[3] Die Analyse jüdisch-antiker Körpervorstellungen muss daher deren kulturell-diskursive Einbettung beachten. Vermittlung anatomisch-physiologischen Wissens erfolgt seit der Antike und bis in die moderne Medizinsprache hinein über vergleichende Metaphern aus verschiedenen Bildwelten wie jener der Werkzeuge, Land(wirt)schaft oder des Hauses. Zudem sind Anatomie und Physiologie auch von den politischen und sozio-kulturellen Formationen der sie hervorbringenden Gesellschaften geprägt.[4]

Eine weitere, in vielen vormodernen Kulturen verbreitete Analogie ist jene zwischen dem Mikrokosmos des menschlichen Körpers und dem Makrokosmos des Universums als der göttlichen Ordnung (Abb. 2). So finden rabbinische und andere Traditionen eine Entsprechung zwischen dem Makrokosmos der göttlichen Schöpfungsordnung (das Sonnenjahr), dem Mikrokosmos der menschlichen Körperlichkeit (Knochen und Sehnen) und der göttlichen Lehre (Tora) bzw. den göttlichen Geboten:

> »R. Simlai lehrte: Moses hörte [von Gott] 613 Gebote. Dabei entsprechen die 365 Verbote den Tagen des (Sonnen)Jahres und die 248 positiven Gebote entsprechen der Anzahl der menschlichen Glieder.« (Bab.Talmud, bMakkot 23b)[5]

---

2 Vgl. PREUSS 1911.
3 Vgl. EILBERG-SCHWARTZ 1992, 1994; BOYARIN 1993; B. KIRSHENBLATT-GIMBLETT, The Corporeal Turn, in: The Jewish Quarterly Review 95,3 (2005) 447–461.
4 Vgl. P. UNSCHULD, Was ist Medizin? Westliche und östliche Wege der Heilkunst (München 2003), v. a. 11–147: demokratisches Gleichgewicht (Polis/Vier-Säfte-Lehre) vs. fließende Harmonie (Qi/Konfuzianismus); U. STEINERT, Körperwissen, Tradition und Innovation in der babylonischen Medizin, in: Paragrana 25,1 (2016) 195–254; A. BERLEJUNG/J. DIETRICH / J. F. QUACK (Hrsg.), Menschenbilder und Körperkonzepte im Alten Israel, in Ägypten und im Alten Orient (Tübingen 2012).
5 Vgl. Targum Jonathan zu Gen. 1,27.

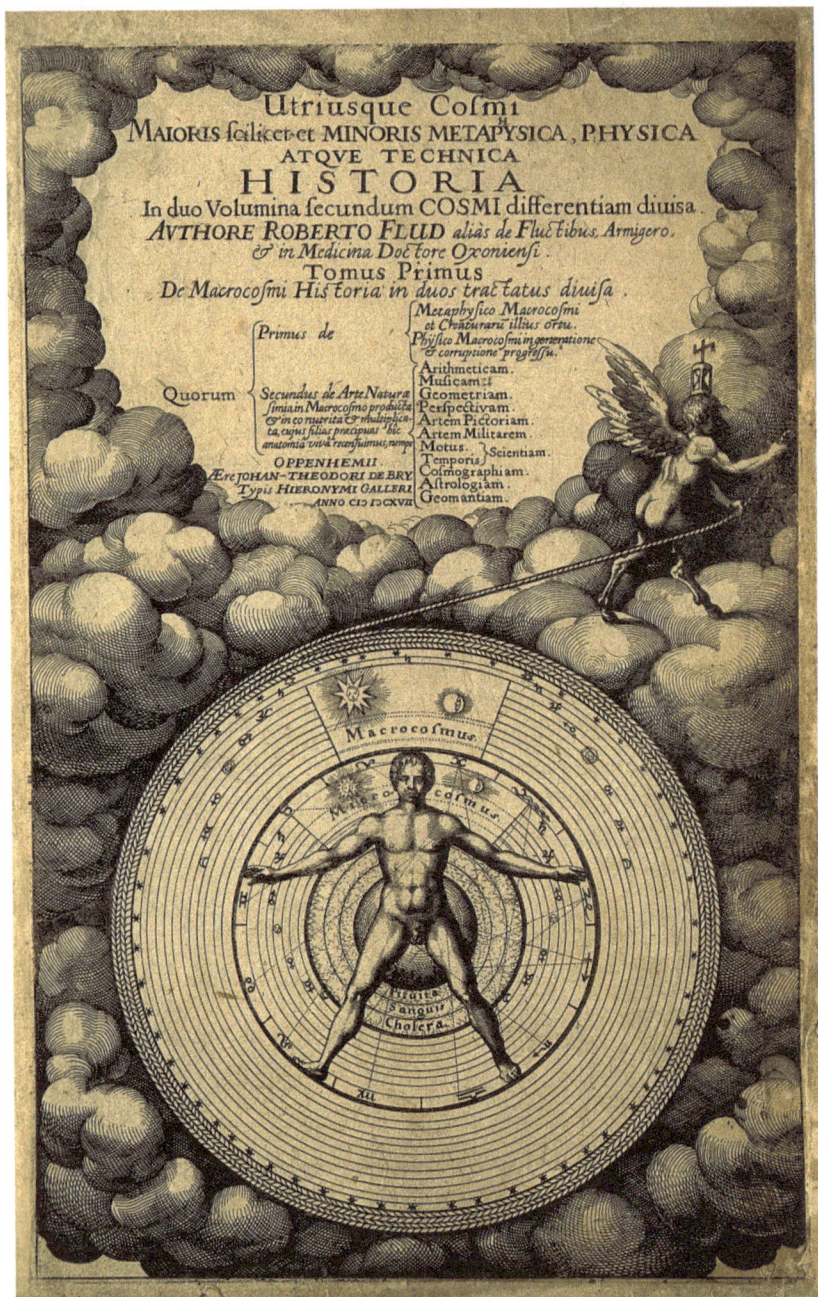

Abb. 2: Mikrokosmos (Mensch) und Makrokosmos (Welt). Liniengravur von T. de Bry, 1617. Quelle: Wellcome Collection. Attribution 4.0 International (CC BY 4.0). https://wellcomecollection.org/works/gv5v7ff9/items?canvas=1&langCode=lat.

Der werdende Körper: Empfängnis, Schwangerschaft und Physiognomie

Neben makrokosmischen Entsprechungen und schöpfungsgeschichtlichem Wissen über den ersten Menschen und seinen eindrucksvollen Körper kennt die rabbinische Tradition weitere Erklärungen zum werdenden Körper. Verschiedene palästinische und babylonische rabbinische Texttraditionen kennen, mit geringen Unterschieden, eine Erklärung zur Zeugung und Embryologie.[6]

> »Sein Vater sät in (das Kind) das Weiße, aus dem [die weißen Körperteile] geformt werden: das Knochenmark (b.Talmud: das Gehirn), die Nägel, das Weiße der Augen, die Knochen und Sehnen.
> Seine Mutter sät in (das Kind) das Rote, aus dem geformt werden: Blut, Haut, Fleisch, Haare und das Schwarze der Augen (Pupille?).
> Und der Heilige, gepriesen sei er, gibt (dem Kind) zehn Dinge: Geist, Atem, Gesichtszüge, Sehen, Hören, Sprechen, Arm- und Beinbewegungen, Wissen und Verstehen sowie Stärke.« (Kohelet Rabba 5:10)[7]

Die Entstehung des Embryos als Gemeinschaftsprojekt dreier Partner (Mann/Frau/Gott) folgt einer Farbsymbolik: weißer Samen sorgt für helle Körperstrukturen (Knochen, Zähne etc.); das Blut der Frau bildet dunkel-fleischige Strukturen (Fleisch, Pupille etc.). Diese Arbeitsteilung ähnelt Ideen in der griechisch-römischen Embryologie (Abb. 3). Hinzu kommen von Gott die Sinne, die Bewegung, Lebenskraft, Intellekt und alles, was den Menschen individuell ausmacht (Gesichtszüge).

Rabbinische Traditionen kennen jedoch auch Versuche, die Gestaltwerdung bzw. das Geschlecht des Ungeborenen zu beeinflussen:

> »Wenn jemandes Ehefrau ein Kind empfängt und ihr Mann spricht [ein Gebet]: »Möge es [Gottes] Wille sein, dass meine Ehefrau einen Sohn zur Welt bringt!« – so ist dieses Gebet vergeblich.« (mBerakhot 9,3)

Hier wird überraschenderweise die Macht des Gebets als Mittel zur Festlegung des Geschlechts des Kindes stark limitiert. Stattdessen präsentiert der Talmud (bBerakhot 60a) eine Liste von Bitten, deren zeitliche Einteilung sehr genau den Erkenntnissen der antiken Embryologie entspricht. Diese widmen sich den Entwicklungsstufen und den diversen Gefahren, die dem Ungeborenen drohen. Abschließend werden der Höhepunkt bzw. Samenerguss der Frau als zentral für

---

6 Vgl. G. Kessler Conceiving Israel: The Fetus in Rabbinic Narratives (Philadelphia 2009); Preuss 1911, 434–457.
7 Frühere Texte: yKila'im 8,4 (31c) und bNiddah 31a. Vgl. R. Kiperwasser, »Three Partners in a Person« The Genesis and Development of Embryological Theory in Biblical and Rabbinic Judaism, in: lectio difficilior 2 (2009), online: http://www.lectio.unibe.ch/09_2/kiperwasser.html.

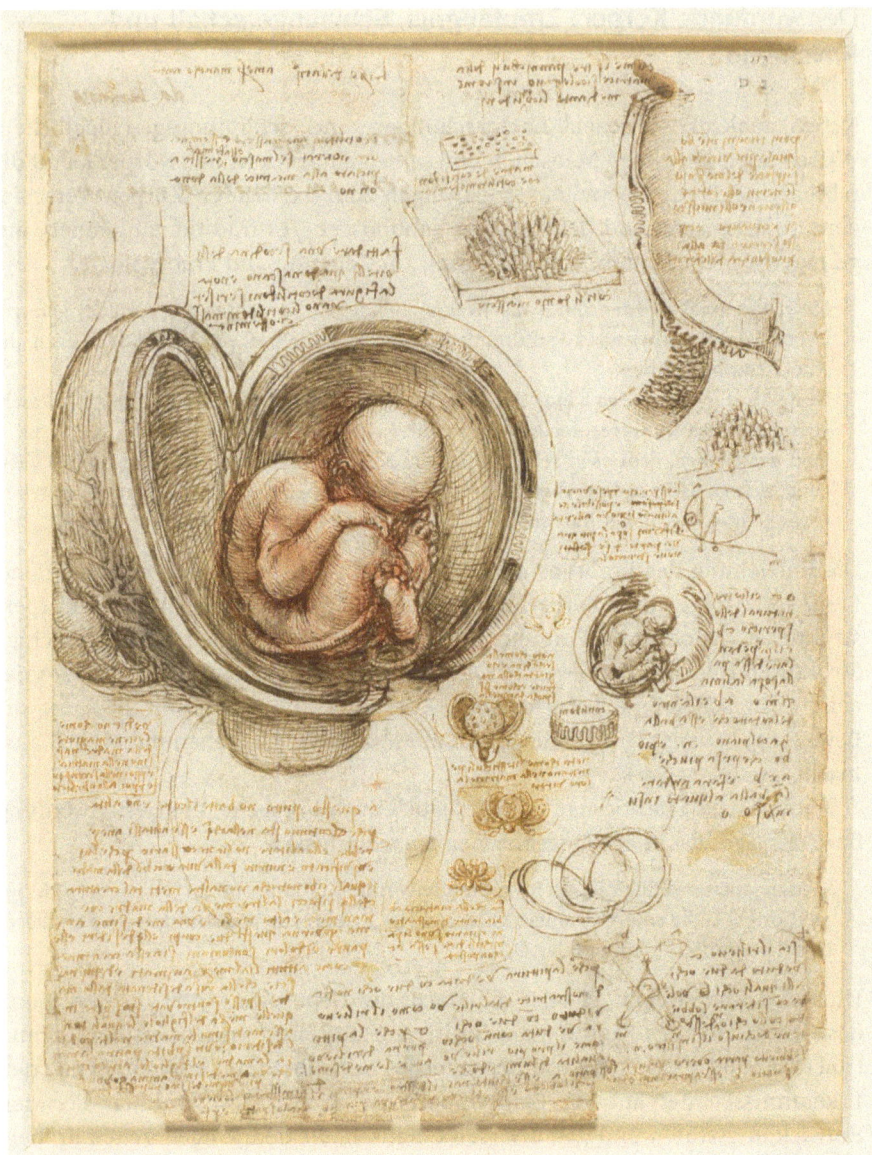

Abb. 3: Leonardo da Vinci: Feder-und-Tinte-Studien eines menschlichen Embryos. Quelle: Encyclopædia Britannica, https://www.britannica.com/science/fetus#/media/1/205520/107658.

die gelungene Empfängnis (nämlich die eines Sohnes) betont, was sicher auch der zusätzlichen Motivation des Vaters dienen sollte.[8]

Andere Passagen bewegen sich zwischen antiker Zeugungslehre, Physiognomie und Teratologie (Wissen über ›abnorme‹ Geburten). Im Kontext einer Diskussion, welche Lebensmittel für die Muttermilch gut sind, fügt der Babylonische Talmud (b. Ketubot 60b–61a)[9] assoziativ eine Liste von äußeren Faktoren an, die während der Empfängnis oder der Schwangerschaft Statur und Charakter des Ungeborenen maßgeblich prägen. Unter den vierzehn Einträgen finden sich sowohl der Ort des Geschlechtsaktes (»auf dem Boden [..., sc. ergibt] Kinder mit ausgerenkten Beinen«)[10], der Kontakt mit bestimmten Dingen (»die in Eselsblut tritt [..., sc. ergibt] Kinder mit einer juckenden Hautkrankheit«) als auch vor allem die Ernährung (»die Senf isst, wird gefräßige Kinder bekommen«/»die *Etrog*-Zitrusfrucht isst, wird duftende Kinder bekommen«). Diese Liste schreibt, teils moralisierend, der zukünftigen Mutter ein hohes Maß an Verantwortung für das Aussehen und die Eigenschaften ihrer Kinder zu, ist aber, ohne die mechanische Kausalität der *sympatheia*, durchaus mit heutiger Ratgeberliteratur vergleichbar.

Körperkonzepte – Anatomie von Mann und Frau[11]

Körperkonzeptionen und die anatomische Imagination gründen in vielen Traditionen auf kulturspezifischen und soziokulturell wirksamen Definitionen und Unterscheidungen von Geschlechtern, die über die menschliche Physis hinausgehen. Der männliche Körper gilt rabbinisch nicht *per se* als ontologisch oder biologisch normativ oder höherwertig, wird jedoch im Diskurs oft trotzdem zur bestimmenden Norm für allgemeine Aussagen über den menschlichen Körper insgesamt.[12]

In *Mischna Ohalot* 1,8 wird erst einmal kein Unterschied zwischen den Geschlechtern gemacht, wenn dort systematisch die 248 Glieder des Körpers aufgelistet werden, deren anatomische Genauigkeit für traditionelle jüdische Kommentare seit dem Mittelalter und moderne Studien eine Herausforderung darstellte. Einen anatomischen Unterschied zwischen den Geschlechtern in der

---

8 Denn es heißt [in der Schrift]: *Wenn eine Frau Samen ergießt und einen Jungen zur Welt bringt* (Leviticus 12,2).
9 Vgl. Levitikus Rabba 16,1; Kalla Rabbati 1.
10 Vgl. bNedarim 20a.
11 Vgl. PREUSS 1911, 43–157.
12 Vgl. dazu C. E. FONROBERT, Regulating the Human Body: Rabbinic Legal Discourse and the Making of Jewish Gender, in: DIES. / M. JAFFEE (Hrsg.), Cambridge Companion to Rabbinic Literature (Cambridge 2007) 270–294.

Anzahl der Glieder konstatiert erst die spätere, babylonisch-talmudische Tradition über die wissbegierigen Schüler R. Jischmaels, die den Leichnam einer hingerichteten Frau untersuchen und statt 248 auf 252 Glieder stoßen.

Der Widerspruch zwischen dem empirischen Befund und der Liste der Körperteile in der Mischna wird von ihrem Lehrer aufgehoben, indem er die überzähligen Glieder mithilfe der genauen Kenntnis und Auslegung der Bibel als Teile der weiblichen Anatomie der Geschlechtsorgane (Türen und Türangeln des Schoßes) kennzeichnet:

> »Es wurde gelehrt: R. Elazar sagte: Wie ein Haus [zwei] Türangeln (*Zirim*) hat, so hat es auch der Körper der Frau. Wie es geschrieben steht: [Seine Schwiegertochter, die Frau des Pinhas, war schwanger und stand vor der Niederkunft. Als sie die Nachricht vernahm, dass die Lade Gottes weggeschleppt und dass ihr Schwiegervater und ihr Mann tot waren, sank sie zu Boden und gebar (ihr Kind);] denn die Wehen/Schmerzen (*Zireiha*) waren über sie gekommen (*nähäphkhu ale-ha*) [hier verstanden als: ihre Türangeln (*Zireiha*) hatten sich auf ihr gedreht] (1. Samuel 4,19).« (bBekhorot 45a)[13]

Man muss also die Kernkompetenzen der rabbinischen Gelehrten, Kenntnisse der Bibel und der eigenen exegetisch-dialektischen Tradition, meistern, damit man überhaupt die materielle Evidenz des Körpers zu lesen versteht und solch empirisches Körperwissen integrieren kann. Zwar erscheint diese Art der Deduktion weit entfernt von üblichen naturwissenschaftlichen Prozeduren. Vielmehr prägen naturphilosophische Paradigmen(wechsel) oder kulturell-religiöse Grundannahmen in den vormodernen westlichen, ägyptischen, mesopotamischen oder nahöstlichen (Medizin-)Traditionen immer auch die jeweiligen Vorstellungen vom Körper, seinen Strukturen und Funktionen.[14]

Der weibliche Körper als Haus

Die vorherige Passage metaphorisiert den weiblichen Körper, insbesondere die Sexualorgane, als Haus. Die Haus-Metapher, die in vielen Kulturen bis in die Moderne zu finden ist, wirkt aufgrund ihrer räumlichen Bezugsebene auf die Körper und die Mitglieder eines Haushalts durch ein komplexes Set von sozialen Praktiken und Beziehungen.[15] Der rabbinische Diskurs über den weiblichen

---

13 Vgl. LEHMHAUS 2016, 262f.
14 Vgl J. Z. WEE (Hrsg.), The Comparable Body – Analogy and Metaphor in Ancient Mesopotamian, Egyptian, and Greco-Roman Medicine (Leiden 2017). B. HOLMES, The Symptom and the Subject: The Emergence of the Physical Body in Ancient Greece (Princeton 2010), zeigt, wie Autoren über Denkmodelle und exegetisch-diagnostische Verfahren das Verborgene des Körperinneren erst lesbar machten.
15 Vgl. FONROBERT 2000; BAKER 2002, 33f. Für altbabylonische Metaphern, siehe STEINERT 2013.

Körper ist fast immer mit Sexualität bzw. Fortpflanzung und Fragen der rituellen Un/Reinheit (durch Menstruation/Wochenbett) verbunden.[16]

»Eine Frau, die »ihrem Haus diente« (= Geschlechtsverkehr hatte), dann hinunter ging [ins Ritualbad], eintauchte, aber nicht »das Haus in Ordnung brachte/reinigte« – sie gilt, als wäre sie nicht [ins Ritualbad] untergetaucht [d.h. immer noch rituell unrein].« (Mischna Mikwaot 8,4)

Die sexuelle Metapher (»sie dient ihrem Hause«), begleitet von den Formeln »ihr Haus säubern« und »ihr Haus vorbereiten/tauglich machen«, verknüpft symbolische und soziokulturelle Bedeutungsebenen. Die Frau hat im Sinne der rituellen Reinheit dafür zu sorgen, dass ihr »Haus«, d.h. ihre Geschlechtsorgane (hebr. *beit ha-setarim*/»Haus der Geheimnisse«), ordentlich und für den Ehemann (hebr. *ba'al*) bzw. den »Hausbesitzer« (*ba'al ha-bait*), vorbereitet ist und so der Fortpflanzung und damit dem Fortbestehen von Familie bzw. Haushalt dient. So wie die soziale Sphäre der Frau ihr geregelter Haushalt ist, so hat sie für die Reinheit und Tauglichkeit ihres inneren Hauses zu sorgen.[17]

Vom äußeren zum inneren Haus

Architektonische Metaphern und Analogien zum inneren Haus (weibliche Fortpflanzungsorgane) werden häufig auch in Bezug auf die Schwangerschaft verwendet:

»Es lehrten unsere Weisen: Während der ersten drei Monate [der Schwangerschaft bewohnt der] Embryo den untersten Raum, während der drei mittleren [Monate] bewohnt er das mittlere Zimmer und während der letzten drei bewohnt er das höchste Zimmer. Und wenn die Zeit hervorzukommen da ist, so dreht er sich auf den Kopf und kommt hervor; und das sind die Gründe für die [Geburts]Schmerzen der Frau.« (bNidda 31a)

Der Text thematisiert verschiedenen Positionen und die typische Drehung des Fötus in die Schädellage zum Schwangerschaftsende hin, die hier mit Geburtsschmerzen in Verbindung gebracht wird. Ein weiterer Text (bBerakhot 61a) geht auf die von Gott konzipierte, praktische »Bauweise« der weiblichen Geschlechtsorgane als Vorratsspeicher für das Kind ein. Die Analogie der weiblichen Sexualorgane, gerade der Gebärmutter, mit Containern war insbesondere in mesopotamischen und in griechisch-römischen Traditionen häufig (Abb. 4).[18]

Die Zentralität dieses »inneren Hauses« der Frau für den rabbinischen Körperdiskurs wird auch an anderer Stelle deutlich, wo die Anatomie der Sexual-

---

16 Vgl. Mischna und Tosefta Yoma 1,1.
17 Vgl. FONROBERT 2000, 63–67; BAKER 2002, 34–75.
18 Vgl. STEINERT 2013; FONROBERT 2000, 61 ff.

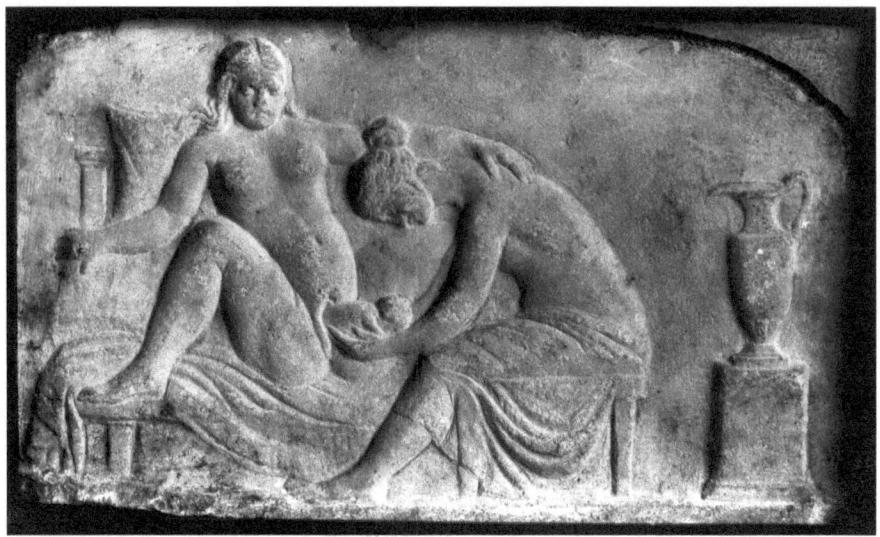

Abb. 4: Antike römische Relief-Schnitzerei einer Hebamme, die eine Gebärende unterstützt. Quelle: Wellcome Collection. Attribution 4.0 International (CC BY 4.0), https://wellcomecollection.org/works/aky3vwe4/items?canvas=1.

organe im Hinblick auf die Bewertung von Blut als un/rein explizit wie die Aufteilung eines Hauses in Räume beschrieben wird:

> »Die Gelehrten sprachen in einem Gleichnis [über die weiblichen Genitalien]: ein Raum (*cheder*), eine Vorhalle/ein Flur (*prosdor*) und ein oberes Gemach/eine Dachkammer (*alija*). Das Blut des Raumes gilt [immer] als unrein. Wenn es sich jedoch in der Vorhalle/im Flur findet, so gilt es als unrein, wenn es einen [kleinsten] Zweifel gibt. Denn [üblicherweise] gehen wir davon aus, dass alles Blut von der Quelle/dem Ursprung (*ha-maqor*; vgl. Lev. 20,18) herrührt.« (mNidda 2,5)

Die Einleitung spricht selbst von einem Gleichnis, das sich aber auf die rabbinisch manifestierte »Häuslichkeit« der Frau als solche stützen kann. Die spätere talmudische Diskussion übernimmt Anzahl und Namen der Räume, ihre genaue Lage und ihr Verhältnis zueinander – also den »Grundriss« des »Hauses« – spezifizieren sie (Abb. 5).[19]

Die Versuche, die Beschreibung der Räume mit der weiblichen Anatomie zur Deckung zu bringen, haben zu viel Rätselraten geführt (Abb. 6, Abb. 7). Es scheint daher möglich, dass die Rabbinen eher eine »fiktive Anatomie« kreierten.[20] Dafür spricht die bereits erwähnte Präferenz theoretisch-medizinischer Imagination statt empirischer Anatomie sowie der beschränkte Zugang zum (inneren)

---

19 Vgl. yNidda 2,4 (50a); bNidda 17b.
20 Fonrobert 2000, 40–61.

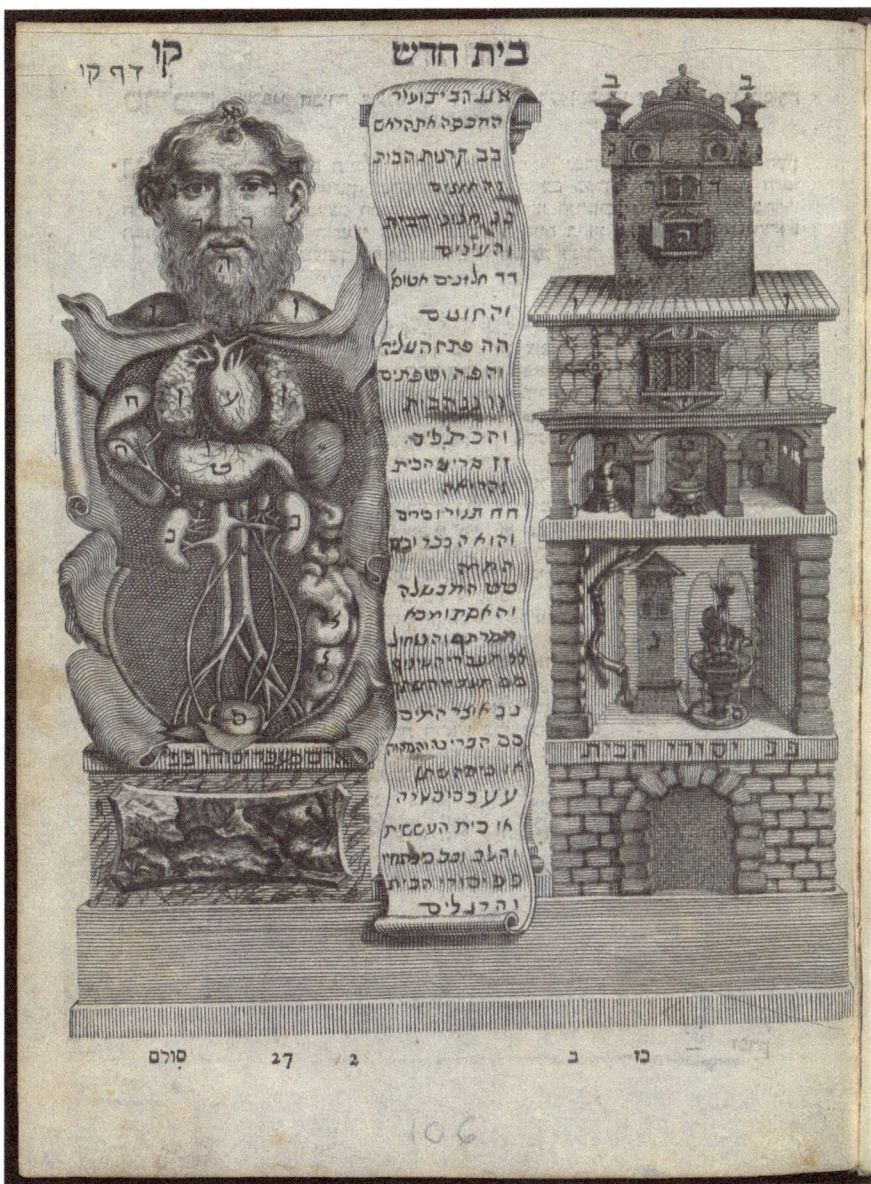

Abb. 5: Illustration, in der Körperteile mit Räumen eines Hauses verglichen werden, aus Dr. Tobias Cohn's medizinischer Enzyklopädie Ma'aseh Tobiyyah, 1708. Quelle: Wellcome Collection. Attribution 4.0 International (CC BY 4.0), https://wellcomecollection.org/works/c63sjnfn/items?canvas=1.

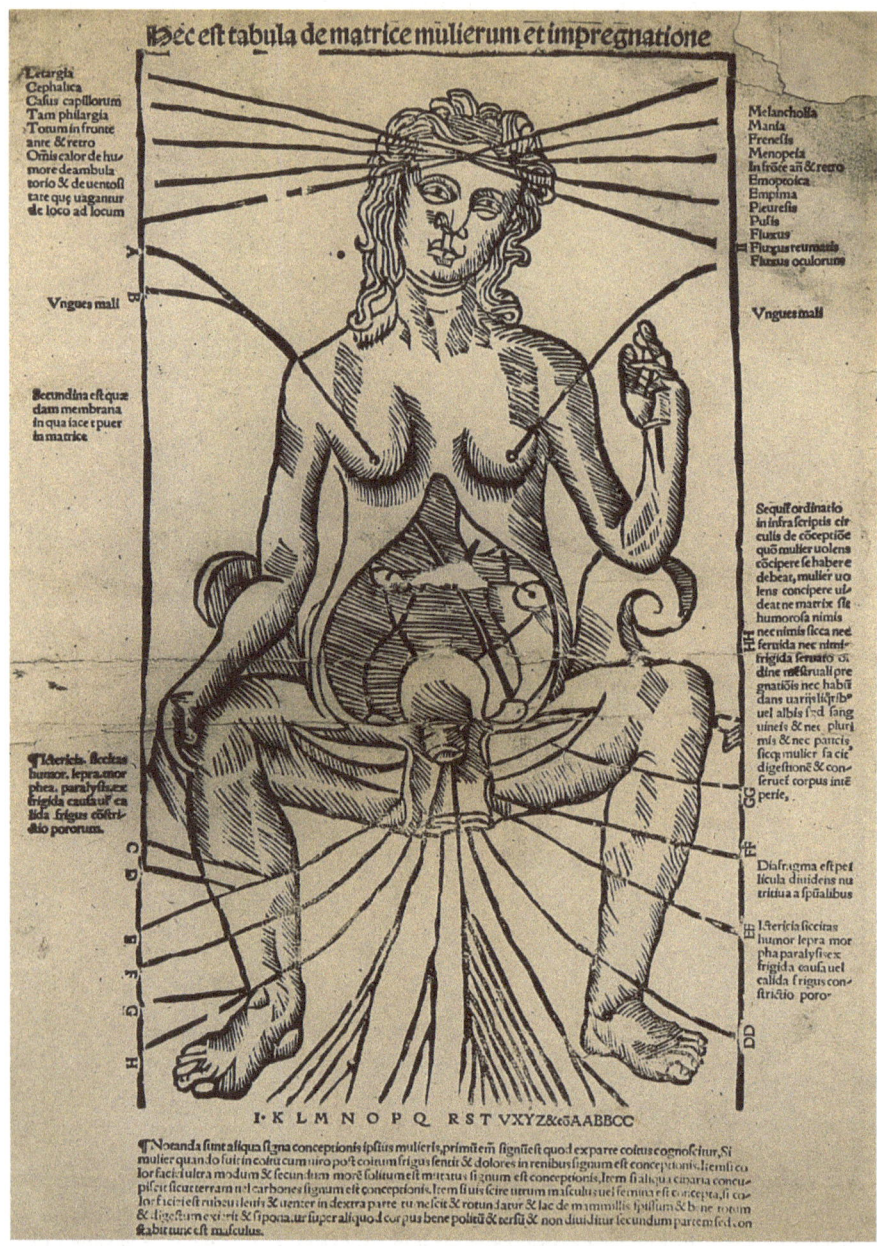

Abb. 6: Sitzende weibliche Figur mit seziertem Bauch. Fotografie nach einem Holzschnitt von ca. 1525–1530. Quelle: Wellcome Collection. Attribution 4.0 International (CC BY 4.0), https://wellcomecollection.org/works/b34jepm6/items?canvas=1&langCode=lat.

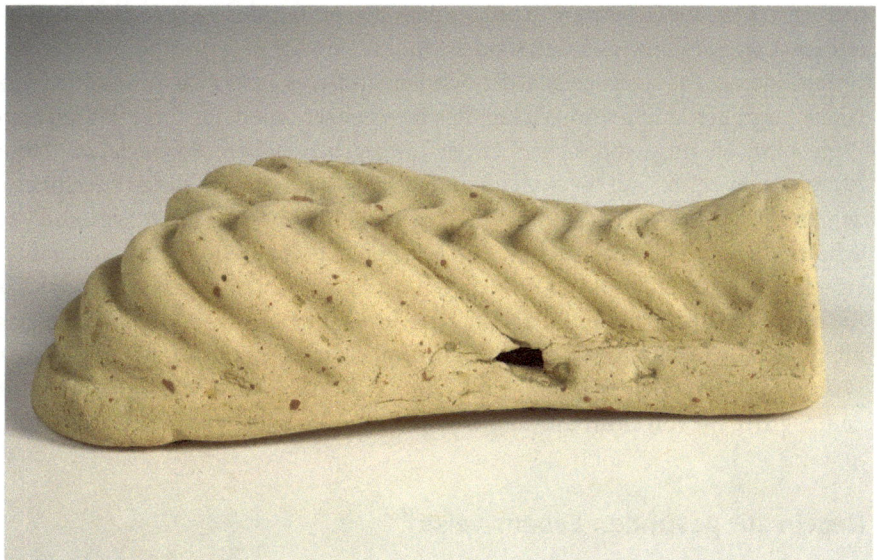

Abb. 7: Tönerner Uterus. Römische Votivgabe. Quelle: Wellcome Collection. Attribution 4.0 International (CC BY 4.0), https://wellcomecollection.org/works/bc85pkck/items?canvas=1.

»Haus« der Frau. Die Körpervorstellung dient daher als brauchbares theoretisches Konstrukt, um über den Status der Un/Reinheit zu urteilen. Dabei abstrahierten und metaphorisierten die männlichen Autoren das unmittelbare Körperwissen der direkt betroffenen Frauen, welches dann durch das neue Modell (Grundriss eines Hauses) definiert, kontrolliert und letztlich abgelöst und verdrängt wurde.[21]

Der gesunde Körper

In der jüdischen Tradition kommt dem menschlichen Körper, dessen Erschaffung die Bibel bereits viel Raum gibt, ein besonderer Status zu. Der Mensch gilt als geschaffen »in/als Gottes Ebenbild«. Hieraus ergeben sich neben theologisch-ethischen Ideen auch wichtige Grundsätze bezüglich der Pflicht zur Wertschätzung und Pflege des menschlichen Körpers.[22] In Anekdoten über Rabbinen, deren pedantisches Eingehen auf körperliche Bedürfnisse beim Essen, im Badehaus oder auf der Toilette zunächst auf Unverständnis bei deren Schülern

---

21 Vgl. LEHMHAUS 2016, 264–271.
22 Vgl. bTa'anit 7a; Lev. Rabba 19,3; C. MARKSCHIES, Gottes Körper. Jüdische, christliche und pagane Gottesvorstellungen in der Antike (München 2016).

trifft, machen die Gelehrten deutlich, dass dieser Teil des Lebens ebenso Gottesdienst sein sollte wie es Gebet oder Studium sind.[23]

In anderen Passagen zeigen die Schüler größeres Interesse an »weltlichen« Dingen und berichten vom Wissen, das ihre Lehrer ihnen auf ungewöhnlichem Wege bzw. an ungewöhnlichen Orten mitgegeben haben. So begleitet Rabbi Akiva seinen Lehrer auf die Toilette und lernt dort essentielle Dinge zur Etikette des Sich-Erleichterns (Position, Entkleiden, Reinigung), während ein anderer Schüler (Rav Kahana), versteckt unter dem Bett, alles über die eheliche Sexualität erfahren will (bBerakhot 62a). In diesen durchaus lustigen Passagen zeigt die Rechtfertigung der Schüler (»Es ist Teil der Torah und ich muss lernen«), dass das rabbinische Konzept von Tora/Studium holistisch geprägt war. Menschliches Wissen und die religiösen Regeln reichen von Kopf bis Fuß, von der Geburt bis zum Sterbebett, von Lehrhaus und Synagoge bis ins Badehaus oder ins Ehebett.

Regeln zur gesunden Lebensweise[24]

Zwar fehlen abstrakte oder theoretische Definitionen des gesunden Körpers in biblischen und rabbinischen Texten. Allerdings finden sich detaillierte Vorschriften zur gesunden Lebensweise (Ernährung, Hygiene, Bewegung), die dem in der griechischen Tradition so wichtigen Teilgebiet der Medizin entsprechen (gr. *diaita/δίαιτα*). In einer Liste notwendiger Infrastrukturen für Gelehrte finden sich neben bildungs- und gesellschaftsrelevanten Institutionen (Lehrer, Schreiber, Gericht, Armenfürsorge) auch Badehaus, öffentliche Toiletten, Ärzte, Aderlasser (Abb. 8) und Beschneider (vgl. bSanhedrin 17b).

Zahlreiche Diskussionen thematisieren das Baden und seine medizinische oder wohltuende Wirkung auf den Körper.[25] Von essentieller Bedeutung für die Gesundheit des Körpers gilt den Rabbinen die Ernährung, zu der sie zahlreiche Ratschläge anbieten:

> »Die Rabbinen lehrten in einer außer-mischnaischen Lehre (*baraita*): Drei Dinge verringern die Exkremente, richten die Statur auf, und erleuchten die Augen. Diese sind: Brot aus feinem Mehl, fettes Fleisch und alter Wein.« (bPesachim 42a)

---

23 Vgl. etwa bShabbat 82a. Siehe SCHOFER 2010, 53–76; R. NEIS, ›Their Backs toward the Temple, and Their Faces toward the East‹: Temple and Toilet Practices in Rabbinic Palestine and Babylonia, in: Journal for the Study of Judaism 43 (2012) 328–368.
24 Vgl. PREUSS 1911, 588–687.
25 Vgl. bShabbat 41a: »[Die Lehre] »Öffne deinen Mund und lass die Hitze hinaus!« folgt Shmuels Lehre. Denn Shmuel sagte: die Hitze [des Bades] treibt die Hitze [des Körpers] hervor.«

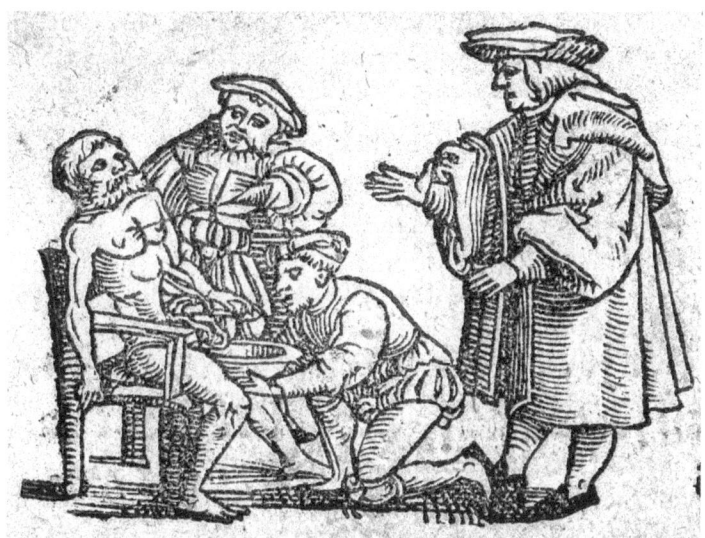

Abb. 8: Aderlass, 16. Jh. Quelle: https://wellcomecollection.org/works/kf9t6wqb.

Für die Rabbinen ist man nicht nur, was man isst, sondern die Konstitution richtet sich auch danach, wie man isst und ob man sich anschließend ausreichend bewegt.[26] Bei Nichtbeachtung drohen negative Folgen:

> »Wer isst, ohne zu trinken, dessen Essen [wird] Blut und das ist der Anfang von Darmkrankheiten. Wer isst, ohne [danach] zumindest wenige Meter (vier Arme/ca. 2 Meter) zu laufen, dessen Essen wird [im Körperinneren] verrotten und dies ist der Beginn von üblem Geruch.« (bShabbat 41a)

Ernährung kann der Gesundheit des Körpers selbst bei Krankheit zur Genesung verhelfen, ist aber auch im Stande, Krankheiten zurückzuholen oder gar zu verschlimmern (bAvoda Zara 29a/bBerakhot 57b). Manche Listen verweisen auf jene Dinge, die den Körper und insbesondere die Virilität des Mannes und seine Zeugungskraft stärken oder bedrohen.[27]

Eine ausgewogene Lebensführung ohne körperliche Extreme wird empfohlen:

> »Verbringe nicht viel Zeit mit Sitzen, denn (langes) Sitzen verursacht Hämorrhoiden. Verbringe nicht viel Zeit im Stehen, denn (langes) Stehen ist schlecht fürs Herz. Verbringe nicht viel Zeit im Gehen, denn (viel) Gehen ist schlecht für die Augen. Sondern [verbringe deinen Tag] mit einem Drittel Sitzen, einem Drittel Stehen, einem Drittel Gehen.« (bKettubot 111b)

---

26 bNedarim 49b.
27 Vgl. bPesachim 42a; bEruvin 56; Avot de-Rabbi Nathan B, 48 (drei Dinge vermehren/verringern den Samen); bGittin 70a (acht Dinge verringern den Samen).

Im babylonischen Talmud findet sich überdies, was angesichts des Fehlens in mesopotamischen Traditionen überraschend ist, eine auffällige Faszination für den Aderlass als präventives und kuratives Allheilmittel, dessen Wirkungsweise jedoch nicht theoretisch begründet wird.[28]

Der gesunde, nicht-normative Körper

Während die frühere Forschung teils die Stigmatisierung mentaler, physischer und sensorischer Alterität in den Quellentexten reduplizierten, haben neuere Arbeiten (J. Abrams, J. Belser, J. Schipper, E. Kellenberger, R. Raphael, J. Baden, C. Moss) die Forschung zum nicht-normativen Körper in antiken jüdischen und christlichen Traditionen mit dem Rüstzeug der Kulturwissenschaften, der Anthropologie und *disability studies* enorm bereichert (Abb. 9).[29]

Bereits biblische Vorschriften (Lev. 21, 16–24) zur Makellosigkeit des männlichen Priester-Körpers listen diverse disqualifizierende körperliche »Defekte« (*mum*) auf, nicht unbedingt deckungsgleich mit modernen Ideen von Behinderung, die in rabbinischen Texten (mBekhorot 1,7) erweitert wurde.

In der Forschung wurde und wird intensiv diskutiert, ob und wie die spätantiken Rabbinen versucht haben, für Behinderungen und körperliche Einschränkungen religionsgesetzliche Erleichterung zu schaffen.

> »Alle sind verpflichtet zum Opfer während der Pilgerfeste [für die man nach Jerusalem zum Tempel kommen muss], außer demjenigen mit massiven Hör- und Spracheinschränkungen (*ḥeresh*/«Taubstumme«), dem mit einer intellektuellen Behinderung (*shoteh*), Minderjährigen/Kindern, Personen mit Genderambiguität (*tumtum*), Personen mit zweideutigen Geschlechtsmerkmalen (*androgynos*), Frauen, unfreie Sklaven, Gehbehinderte, Blinde, Kranke, Alte, und jedem, der nicht selbst hinaufgehen kann.« (mHagiga 1:1)

Von der generellen Verpflichtung aller zur Teilnahme am Pilgeropfer lässt diese kurze Liste letztlich nur diejenigen übrig, die als freie, gesunde, weder zu junge noch zu alte Männer ohne zweideutige Geschlechtsmerkmale oder ungeklärtem Genderstatus gelten und weder Einschränkungen ihrer Sinneswahrnehmung noch ihres Bewegungsapparats aufweisen.

Im Gegensatz zu dem häufig angenommen Mitgefühl mit jenen Gruppen, die von der Last der religiösen Pflicht entbunden werden, finden wir hier die Differenz zwischen der vollkommenen Verkörperung rabbinischer Männlichkeit und allen, die jenem Ideal nicht entsprechen können. Die Entpflichtung von der Gebotserfüllung mag durchaus auch ethisch motiviert sein, führt jedoch zu

---

28 Vgl. bGittin 70a; bShabbat 129a.
29 Vgl. Jütte 2016, 312–331.

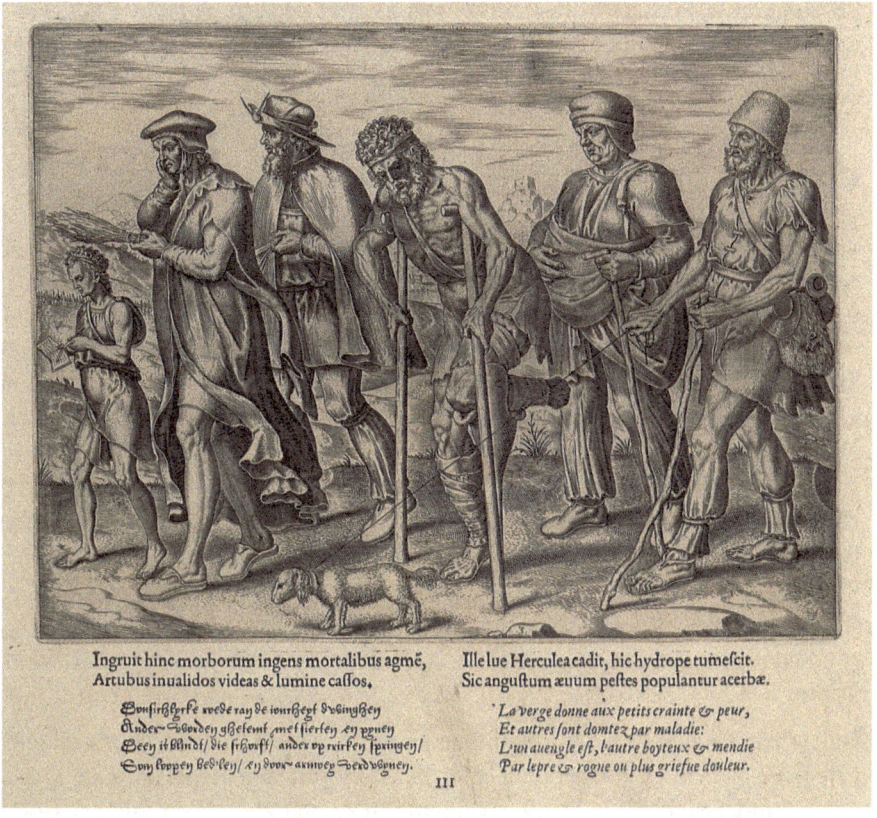

Abb. 9: Eine Prozession von Blinden und körperlich Behinderten; Allegorie über Stöcke: Wie Kinder Angst vor der Rute haben, aber benachteiligte Erwachsene sich auf sie verlassen. Gravur von P. Galle, 1563 (?). Quelle: Wellcome Collection. Attribution 4.0 International (CC BY 4.0), https://wellcomecollection.org/works/zzju769p/items?canvas=1&langCode=lat.

Szenarien der Diskriminierung und des Ausschlusses von wichtigen Praktiken der Gemeinschaft.[30]

Ähnlich wie in anderen Bereichen des Körperdiskurses entwickelten rabbinische Traditionen jedoch auch eine Tendenz, allgemeine Verbote oder Exklusion aufgrund individueller und lokaler Faktoren zu relativieren. So wird in Mishnah Megilla 4,7 insistiert, dass jemand aus der priesterlichen Linie mit »trüben« oder blinden Augen oder einer abweichenden Form der Hände nicht den Priestersegen sprechen und dabei die Hände heben darf, da sonst die Gemeinde abgelenkt wird und die Hände anstarren würde. Der babylonische Talmud erlaubt dies jedoch aufgrund der Gewöhnung der Gemeinde an diese

---

30 Vgl. J. W. Belser / L. Lehmhaus, Disability in Rabbinic Judaism, in: C. Laes (Hrsg.), Disability in Antiquity (London 2016) 434–452.

Physiognomie. Statt der Differenz, ob negativ oder als Hilfe gemeint, ist es gerade die Indifferenz gegenüber den nicht-normativen Körpern bzw. die Veränderung der Normperspektive, die für Inklusion sorgt.[31]

Der kranke Körper und seine Therapien

Auch wenn antike jüdische Texte das Ideal des gesunden Körpers und der Prävention betonen, so wussten sie nur allzu gut um die Kehrseite der Krankheiten und ihrer Therapien.

In der hebräischen Bibel wie auch im Neuen Testament (etwa in den Heilungsnarrativen Jesu) finden sich zahlreiche Passagen, in denen Krankheit und körperliche Versehrtheit, eingebettet in größere theologisch-anthropologische Zusammenhänge, eine zentrale Rolle spielen.[32] Besonders deutlich ist die Entsprechung zwischen körperlichem Wohlergehen und der Befolgung der göttlichen Gebote, wie es uns bereits im Kontext des Mikro-/Makrokosmos begegnet ist. So verspricht Gott durch Moses in Exodus 15,26:

> »Wirst du der Stimme des HERRN, deines Gottes, gehorchen und tun, was recht ist vor ihm, und auf seine Gebote hören und halten alle seine Gesetze, so will ich keine der Krankheiten auf dich legen, die ich über Ägypten kommen ließ; denn ich bin der HERR, dein Heiler.«[33]

Gott wird in vielen Fällen um Heilung und Erlösung von Schmerzen angerufen[34], erscheint aber auch mit einem schier unerschöpflichen Repertoire an Krankheiten und Seuchen als Strafinstrumente ausgestattet.[35] Allerdings ist Gottes Wille zum Wohlergehen der Menschen und Heilung größer, da er mit der Tora und den Geboten die Gegenmittel gleich mitlieferte.[36]

---

31 Vgl. bMegillah 24b. Siehe dazu J.W. BELSER, Reading Talmudic Bodies: Disability, Narrative, and the Gaze in Rabbinic Judaism, in: D. SCHUMM / M. STOLZFUS (Hrsg.), Disability in Judaism, Christianity, and Islam (New York 2011) 5–27.
32 Zur Einführung, siehe H. FREY-ANTHES, Krankheit und Heilung (AT), in: WiBiLex, online: https://www.bibelwissenschaft.de/stichwort/24036/.
33 Vgl. Ex. 23,25; Deut. 7,15; Deut. 32,39: siehe dagegen die sühnende Krankheit und den Schmerz des Gottesknechts in Jesaja 53,4–5.
34 Vgl. Jeremia 17,14; Psalm 6,3 und 41,3. Siehe auch den achten Segen des Achtzehnbittengebets (*Amida*) mit der Bitte um Heilung. Vgl. dazu bMegilla 17b: der Segen ist der achte, weil die Beschneidung am achten Tag erfolgt.
35 Vgl. Deut. 28,58–61.
36 Psalm 41,4: »Der HERR stützt ihn auf dem Krankenbett; Du hilfst ihm auf von all seiner Krankheit (bzw. sein ganzes Lager hast Du gewendet).« Vgl. bQuid 30b; bSukka 52a; bBB16a; Midrasch Sifre 45 zu Deut. 11,18: »und ihr sollt diese Worte auf Euer Herz und Eure Seele legen (*we-samtäm*) = und meine Worte/Lehre ist ein perfektes Heilmittel (*sam tam*) für Euer Herz und Eure Seele.«

Eine wichtige Rolle spielen die Krankheitsnarrative wie etwa die Wiederbelebung des todkranken Sohnes von Elias Gastgeberin in *Zarefat* (1. Könige 17,17–24; Abb. 10*)* oder Elischas Heilung des Armeeführers Na'aman durch eine performative Tauchkur (2. Könige 5, 1–2). Gerade bei den Königen werden Krankheit und Heilung oft im Kontext von Götzendienst, Abkehr vom oder Rückkehr (Buße) zum Gott Israels verstanden, wie etwas bei Achazia (2. Könige 1), Jerobeams Sohn Anijah (1. Könige 14) oder König Hiskija (2. Könige 20; 2. Chroniken 32,24, Jesaja 38,1).[37]

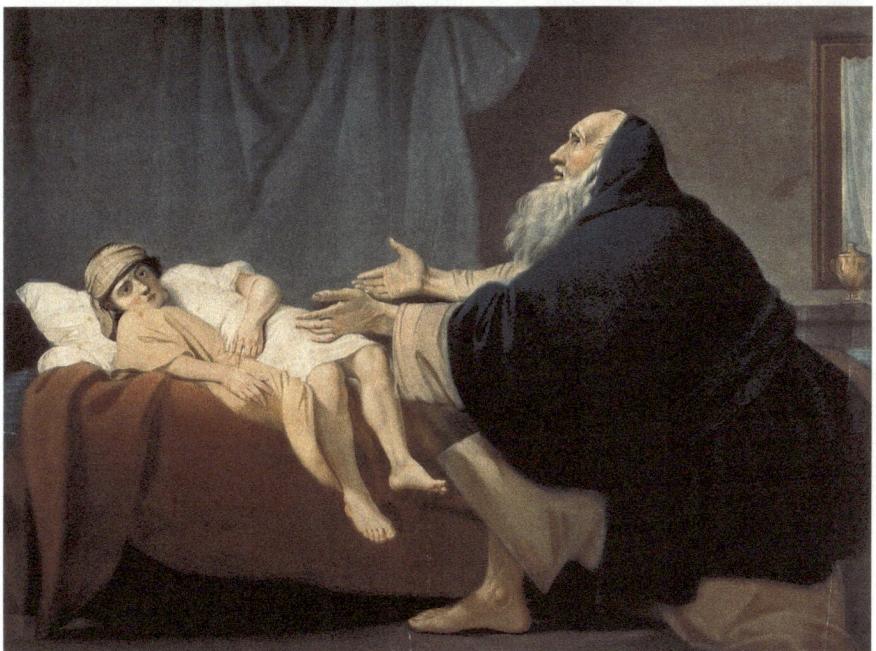

Abb. 10: Der Sohn der Witwe mit leeren Augen kehrt auf das Gebet Elias' hin ins Leben zurück. Farbiger Schabdruck von V. Green, 1799, nach B. West. Quelle: Wellcome Collection. Attribution 4.0 International (CC BY 4.0), https://wellcomecollection.org/works/v2db7hrm.

Ein anderes Szenario zum Ursprung der Krankheiten und Heilmittel beschreibt das Jubiläenbuch (ca. 150 v. Chr.). Um gegen die verbliebenen Dämonen und ihre Attacken gefeit zu sein, versorgen die Dienstengel Noah mit dem entsprechenden Wissen über die Krankheiten und alle relevanten Heilmittel (Abb. 11).[38] Bei Ben Sira (Sirach) gilt Krankheit als ein zu vermeidendes Übel und ein Arzt, der mit Gottvertrauen den Kranken hilft, wird gepriesen. In den Qumran-Texten vom

---

[37] Für Untersuchungen dieser und weiterer Episoden, siehe I. CRANZ, Royal Illness and Kingship Ideology in the Hebrew Bible (Cambridge 2021).
[38] Zu Engeln und Dämonen bei der Heilung in Tobit, siehe B. EGO, Tobit (Stuttgart 2020).

Toten Meer finden sich zahlreiche Passagen über den Umgang mit dem Körper und Krankheit, die häufig als mit dämonischen Attacken oder der Sünde und dem Status der Unreinheit (Menstruation/Schwangerschaft/Samenerguss) verbunden gesehen wird. Geheilt wird daher pharmazeutisch, aber auch mit Psalmen, Beschwörungen (Abb. 12), Amuletten (Abb. 13) und anderen Praktiken.

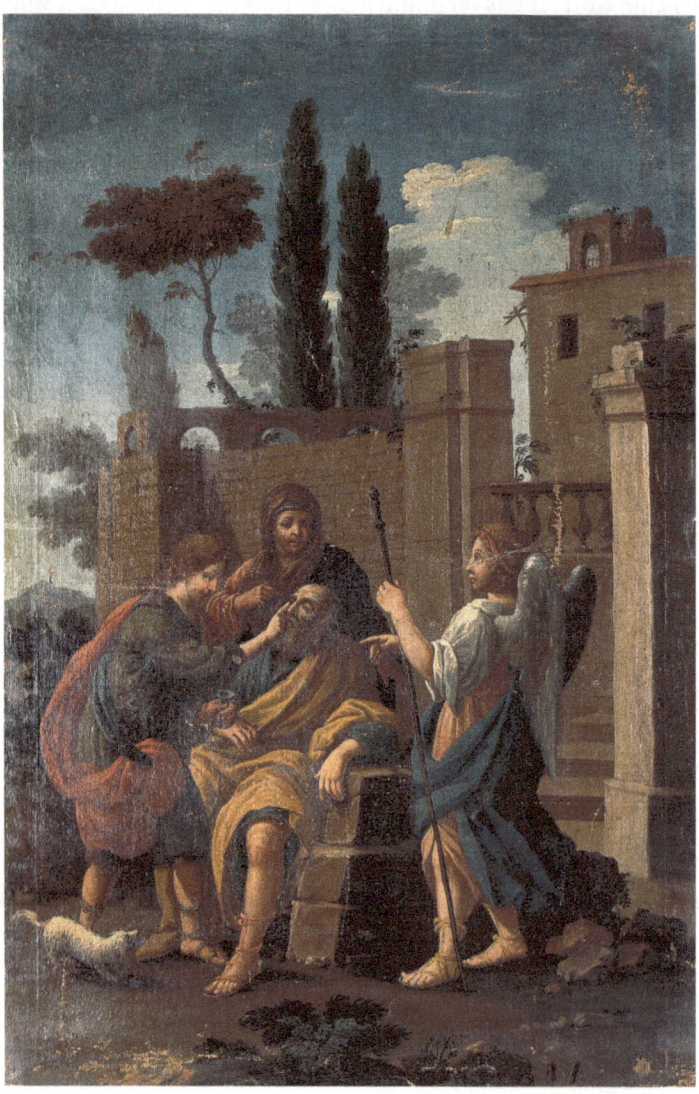

Abb. 11: Tobias heilt die Blindheit des Tobit, mit Anna und Raphael. Ölgemälde. Quelle: Wellcome Collection. Attribution 4.0 International (CC BY 4.0), https://wellcomecollection.org/works/ewsgxnm8/items?canvas=1.

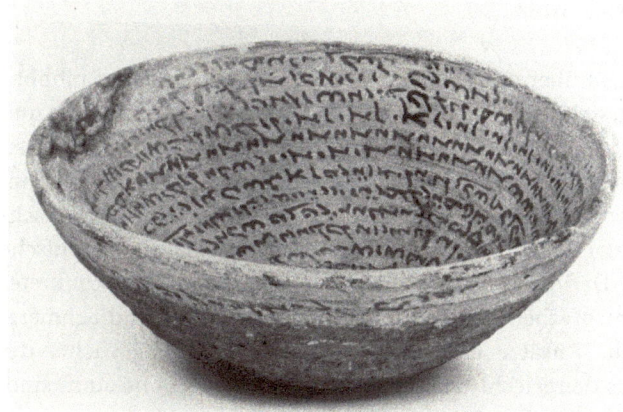

Abb. 12: Beschwörungsschale mit Inschriften in Mandäisch, Mesopotamien. Quelle: Wellcome Collection. Attribution 4.0 International (CC BY 4.0), https://wellcomecollection.org/works/yz2zeksw/items?canvas=1.

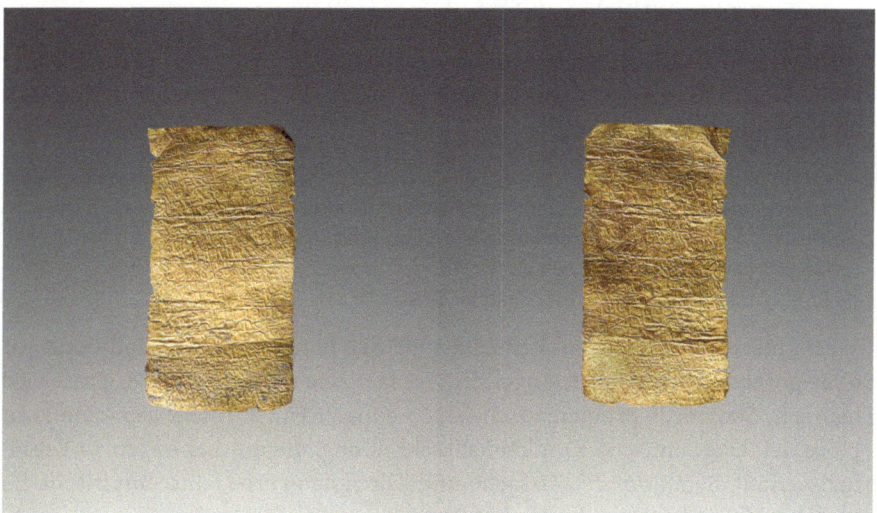

Abb. 13: Tafel (Lamella) mit einem Zauberspruch gegen Epilepsie. Quelle: http://www.getty.edu/art/collection/objects/9214/unknown-maker-tablet-lamella-with-an-incantation-against-epilepsy-roman-3rd-century-ad/?dz=0.5000,0.6035,0.71.

Krankheit bei den Rabbinen

Wenn man Vorstellungen über den kranken Körper in biblischen und rabbinischen Texten vergleicht, so lässt sich eine starke Tendenz zur Differenzierung und Spezialisierung beobachten. Zwar spielen theologische und ethische Gesichtspunkte – der Tun-Ergehen-Zusammenhang bzw. Krankheit als Folge moralischer Verfehlungen – eine wichtige Rolle, werden aber stärker von physiologisch-therapeutischen Ansätzen flankiert. Während eine medizinische, philosophische oder anthropologische Definition von Krankheit fehlt, wird anhand konkreter Beobachtungen eine entsprechende Terminologie zu Krankheits- und Schmerzerfahrungen entwickelt. Ansätze eines Konzepts des Ungleichgewichts der Körpersäfte, wie sie aus der griechischen und indischen Medizin bekannt sind, finden sich aber im palästinischen Midrasch Leviticus Rabba 15:2:

> »Ein Mensch besteht zur Hälfte aus Wasser und zur Hälfte aus Blut. Verhält er sich lobenswert, dann herrscht weder Wasser noch Blut vor. Sündigt er, dann herrscht Wasser vor und er wird zum *Hydrokan* (Wassersucht?) oder Blut herrscht vor und er wird mit *Tzaarat* (Hautkrankheit) geschlagen.«

Im Bavli findet man die Beschreibung von Darmproblemen und anschwellenden Flüssen – ein Konzept, das aus dem alten Mesopotamien, dem Land der Flüsse und Kanäle, entlehnt wurde[39]:

> »Shmuel und Karna saßen am Ufer des Malka-Flusses und sie sahen, wie das Wasser anstieg und trüb wurde. Shmuel sagte zu Karna: »Ein großer Mann kommt aus dem Westen, der unter Darmproblemen leidet, und das Wasser steigt an, um ihn zu empfangen, geh und rieche an seinem Gefäß.«
> Er ging und fand Rav, […]« (bShabbat 108a)

Viele unterschiedliche Krankheitsbilder werden in rabbinischen Traditionen oft ohne größere Erörterungen eingeführt, so dass eine retrospektive Diagnose nach heutigen Standards problematisch ist. In einigen Fällen findet sich eine komplexe, teil taxonomische Krankheitsbeschreibung, die mit Leitfragen zu Krankheitsverlauf, Symptomatik, Ursache und Therapie operiert und empirische Behandlungsschilderungen beinhaltet.[40]

Mit den Krankheitsbezeichnungen und -beschreibungen einher gehen auch reichhaltige Sammlungen oder Cluster von Rezepten und Therapien, die zum Teil als umfassende Kataloge wie im sogenannten »Rezeptbuch« im Traktat Gittin funktionieren (Abb. 14).[41]

---

39 Zur Analogie zwischen Körper und überschwemmter Flusslandschaft, siehe STEINERT 2013.
40 Z.b. bAvoda Zara 28a, bYoma 84a; yShabbat 14,4 (14d); yAZ 2,2 (40d). Vgl. dazu LEHMHAUS 2016, v. a. 273–276.
41 Vgl. M. GELLER, Akkadian Healing Therapies in the Babylonian Talmud (Berlin 2004); M. AMSLER, Effective Combinations of Words and Things: The Babylonian Talmud Gittin 67b–

Körperkonzepte in (spät)antiken jüdischen Traditionen   123

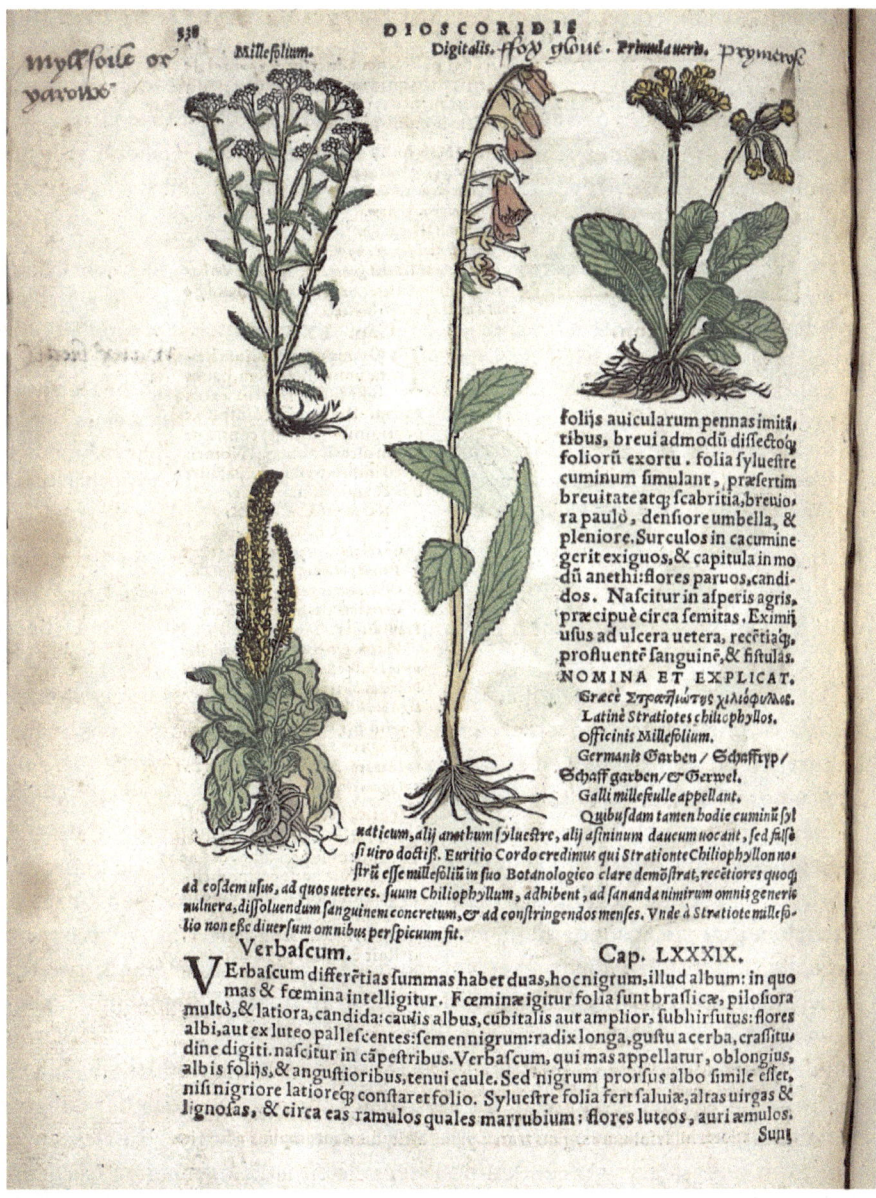

Abb. 14: Dioscorides, *De medicinali materia*. Quelle: Wellcome Collection. Attribution 4.0 International (CC BY 4.0), https://wellcomecollection.org/works/x5uyshf9/items?canvas=1.

70b and the Literary Standards of Late Antiquity (PhD Dissertation, University of Zurich 2018).

Heilung und Linderung für den Kranken haben hohe Priorität und ein Heilkundiger galt als unabdinglich für einen »zivilisierten« Wohnort (bSanhedrin 17a). In der Realität war der Zugang zu ärztlicher Heilung jedoch oft durch räumliche, soziale oder ökonomische Faktoren beschränkt, so dass man sich mit gängigem Heilwissen der »Hausapotheke« behelfen musste. Daher treten die Rabbinen im Sinne der Hilfe zur Selbsthilfe in vielen Passagen selbst als Patienten und medizinische Ratgeber oder Behandelnde auf:

> »R. Abahu hatte Ohrenschmerzen und er wurde dahingehend von R. Jochanan beraten – manche sagen: [Er wurde] von jenen im Lehrhaus [beraten]. Was waren die Ratschläge [, die er bekam]? – Diese entsprachen jenen von Abbaye [der sagte]: »*Em* (»Mutter« oder »ein(e) Experte/in«) sagte mir, dass die Nieren nur erschaffen wurden, um die Ohren zu heilen.« So sagte es auch Raba: »Minjomi, der Arzt, sagte mir, dass jegliche Flüssigkeit außer dem Saft der Nieren schlecht für das Ohr ist. Man soll die Niere eines ›kahlen Bocks‹ nehmen, sie kreuzweise einschneiden und auf die glühenden Kohlen legen. Das Wasser, das hervortritt, soll man ins Ohr gießen – jedoch weder [zu] heiß noch [zu] kalt, sondern lauwarm.«« (bAvoda Zara 28b)

In dieser kurzen Passage finden sich drei Ebenen des Transfers medizinischer Expertise: der Patient (R. Abahu), der Ratschlag der Gelehrten und die beiden auf weibliche und männliche Expertenmeinungen (*Em/Minjomi*) gestützten Therapien.

An vielen Stellen wird deutlich, dass die rabbinische Konzeption des Körpers sowohl von holistischen Ideen als auch von starken Tendenzen zur regionalen, kulturellen oder individuellen Differenzierung geprägt war. So werden in einer Diskussion über das Verbot des (als genussvoll gedachten) Badens in der ersten Trauerwoche sowohl der regionale Brauch (»im Süden badet man«) als auch individuelle Notwendigkeit (schwache Körperkonstitution) als Ausnahmen akzeptiert.[42] Bei der Auslegung der Gebote sollte man daher immer den einzelnen Menschen und die Besonderheiten des Falls im Blick haben. Des Weiteren wird das Baden aufgrund medizinischer Notwendigkeit (z. B. bei einer Hautkrankheit) als lebensnotwendig angesehen und darf selbst an hohen Fasten- und Trauertagen ohne Bedenken praktiziert werden.[43]

Persönliche Prädisposition und (Veränderung der) Essgewohnheiten sind ein zentrales Thema der Ratschläge zur gesunden Lebensweise. Auch der Umgang mit und die Dosierung von Heilmitteln ist abhängig von Faktoren wie Geschlecht und Alter oder den jeweiligen kulturell-regionalen Gepflogenheiten (Palästina und Babylonien) und der individuellen körperlichen Gewöhnung an bestimmte

---

42 Vgl. mBerakhot 2,6.
43 yBerakhot 2,7 (5b); tShabbat 12,3; yShabbat 14,3 (14c).

Stoffe.⁴⁴ Sehr häufig wird bei den therapeutischen Diskussionen auf direkte Erkenntnisse und Erfahrungen zurückgegriffen, also auf Wissen, das die Rabbinen aus der direkten Anwendung beziehen.

Der sterbende und tote Körper⁴⁵

Krankheiten oder Verletzungen, oftmals von diversen Schmerzformen begleitet, galten den Rabbinen als gefährliche Krise des Gesundheitszustands, die sie durch eine Kategorie klar von gewöhnlichen, vernachlässigbaren Beschwerden abgrenzten. Als ein solcher Marker kontrastieren *sakanta* (»Gefahr/Lebensgefahr«) bzw. das Adjektiv *mesukan* (»gefährlich krank«) den Zustand in einer Krise deutlich mit dem eines »gesunden Menschen« (*bari*).⁴⁶ Dies steht im Einklang mit dem hohen Wert der Gesundheitserhaltung und der Lebensrettung an sich, die mit dem hebräischen Begriff *pikuach nefesch* (wörtlich »Wachen über die Seele«) markiert werden.⁴⁷ Dieses Prinzip hebt im Falle akuter Lebensgefahr nahezu alle biblischen und rabbinischen Vorschriften, insbesondere die Sabbatruhe oder die Heiligkeit der Feiertage, auf und erlaubt medizinische Intervention.

Eine weitere Markierung bildet das »Stundenleben« (*chaye ha-sha'a*) einer Person mit tödlicher Krankheit oder Verletzung. Der Talmud (bAvoda Zara 27a–b) diskutiert, ob und wie die ansonsten in kritischen Zuständen verbotene Behandlung durch Nichtjuden erlaubt ist, wenn der baldige Tod wahrscheinlich ist, aber eine Rettung in letzter Sekunde akzeptiert wird.

Die Grenzkategorie zwischen Leben und Tod *schekhiv me-ra* (»von Übel daniederliegend«) bezeichnet einen Zustand wahrscheinlich unheilbarer Krankheit in der Endphase (»schwer krank« bzw. »sterbenskrank«) – allerdings mit minimaler Möglichkeit einer Genesung. Einem Todkranken erspart man die üblichen Regularien und Formalien bei der Organisation seines Besitzes bzw. seines Nachlasses, den dieser sogar am Sabbat und mündlich vornehmen kann (bBaba Batra 135b und 156b).

Die Kategorie *trefah* (wörtlich »von einem Raubtier gerissen«) bezieht sich gewöhnlich auf koschere Tiere, die wegen körperlicher Defekte oder Verletzungen als Aas oder rituell defektiv verboten sind. Die Liste dieser meist tödli-

---

44 Vgl. bShabbat 140a (Kühlungsanwendungen im Badehaus/bei Fieber); bGittin 69b (Magenschmerztherapie).
45 Vgl. allgmein JÜTTE 2016, 369–421.
46 Vgl. bBB 156a.
47 »Beachtet meine Gesetze und Rechtsvorschriften; wer sie lebt, wird durch sie leben« (Lev. 18,5). Es wird ausdrücklich betont: »durch die Gesetze leben« und nicht »ihretwegen sterben«.

chen Verletzungen (wie etwa das Fehlen, Zerquetschen oder Perforieren eines Organs, multiple Brüche, eklatante Verletzungen der Haut oder der Wirbelsäule) wird auch auf Menschen übertragen. Sie kann auch Personen mit einer tödlichen Krankheit einschließen, die noch bis zu einem Jahr leben, deren sicherer Tod aber angenommen wird.[48]

Die Bezeichnung *gosses* (hebr. »fallend/sinkend«) wird für jemanden verwendet, der innerhalb der nächsten (drei) Tage oder gar Stunden sterben wird. Umgeben von Menschen aus der Familie und Gemeinschaft für letzte testamentarische Korrekturen und das Sündenbekenntnis, gilt die Person jedoch als Lebende und darf auf keinen Fall wie ein Toter behandelt werden. Im Traktat *S^emachot/Evel Rabati* über die Regeln zu Sterben, Beerdigung und Trauer wird betont, dass das Schließen der Augen oder ähnliches verboten ist, da der Sterbende einer »tropfenden Kerze« gleiche – »sobald jemand diese berührt, verlischt sie«.[49] Alles, was das Sterben von außen beschleunigt, aber auch jegliche den Tod hinauszögernde Handlung und Äußerung soll vermieden werden. Das schwierige Ausbalancieren zwischen Beschleunigung und Hinauszögern des Todes findet sich in einer eindrücklichen Geschichte über die Dienerin von R. Jehuda, dem Patriarchen, genannt Rabbi:

> »An jenem Tag, an dem Rabbis Seele sich zur Ruhe begeben sollte, ordneten die rabbinischen Gelehrten (Rabbis Kollegen und Schüler, die bei ihm waren) ein Fasten an und flehten um Erbarmen. Auch bestimmten sie: »Wer behauptet, Rabbi sei gestorben, werde mit dem Schwert niedergestochen.«
> Die Haushälterin von Rabbi stieg auf die Dachterrasse hinauf und sprach: »Die oben [im Himmel] verlangen nach Rabbi, und die hier unten verlangen [ebenfalls] nach Rabbi. Möge es Gottes Wille sein, dass die hier unten über jene dort oben triumphieren.« Als sie aber sah, wie oft er (Rabbi, der an einer chronischen, schmerzhaften Darmentzündung litt) zur Toilette hinaufstieg, die Tefillin ab- und anlegte, und sich schrecklich quälte, sprach sie: »Möge es [Gottes] Wille sein, dass jene oben über diese hier unten triumphieren.« Da aber die Rabbinen nicht schwiegen um Erbarmen zu bitten [was Rabbi schützte und seinen Tod verhinderte], nahm die Haushälterin einen Krug und warf ihn von der Dachterrasse hinab. Da unterbrachen die Rabbinen [vor Schreck kurz ihre Bitten um] Erbarmen, und die Seele Rabbis kehrte zur Ruhe ein.« (bKetubot 104a)

Ausgerechnet das Gebet der Gelehrten um Gottes Erbarmen zögert hier Rabbis Tod hinaus und verlängert sein Leiden (Abb. 15). Das Mitgefühl der Haushälterin mit dem alten, schwachen und gepeinigten Meister und ihr beherztes Einschreiten durchbricht diesen Kreis des Nicht-Sterben-Lassen-Wollens und ermöglicht den Übergang in den Tod. Denn der Tod tritt laut Talmud erst mit dem

---

48 Vgl. bSanhedrin 78a.
49 Traktat Semachot 1,1–4. Vgl. bShabbat 151b.

»Ausgehen der Seele bzw. des Atems« (*jetziat neschama*)[50] ein und wird häufig in Gestalt des Zugriffs des Todesengels, in Ausnahmefällen mit einem göttlichen Kuss beschrieben. Die Toten erwartet vor einer zukünftigen körperlichen Auferstehung noch die als »Grabesschmerz« bezeichnete Phase der Seelenablösung sowie ein temporäres Purgatorium in der Gehenna.[51] Die Rabbinen schildern zudem in diversen Narrativen das Schmerzempfinden der Toten und ihre Interaktion mit der Welt der Lebenden.[52]

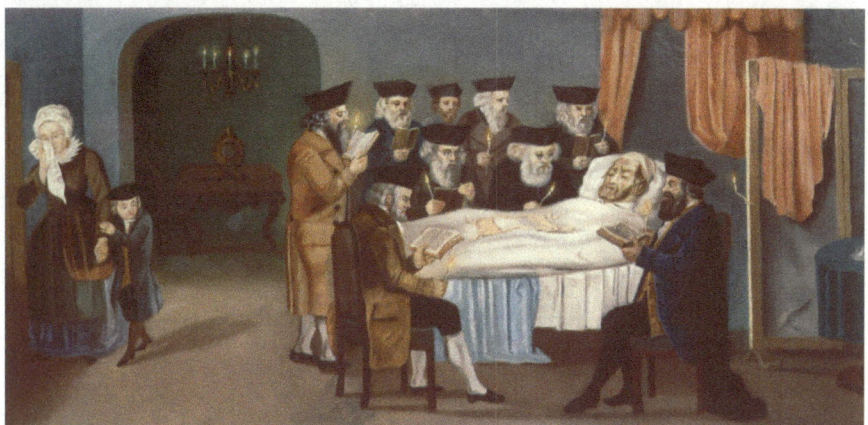

Abb. 15: Mitglieder der Prager Beerdigungsbruderschaft beten bei einem Sterbenden (um 1772). Quelle: https://commons.wikimedia.org/wiki/File:Prager_Beerdigungsbruderschaft.jpg.

Zusammenfassung

Dieser Überblick hat gezeigt, dass die (spät)antiken jüdischen Traditionen ein facettenreiches Repertoire an Körperkonzepten aufweisen, das vielfach durch die enge Interaktion mit Akteuren und Traditionen in ihrem kulturellen Umfeld entwickelt wurde. Zentral ist die Verbindung von Körperwissen mit den eigenen Traditionsbeständen (Bibel/Halakha). So kommt es etwa zur Metaphorisierung des weiblichen Körpers als Haus, dem Verständnis physiologischer Prozesse in Analogie zur Land(wirt)schaft oder zu abstrakt-theoretischen und taxonomischen Modellen. Oft zeigt sich eine Kombination von theoretisch-rezipiertem und durch körperliche Erfahrung gewonnenem Wissen, das von der Geburt bis ins Grab reicht (Abb. 16).

---

50 Vgl. bYoma 85a, wo Gen. 7,22 »alles, was Odem des Lebens hatte« als Definition des Lebenden bzw. Toten benutzt wird.
51 Zum Todesengel vgl. bAZ 20b; BShabbat 156b. Siehe zur Gehenna etc. Midrasch Psalmen 11,6.
52 Vgl. bSanhedrin 47b; bShabbat 13b&152b; bBava Metzia 85b; bBerakhot 18b.

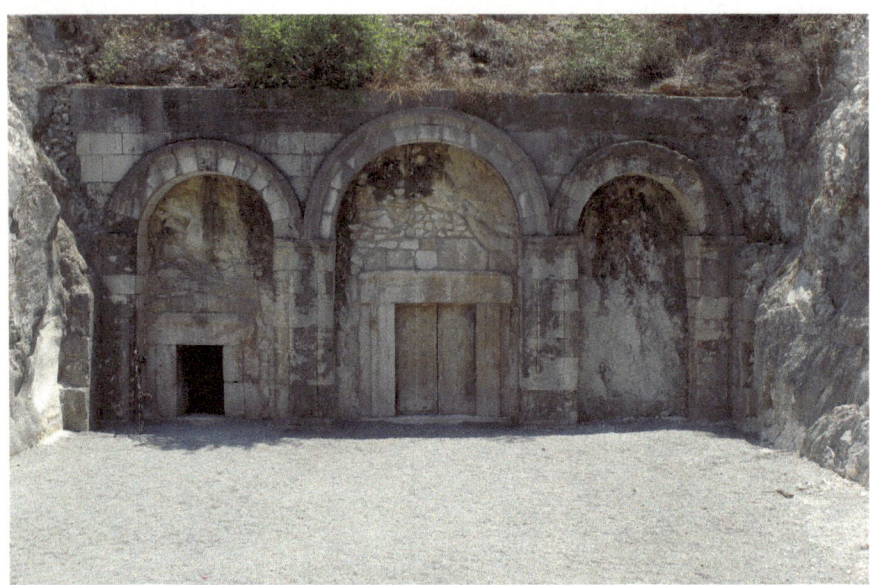

Abb. 16: Rabbi Judah ha-Nassis Grab, Bet Shearim, Israel. Von Davidbena – Eigenes Werk, CC BY-SA 4.0, https://commons.wikimedia.org/w/index.php?curid=79691579.

Auswahlbibliographie

C. Baker, Re-building the House of Israel. Architectures of Gender in Jewish Antiquity (Stanford 2002).

D. Boyarin, Carnal Israel: Reading Sex in Talmudic Culture (Berkeley 1993).

H. Eilberg-Schwartz (Hrsg.), People of the Body: Jews and Judaism from an Embodied Perspective (Albany, NY 1992).

C.E. Fonrobert, Menstrual Purity. Rabbinic and Christian Reconstructions of Biblical Gender (Stanford 2000).

R. Jütte, Leib und Leben im Judentum (Berlin 2016).

L. Lehmhaus, Vom Körperwissen und Wissenskörper zum Wissenskorpus. Körperdiskurse und Körpermetaphorik in der talmudischen Tradition, in: *Paragrana* 25,1 (2016) 255–280.

J. Preuss, Biblisch-Talmudische Medizin: Beiträge Zur Geschichte der Heilkunde und der Kultur überhaupt (Berlin 1911).

J. Schofer, Confronting Vulnerability: The Body and the Divine in Rabbinic Ethics (Chicago 2010).

U. Steinert, Fluids, rivers, and vessels: metaphors and body concepts in Mesopotamian gynaecological texts, in: *Journal des Médecines Cunéiformes* 22 (2013) 1–23.

Katharina Sabernig

Gesundheit – Krankheit – Tod in der Tibetischen Medizin

Einführung

Wie unterscheidet die tibetische Medizin einen lebendigen von einem toten Körper oder Krankheit von Gesundheit? Zunächst muss festgehalten werden, dass sich die klassische Lehre in Tibet in erster Linie mit dem lebendigen Körper auseinandersetzt und anhand heterogener Kategorien die Entstehung von Leben, Gesundheit, Krankheit und den Niedergang erläutert. Dieser Prozess endet mit dem Tod; Konzepte darüber hinaus bietet nicht die Medizin, sondern die Religion – der Buddhismus, wobei die medizinische Lehre häufig von religiösen Aspekten überlagert wird.

Das bedeutendste Werk ist das vierteilige Werk *Vier Tantras* (*rgyud bzhi*), dessen Entstehung im dreizehnten Jahrhundert angenommen wird und das neben eigenen auch auf Überlieferungen benachbarter Regionen beruht.[1] Jeder der vier Teile behandelt bestimmte Themen aus unterschiedlicher Perspektive: Das *Wurzeltantra* (*rtsa rgyud*) stellt die wichtigsten Grundkonzepte vor. Das folgende *Tantra der Erklärung* (*bshad rgyud*) bringt die damit verbundenen Details, man könnte von »vorklinischem« Wissen sprechen. Dieser Teil liegt im Zentrum der folgenden Ausführungen. Im Gegensatz dazu erörtert das *Tantra der Instruktionen* (*man ngag gi rgyud*) die medizinischen Kenntnisse hinsichtlich ihrer klinischen Anwendung. Das *Nachfolgende Tantra* (*phyi maʼi rgyud*) vertieft bestimmte Themen der Diagnostik und der Pharmakologie.

Die Architektur der vier Textteile ist sozusagen ineinander verwoben: Der Zufall will es, dass die ursprüngliche Bedeutung von *tantra* im Sanskrit »Webstuhl« lautet, erst im übertragenen Sinn soviel wie »Lehre« oder »Lehrtext« in entsprechenden Kontexten. Metaphorisch werden zudem einzelne Kapitel in Form von Baumhierarchien strukturiert, wobei Stämme und Äste für Unterab-

---

1 TAUBE (1981) 10f.; kritische Ausgabe: BSTAN-VDZIN-DON-GRUB, *Dpal ldan rgyud bzhi: dpe bsdur ma. Rgyal khab krung lugs gso rig do dam cus mi rigs sman gzhung dpe sna dag bsgrigs.* 2 vol. (Pe cin 2005).

schnitte stehen und die Blätter Details symbolisieren.² Die einzigen Blüten und Früchte der Bäume des *Wurzeltantras* skizzieren die Definition von Gesundheit: Zwei Blüten stehen für Freiheit von Krankheit (*nad med*) bzw. Langlebigkeit (*tshe ring*) und drei Früchte für eine Trilogie aus religiösem (*chos*) sowie materiellem Wohlstand (*nor*) und Zufriedenheit (*bde ba*). Der Text wurde bislang nur in das Chinesische, Mongolische und Russische vollständig übersetzt.³ Als besonderer Schatz gilt die im siebzehnten Jahrhundert angefertigte Sammlung von 77 Thangkas (Rollbilder), welche den wichtigsten klassischen Kommentar zu den *Vier Tantras,* den *Blauen Beryll,* anschaulich illustrieren.⁴

Gesundheit, Krankheit und der Niedergang

Diese zutiefst menschlichen Zustände behandelt das *Tantra der Erklärung* ausführlich unter dem Themenkomplex »das Objekt der Heilung«. Der Abschnitt zum gesunden Körper umfasst die Anatomie inklusive der Embryologie sowie diverse physiologische Prozesse, zu denen auch der natürliche Sterbeprozess zählt. Der Abschnitt zur Krankheit beleuchtet unter anderem die allgemeine Ätiologie, Pathogenese und Nosologie. Spezifische Krankheiten werden in dem 92 Kapitel zählenden *Tantra der Instruktionen* abgehandelt. Die folgende kurze Darlegung konzentriert sich auf die Konzepte vom Beginn und dem Ende des menschlichen Lebens.

Entstehung des menschlichen Lebens

Am Anfang steht die Embryologie, gegliedert in 1) Ursachen (*rgyu*), 2) Auslöser (*rkyen*) sowie 3) »innere« Anzeichen der Geburt (*khong nas btsav bavi rtags*). Die beiden Zweige des ersten Stammes auf Abb. 1 erklären die Ursache und Entstehung menschlichen Lebens. Knapp zusammengefasst zählen zu den Ursachen das uterine Blut der Mutter und der Same des Vaters, frühere leidvolle Erfahrungen und die Fünf Elemente. Die Qualität dieser elterlichen reproduktiven Flüssigkeiten wird vom Mischungsverhältnis der Drei Säfte geprägt: Wind (*rlung*), Galle (*mkhris pa*) und Schleim (*bad kan*). Zudem hemmt ein Mangel eines der Fünf Elemente die Keimesentwicklung.⁵ Im Rahmen der »Empfäng-

---

2 Siehe SABERNIG (2017a).
3 Deutschsprachige Ausgabe der beiden ersten Teile: PLOBERGER (2012).
4 *Illustrationen zum Blauen Beryll,* siehe PARFIONOVITCH et al. (1996).
5 Die Fünf Elemente entsprechen den indischen Elementen Erde, Wasser, Feuer, Wind und Raum, in seltenen Fällen, wie in ausgewählten Kapiteln zur Diagnostik, werden auch die chinesischen Fünf Elemente (Erde, Wasser, Feuer, Holz und Metall) erwähnt. Für die Em-

nisweise« (*mngal len tshul*; Abb. 2) werden generelle Aspekte zur Empfängnis sowie ein Menstruationszyklus beschrieben, wobei auch darauf eingegangen wird, an welchen Tagen ein Mädchen oder ein Junge gezeugt wird: an geraden Zyklustagen ein Mädchen, an den ungeraden ein Bub. Ab dem zwölften Tag kann, ähnlich wie sich die Blütenblätter einer Lotosblume nach Sonnenuntergang schließen, kein Same mehr aufgenommen werden. Die Texte des indischen Āyurveda kennen hier ähnliche Vorstellungen, allerdings wird in der *Suśrutasaṃhitā* eine genau umgekehrte Erklärung hinsichtlich der geschlechtsspezifischen Tage der Konzeption gegeben.[6] Ein davon unabhängiges Konzept hält fest, dass bei Überwiegen des Samens ein Junge gezeugt wird und bei einem Überwiegen von Blut ein Mädchen; bei einem Kräftegleichgewicht entsteht entweder ein geschlechtsneutrales oder ein geschlechtsloses Wesen. Eine durch »Wind« induzierte Teilung führt zur Geburt von Zwillingen. Die reproduktiven Flüssigkeiten wirken zusätzlich konstituierend auf eine Reihe anderer Organsysteme: Der Same des Vaters erzeugt das Knochengewebe und das Gehirn mit dem Rückenmark, während aus dem uterinen Blut der Mutter Muskelgewebe, Blut sowie die Organe entstehen. Darüber hinaus wird den Fünf Elementen eine wichtige Rolle in der Heranbildung von Körperfunktionen und Sinnesorganen zugeschrieben.[7] Es ist jedoch festzuhalten, dass die Fünf Elemente zwar in der Embryonalentwicklung des Menschen sowie den Stadien seines Niedergangs eine wichtige Rolle spielen, im Falle medizinischer Kernthemen, wie Pathogenese, Diagnostik oder Therapie, jedoch kaum in Erscheinung treten.

Der üppige mittlere Stamm auf Abbildung 1 erklärt die ausgebildeten Zeichen während der gesamten Schwangerschaft. Es werden dabei fast naturwissenschaftlich anmutende komplexe Modelle und Termini genannt, die bei näherer Betrachtung jedoch nicht mit modernen Begriffen identifizierbar sind. Zu Beginn erfährt man, dass Geschlechtsverkehr und harte Arbeit sowie bestimmte therapeutische Interventionen (wie kathartische Methoden oder Aderlass) vermieden werden sollen. Anschließend wird im *Tantra der Erklärung* die wöchentliche Genese der Embryonalentwicklung beschrieben. In den Kommentaren wird hierzu noch eine übergeordnete Metapher erwähnt: Fisch-Stadium

---

bryonalentwicklung sind sie essentiell: ohne Erde: keine Bildung; ohne Wasser: keine »Kondensation«; ohne Feuer: keine Reifung; ohne Wind: kein Wachstum; ohne Raum/Äther: keine Möglichkeit für Wachstum.

6 SHARMA (2000) 142.

7 Aus Erde entstehen Fleisch, Knochen, Nase und Geruchssinn. Aus Wasser entstehen Blut, Zunge, Geschmackssinn sowie Feuchtigkeit. Aus Feuer entstehen Verdauungswärme, Klarheit der Hautfarbe, Augen und [Wahrnehmung von] Figuren. Aus Wind entstehen Atem, Haut und taktile Empfindung. Aus Raum entstehen Köperöffnungen, Ohren und [Wahrnehmung von] Klängen.

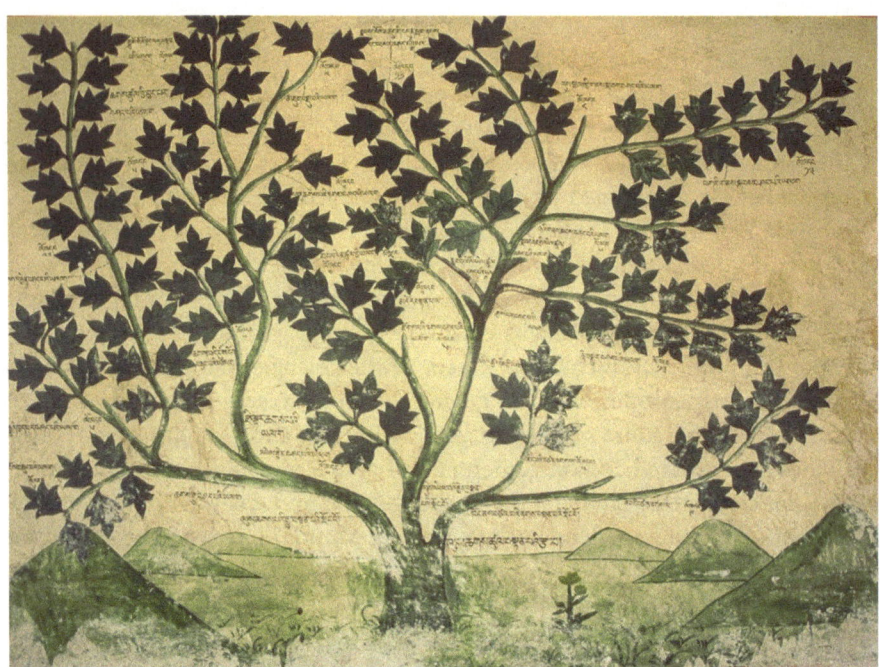
Abb. 1: Baum der Embryologie. Foto: Katharina Sabernig.

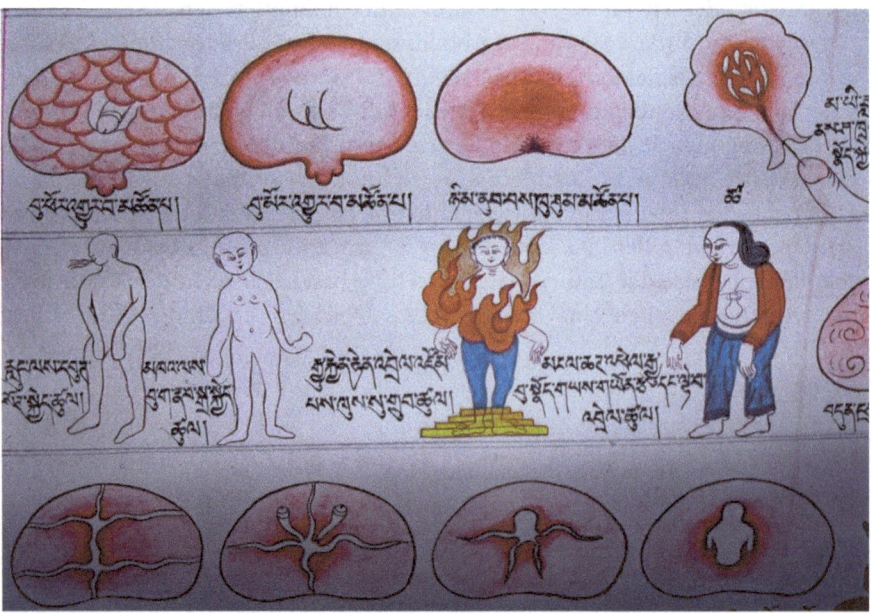
Abb. 2: Die Empfängnisweise. Foto: Katharina Sabernig.

(Schwangerschaftswoche 5–10), Schildkröten-Stadium (10–17) und Schweine-Stadium (18. Woche bis kurz vor der Geburt).[8]

Das letzte Trimenon wird von verheißungsvollen Träumen, verschieden interpretierten Bedürfnissen der Frau und Erscheinungen an Bauch und Brust begleitet, die jeweils einen Jungen, ein Mädchen, ein Neutrum oder Zwillinge ankündigen. Eine unmittelbar bevorstehende Geburt wird durch empirische Beobachtungen wie die Lokalisation von Schmerzen, die Ausscheidung von Flüssigkeit oder den Zustand der Gebärmutter angezeigt.

Modelle und Zustand des Körpers

Hinsichtlich der metaphorischen Zuordnungen beziehen sich architektonische Metaphern (zum Beispiel »Wand« oder »Balken«) meist auf den Bewegungsapparat, die sogenannten soliden Organe[9] werden mit Staatsorganen verglichen oder Gefäßorgane einfachen Alltagsgegenständen zugeordnet. Ähnliche Vergleiche menschlicher Körperteile mit Gebäudeteilen gibt es in vielen Kulturen.[10] Eine auffallende Ähnlichkeit mit klassischen chinesischen Werken zeigt sich bei der metaphorischen Beschreibung der Organe als Elemente der staatlichen Ordnung: So wird in beiden Traditionen das Herz mit dem Kaiser gleichgesetzt. Es ist vermutet worden, dass dieser Passus im *Tantra der Erklärung* von dem klassischen chinesischen Werk *Kanon des Gelben Kaisers über innere Medizin* beeinflusst wurde.[11] Ein auffälliger Unterschied ist allerdings die explizite Nennung weiblicher Autoritäten als Metapher für ein Organ. So repräsentiert in der tibetischen Tradition die ältere Königin die Leber (anstelle des chinesischen Militärbeamten) und die Juniorkönigin die Milz (anstelle eines Staatsbeamten).[12]

---

8   Sangs-rgyas-rgya-mtsho <Sde-srid> [1988–1892]. *Bai ḍūr sṅon po: being the text of »Gso ba rig pa'i bstan bcos sman bla'i dgoṅs rgyan rgyud bźi'i gsal byed Bai ḍūr sṅon po'i ma lli ka«*: Sde-srid Saṅs-rgyas-rgya-mtsho's detailed synthetic treatise on the Rgyud-bźi, the fundamental exposition of Tibetan Ayurvedic medicine, reproduced from a print of the 1888–1892 blocks preserved in the Lha sa lcags po ri rig byed vgro phan gling. T. Y. Tashigangpa [Hrsg.]; 4 vols. (Leh: 1973) 132/2–135/2; Parfionovitch et al. (1996) 181f.
9   Ähnlich wie in der traditionellen chinesischen Medizin versteht man unter »soliden Organen« Herz, Nieren, Milz, Leber und Lunge, unter Gefäßorganen Magen, Dünndarm, Dickdarm Gallenblase und Harnblase. In der tibetischen Tradition wird zusätzlich ein sechstes Organ gezählt, *bsam sevu* üblicherweise als »Organ der Reproduktionsflüssigkeiten« übersetzt, über dessen genaue Identifizierung aber Uneinigkeit besteht.
10 Cf. J. L. Barona, The Body Republic: Social Order and Human Body in Renaissance Medical Thought in: History and Philosophy of the Life Sciences 15 (1993) 165–80; E. Lepicard, An Alternative to the Cosmic and Mechanic Metaphors for the Human Body? The House Illustration in Ma'aseh Tuviyah (1708), in: Medical History 52 (2008) 93–105.
11 Yang Ga (2010) 157–58.
12 Cf. Parfionovitch et al. (1996) 183; Sabernig (2019a) 10.

Das Kapitel »Zustand des Körpers« (Abb. 3) stellt die dritte Säule anatomischer Klassifikation dar. Wie für buddhistische Medizintexte typisch,[13] werden hierbei diverse Gewebstypen aufgelistet und quantifiziert. Der Baum der Anatomie gliedert in: 1) körperliche Mengenverhältnisse (*ldang tshad lus zungs*), 2) zusammenhängende Kanäle (*vbrel ba rtsa*), 3) vulnerable Teile (*gnyan pavi gnad*) und 4) Zirkulationswege und Öffnungen (*rgyu lam bu ga*). In den *Vier Tantras* finden sich nur die quantitativen Angaben zu den jeweiligen Strukturen, deren Namen jedoch in den Kommentaren individuell aufgelistet werden.[14] Vereinfacht gesprochen quantifiziert der erste Stamm bestimmte Gewebearten, von der Anzahl der Knochen und Gelenke über die Muskeln und Organe bis hin zu Haaren und Poren. Die Gesamtmenge an Fett oder Blut wird anhand einer Reihe von Messgrößen quantifiziert, die fast an die Durchführung einer Autopsie erinnern: Eine »Schöpfhand« (*snyim pa*) bezeichnet die Menge, die sich ergibt, wenn beide Hände zu einer Schale zusammengelegt werden. Eine »Handvoll« (*khyor*) definiert das Volumen, welches eine geöffnete Hand füllt. Bei weniger liquiden Materialien wie Muskelvolumina gelten »Faustgrößen« (*spar tshad*) als Maß. Der Stamm schließt mit einer Definition der idealen Proportionen, der zufolge der wohlproportionierte Mensch vier Unterarmlängen misst. Dieses Körperbild war bereits durch den römischen Architekten Vitruvius bekannt und wurde später von Anatomen wie Crisóstomo Martinez (1638–1694) oder Leonardo da Vinci (1452–1519) visuell umgesetzt. Wie diese Idee genau nach Tibet gelangte, ist nicht belegt, doch gibt es Indizien, dass im ersten Jahrtausend bereits Texte aus der byzantinischen medizinischen Tradition ihren Weg nach Tibet fanden.[15]

Der zweite Stamm fasst unter der Rubrik »zusammenhängende Kanäle« verschiedene Vorstellungen von röhrenartigen Systemen zusammen, die zum Teil ineinander übergehen oder den Körper in vielfältiger Weise beleben. Ein bestimmter Typus wird auf die Embryonalentwicklung zurückgeführt, andere gelten als empirisch auffindbar, darunter in erster Linie Blutgefäße (schwarze Kanäle) und Nerven bzw. Sehnen (weiße Kanäle). Nicht alle erschließen sich dem menschlichen Auge, manche können nur durch bestimmte Meditationspraktiken visualisiert werden. Diese oft als »tantrische Kanäle« bezeichneten Strukturen wurden in aller Ausführlichkeit von Janet Gyatso erörtert.[16]

Die Kenntnis von »vulnerablen Teilen«[17] zeugt von einem detailreichen Verständnis der somatischen Lokalisationen, deren Verletzung nicht mit dem Leben

---

13 SALGUERO (2010) 70–71.
14 Diese Listen sind in deutscher Sprache zugänglich: PARFIONOVITCH (1996) 185–202; SABERNIG (2017a) 209–246.
15 TAUBE (1981) 10f.
16 GYATSO (2015) 193–250.
17 SABERNIG (2017b).

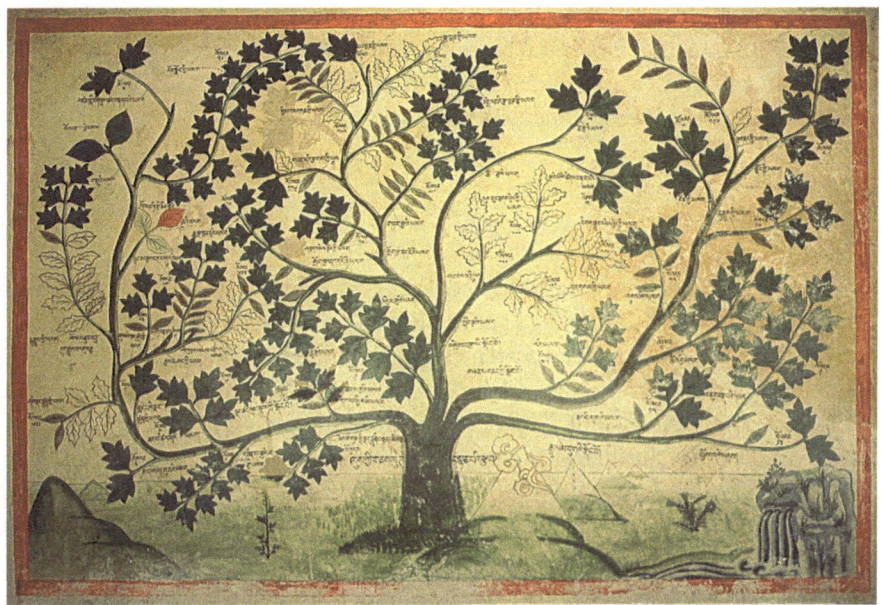

Abb. 3: Klassifizierung des Zustands des Körpers. Foto: Katharina Sabernig.

vereinbar ist oder deren Heilung nur sehr schwer möglich ist. Systematisch geordnet nach Strukturen wie Blutgefäße, Knochen oder Organen sowie topographisch lokalisiert an Kopf, Rumpf oder Extremitäten, werden in den Kommentaren über 300 solche Lokalisationen von Verletzungen explizit gelistet; davon gelten 96 als außerordentlich kritisch und 49 als moderat gefährlich. Das abschließende Unterkapitel der »Zirkulationswege und Öffnungen« nennt innere und äußere Öffnungen, durch die beim lebendigen Menschen vitale Substanzen zirkulieren, sowie Körperöffnungen zur Außenwelt, worunter neben den Sinnesöffnungen die Öffnungen der Ausscheidungsorgane verstanden werden, bei Frauen auch die Ausgänge der Milchdrüsen.

Kennzeichen und Klassifikation des Körpers

Hier werden die Grundlagen der tibetischen Humoralpathologie erklärt. Die Säfte Wind, Galle und Schleim entsprechen in vielerlei Hinsicht dem Konzept der *tridoṣa* im Āyurveda. In beiden Kapiteln wird die Funktion, Lokalisation und pathologische Wirkung der Drei Säfte umfangreich charakterisiert. Eine dreifache Gliederung ist sehr verbreitet. So werden physiologische Handlungen mit der buddhistischen Trilogie der drei »Türen« (Taten, Worte und Gedanken) verbunden, das Alter mit den Drei Säften verknüpft[18] und das Geschlecht als weiblich, männlich oder neutral bestimmt. Während der Grundtext darauf nicht weiter eingeht, finden sich in den *Illustrationen zum Blauen Beryll* sowohl inter- als auch transsexuelle Zustände aufgezeigt.[19]

Der Niedergang

Wie eingangs erwähnt, wird der Niedergang im Abschnitt über den gesunden Körper behandelt. Er kann sich subtil oder mit manifesten Vorzeichen ankündigen. Die subtilen oder »entfernten« Zeichen können in Träumen, Omina oder dem Erscheinen von Boten und ihrem Verhalten bestehen. Wenn man zum Beispiel träumt, einen Büffel zu reiten, deutet dies auf Schwindsucht; ein dorniger Strauch, der aus dem Herzen wächst, weist auf einen malignen Tumor. In solchen Fällen wird nicht die Verordnung von Arzneien, sondern die Rezitation religiöser Texte oder die Durchführung Unheil abwendender Rituale empfohlen. Die Anzeichen werden in »nah« und »sehr nah« unterschieden. »Nahe«, den Tod ankündigende Zeichen sind körperliche Manifestationen wie Blutungen aus den Körperöffnungen, Entstehung von Lungensekret, Veränderungen der Genitalien oder der Verlust von Sinneswahrnehmungen. Neben diesen klinisch beobachtbaren Zeichen bestehen die »sehr nahen« Zeichen in der schrittweisen Auflösung der Fünf Elemente, wodurch die Körperfunktionen zum Erliegen kommen.

Krankheit

Die fünf Kapitel über verschiedene Aspekte der Pathologie behandeln Ursachen, Auslöser, Eintrittsarten, Kennzeichen und die Klassifikation der Krankheiten, wobei das Thema in seiner Komplexität schrittweise vertieft wird. Als Ursache jeglicher Krankheit gelten die drei buddhistischen Geistesgifte, die mit den Drei Säften korrespondieren: Gier wird mit Wind, Hass mit Galle und Verblendung bzw. Unwissenheit mit Schleim in Verbindung gebracht. Als Auslöser gelten Faktoren wie Zeit, bestimmte Dämonen, Ernährung und Verhalten, die das Säftegleichgewicht beeinflussen. Die Eintrittsarten nehmen Bezug auf die von den pathogenen Auswirkungen der Säfte besonders betroffenen Organsysteme. Die Kennzeichen von Krankheiten stehen für vielfältige Symptome, die mit der humoralen Zunahme oder Abnahme einhergehen (Abb. 4). Die umfangreiche

---

18 Kindheit wird mit Schleim assoziiert, Erwachsenenalter mit Galle und Alter oder Senium mit Wind.
19 PARFIONOVITCH et al. (1996) 203, Nr. 21–28.

Nosologie impliziert neben medizinischen auch religiöse und metaphorische Betrachtungsweisen.[20] Die medizinische Klassifizierung unterscheidet pädiatrische, gynäkologische, andrologische, geriatrische sowie 404 generelle Krankheiten. Es handelt sich dabei um variierende Pathologien eines einzigen Körpersaftes, aber auch um komplexe Dyskrasien von zwei oder drei Säften. Ferner werden ganz konkrete Beschwerdebilder wie Hämorrhoiden, Obstipation, lokalisierte Tumore und Abszesse aufgelistet.

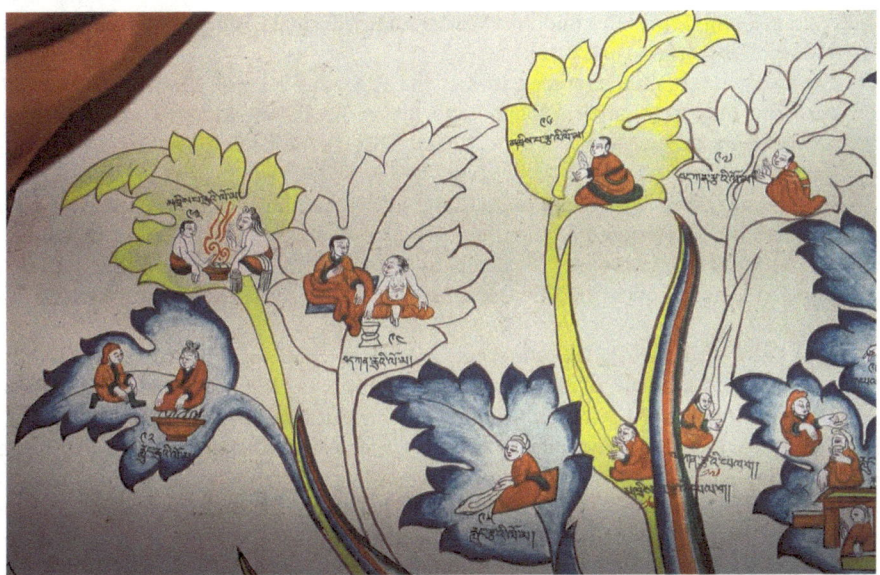

Abb. 4: Puls und Urindiagnostik der Drei Säfte. Foto: Katharina Sabernig.

Fazit

Die tibetische Medizin kennt elaborierte Konzepte über existenzielle Prozesse der menschlichen Natur, wobei grundlegende Abläufe des Werdens und Vergehens tendenziell eher in der Dynamik der Fünf Elemente begründet liegen, während bei medizinischen Kernthemen die Humoralpathologie der Drei Säfte von zentraler Bedeutung ist. Grundlegende Konzepte dieser Art finden sich in ähnlicher Form auch in diversen anderen Medizintraditionen, die in ihre jeweiligen religiösen Systeme eingebettet sind. Im Falle der tibetischen Medizin

---

20 Wörtlich wird religiöse Klassifizierung als »Ursache« (*rgyu*), die medizinische als »Basis« (*rten*) und die metaphorische als »Art« (*rnam pa*) bezeichnet.

bietet der Buddhismus den primären Referenzrahmen für Gesundheit, Krankheit und den Tod.

Auswahlbibliographie

F. GARRETT, Religion, Medicine and the Human Embryo in Tibet (London, New York 2008).

J. GYATSO, Being Human in a Buddhist World: An Intellectual History of Medicine in Early Modern Tibet (New York 2015).

Y. PARFIONOVITCH YURI, GYURME DORJE und F. MEYER (Hrsg.), Klassische Tibetische Medizin: Illustrationen der Abhandlung Blauer Beryll von Sangye Gyamtso *(1653-1705)*. Übersetzt und bearbeitet von T. GEIST, G. HECK und D. WINKLER (Bern/Stuttgart/Wien 1996).

F. PLOBERGER (Hrsg.), Wurzeltantra und Tantra der Erklärungen der Tibetischen Medizin (Deutsche Übersetzung basierend auf der Men-Tsee-khang Publikation (2008) von U. DERX und F. PLOBERGER) (Schiedlberg/Austria 2012).

K. SABERNIG, Metaphors in the Tibetan Explanatory Tantra, in: Religions 10, 346 (2019a) 1-22.

K. SABERNIG, Visualisierte Heilkunde: eine medizinanthropologische Studie zur Identifizierung der Wandbilder der medizinischen Fakultät des Klosters Labrang. Dissertation: Universität Wien, 531 Seiten. https://ubdata.univie.ac.at/AC14498862 (2017a).

K. SABERNIG, Vulnerable Parts: Locating and Defining Vital Areas of the Body in Tibetan Medicine, in: Asian Medicine 12 (2017b) 86-118.

P. SALGUERO, Mixing Metaphors: Translating the Indian medical Doctrine *Tridoṣa* in Chinese Buddhist Sources, in: Asian Medicine 6 (2010) 55-74.

P. V. SHARMA (Hrsg.), *Suśruta-saṃhitā*. Vol. 2. (Varanasi 2000).

M. TAUBE, Beiträge zur Geschichte der medizinischen Literatur Tibets (Sankt Augustin 1981).

Stephanie Mühlenfeld

welleſtv wol ſchire verſuchen ob der ſiech ſterbe oder geneſe?
– Mittelalterliche Konzepte von Krankheit und Heilung

welleſtv wol ſchire verſuchen / ob der ſiech ſterbe oder geneſe? – »Möchtest du schnell herausfinden, ob der Kranke sterben oder genesen wird?« So beginnt ein Abschnitt im mittelhochdeutschen *Bartholomäus* (vor 1200), einem der einflussreichsten medizinischen Fachtexte seiner Zeit.[1] Doch was hat es mit diesem ›Schnelltest‹, der über Leben und Sterben Auskunft geben soll, auf sich? Welche Vorstellungen hatten die Menschen im Mittelalter von den Ursachen verschiedener Krankheiten und von den medizinischen Maßnahmen, die zur Heilung führen sollten? Wie wurden diese Konzepte von Krankheit und Heilung sprachlich realisiert?

Auf diese Fragen möchte ich im folgenden Beitrag näher eingehen. Der Fokus der Betrachtung soll dabei auf drei verschiedenen Krankheitskonzeptionen liegen:
1.) Krankheit, die aus einem Ungleichgewicht der Körpersäfte resultiert
2.) Krankheit, die durch schlechte Luft (sog. *Miasmen*) entsteht
3.) Krankheit als Strafe Gottes bzw. göttliche Probe.

Die vier Körpersäfte des Menschen und gängige mittelalterliche Diagnoseverfahren

Die mittelalterliche Vorstellung von Gesundheit und Krankheit ist unmittelbar verbunden mit dem Konzept der Vier-Säfte-Lehre. Ausgangspunkt bei dieser – auch unter der Bezeichnung ›Humoralpathologie‹ bekannten – Lehre ist die Annahme, dass sich die vier Körpersäfte, gelbe Galle, schwarze Galle, Blut und Schleim, im menschlichen Körper in Balance befinden müssen. Überwiegt einer der vier Säfte, so entsteht gemäß dieser Vorstellung ein Ungleichgewicht, das Unwohlsein und Krankheit verursacht.

---

1 Vgl. T. HAFERLACH, Die Darstellung von Verletzungen und Krankheiten und ihrer Therapie in mittelalterlicher deutscher Literatur unter gattungsspezifischen Aspekten (Heidelberg 1991) 21.

Um zu überprüfen, ob ein solches Ungleichgewicht der Körpersäfte vorliegt, wurde das Verfahren der Harnschau – auch Uroskopie genannt – angewandt. Eine bildhafte Darstellung dieses Diagnoseverfahren findet sich beispielsweise im *Hortus sanitatis*:

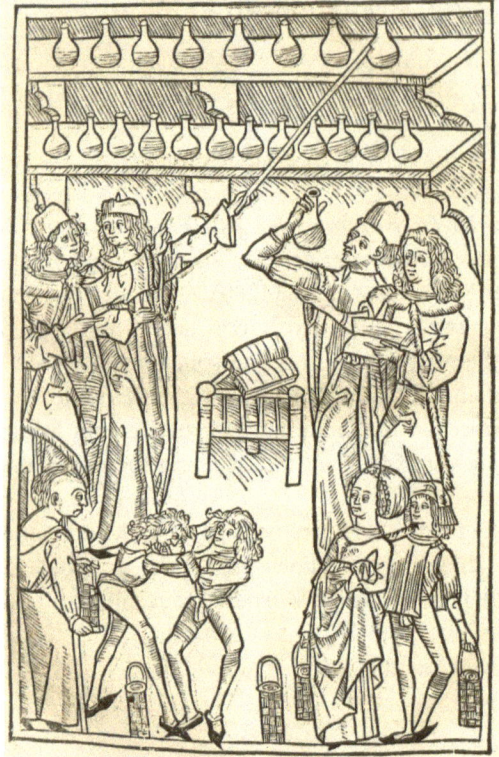

Abb. 1: *Hortus sanitatis, Moguntiae*, 1491, Bildnr. 821.[2]

Während auf der rechten Seite ein Arzt zu sehen ist, der die sog. *Matula* (das Harnglas) in die Höhe hält, sind im Vordergrund Vertreter unterschiedlicher Temperamente abgebildet. Das Paar in der rechten unteren Bildhälfte steht für den Typus des Sanguinikers – eines Menschen, von dem man dachte, sein Temperament sei maßgeblich durch sein Blut determiniert.[3] Sanguiniker galten

---

[2] Bildquelle: http://daten.digitale-sammlungen.de/bsb00027846/image_821. Lizenziert unter https://creativecommons.org/licenses/by-nc-sa/4.0/. Zugriff am 23.06.2024 um 15:26 Uhr.

[3] K.-H. Leven, Antike Wurzeln – Auf den Schultern von Hippokrates und Galen, in: Spektrum der Wissenschaft Spezial. Medizin im Mittelalter – Zwischen Erfahrungswissen, Magie und Religion (2019) 12–15; hier 14.

gemeinhin als meist positiv gestimmt und bemüht um ein harmonisches Zusammenleben mit ihren Mitmenschen.[4]

Ein weiterer Typus – der des unbeherrschten, streitsüchtigen Cholerikers – ist in der linken Bildhälfte zu erkennen: zwei miteinander ringende Choleriker, die dem Betrachter vor Augen führen, welches Verhalten aus einem Überschuss an gelber Galle resultiert.[5]

Neben dem Sanguiniker und dem Choleriker kannte die mittelalterliche *Humores*-Lehre noch den Melancholiker (der schwarzen Galle zugeordnet) und den Phlegmatiker (dem Schleim zugeordnet).[6]

Im Rahmen der Uroskopie konnte der Arzt auf eine Farbtafel zurückgreifen, mit deren Hilfe man vermeinte, das jeweilige Ungleichgewicht der Körpersäfte anhand der Farbe des Harns diagnostizieren zu können:

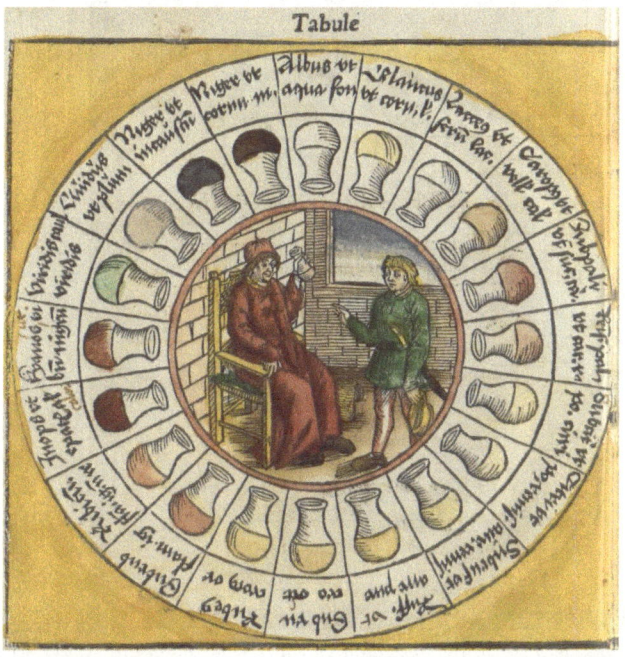

Abb. 2: Ausschnitt aus: Ulrich Pinder: *Epiphanie medicorum. Speculum videndi urinas hominum. Clavis aperiendi portas pulsuum. Berillus discernendi causas et differentias febrium*, f. 4v. Nürnberg 1506.[7]

---

4 K. P. Jankrift, Mit Gott und schwarzer Magie. Medizin im Mittelalter (Stuttgart 2005) 27.
5 Ebenda.
6 Ebenda.
7 Bildquelle: https://digital.staatsbibliothek-berlin.de/werkansicht?PPN=PPN847099202&DMD ID=&PHYSID=PHYS_0004. Lizenziert unter Public Domain Mark 1.0. Zugriff am 23.06.2024 um 15:27 Uhr.

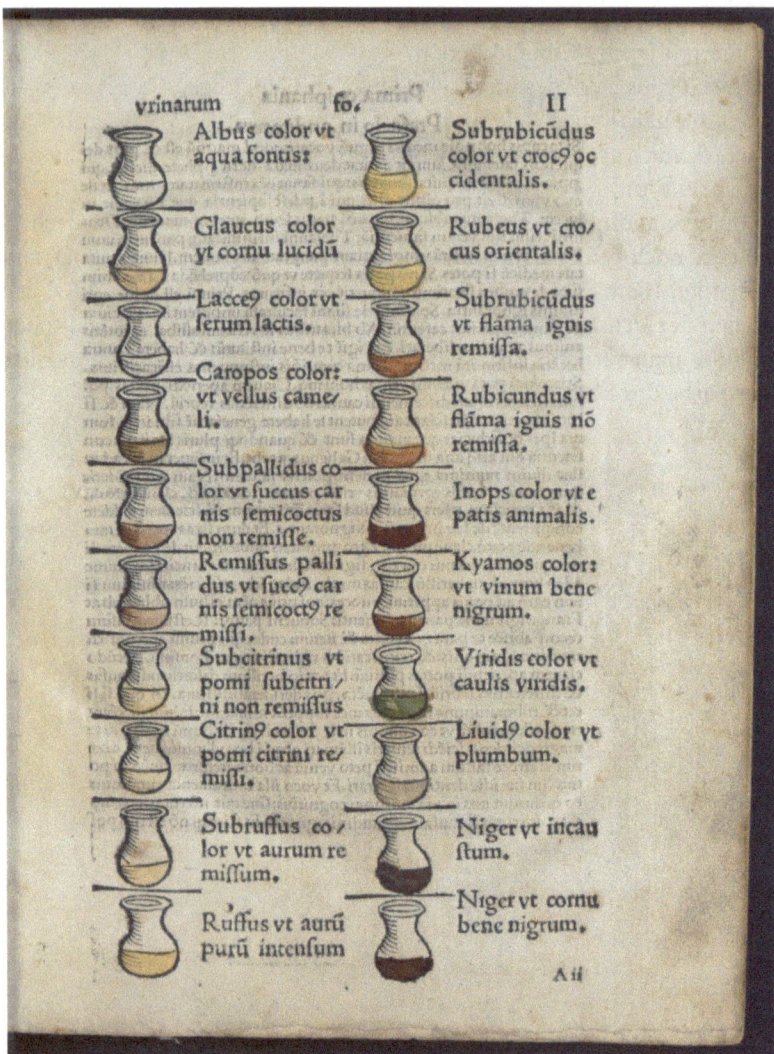

Abb. 3: Ulrich Pinder: *Epiphanie medicorum. Speculum videndi urinas hominum. Clavis aperiendi portas pulsuum. Berillus discernendi causas et differentias febrium*, f. 5r. Nürnberg 1506.[8]

Eine modifizierte Form der traditionellen Uroskopie findet sich in der Münchener *Bartholomäus*-Handschrift Cgm 92:

---

8 Bildquelle: https://digital.staatsbibliothek-berlin.de/werkansicht?PPN=PPN847099202&DMDID=&PHYSID=PHYS_0004. Lizenziert unter Public Domain Mark 1.0. Zugriff am 23.06.2024 um 15:28 Uhr.

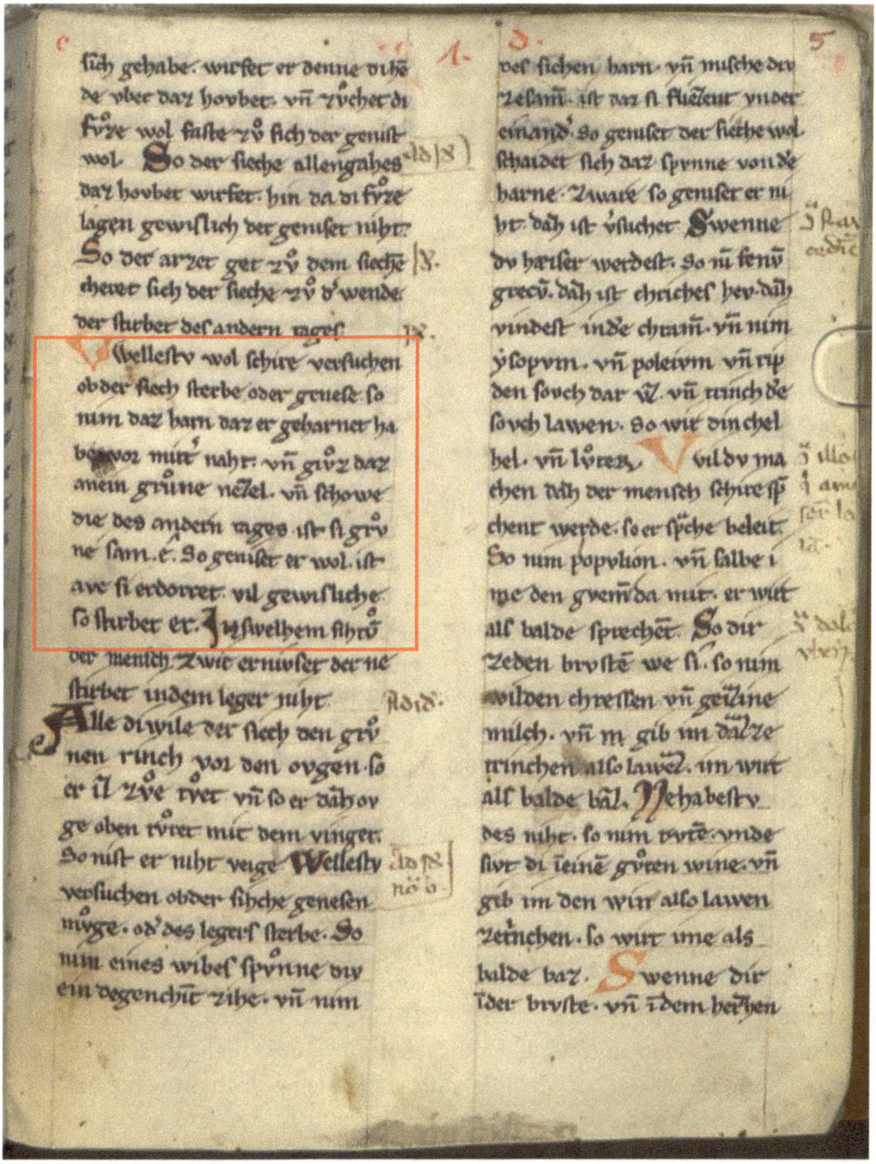

Abb. 4: *Bartholomaeus (Salernitanus), Practica (deutsch)*, Cgm 92, Folio 5r.[9]

---

9 Bildquelle: https://daten.digitale-sammlungen.de/0009/bsb00090000/images/index.html?id=00009 0000&groesser=&fip=193.174.98.30&no=&seite=15. Lizenziert unter https://creativecommons.org/licenses/by-nc-sa/4.0/. Rote Markierung von der Verf.. Zugriff am 23.06.2024 um 15:28 Uhr.

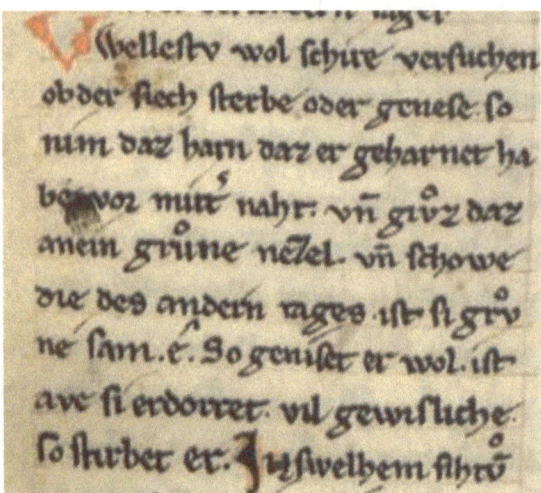

Abb. 5: Vergrößerter Ausschnitt aus dem *Bartholomaeus (Salernitanus), Practica (deutsch)*, Cgm 92, Folio 5r.[10]

Wellestu wol schire versuchen / ob der siech sterbe oder genese. so / nim daz harn daz er geharnet ha / be vor mitter naht. vnd givz daz / an ein grüne nezel. vnd schowe / die des andern tages. ist si grv̊ / ne sam. ê. So geniset er wol. ist / ave si erdorret. vil gewissliche. / so stirbet er.[11]

»Möchtest du schnell herausfinden, ob der Kranke sterben oder genesen wird, so nimm den Harn, den er vor Mitternacht abgegeben hat, und gieße diesen an eine grüne Nessel. Schau dir die Nessel am nächsten Tag an. Ist sie so grün wie zuvor, so wird er genesen. Ist sie aber verdorrt, so wird er ganz gewiss sterben.«

Die Diagnose wird im vorliegenden Fall nicht anhand der Farbe des Harns vorgenommen. Vielmehr wird eine Nessel als Indikator hinzugezogen, was zumindest auf den ersten Blick die Sicherheit der Diagnose erhöht. Derlei ›Tests‹, die Rezipienten des 21. Jahrhunderts – vermutlich aufgrund der starken Wahrnehmung von Alterität – zum Schmunzeln bringen können, sind im *Bartholomäus* durchaus kein Einzelfall. Ähnlich seltsam mutet auch der folgende Ausschnitt aus dem *Admonter Bartholomäus* an, in dem es nicht um eine Krankheit geht, sondern darum, die Fruchtbarkeit einer Frau zu steigern:

---

10 Ebenda.
11 *Bartholomaeus (Salernitanus), Practica (deutsch)*, Cgm 92, fol. 5r. Ich folge bei dieser und den nachfolgenden Transkriptionen den Transkriptionsgrundsätzen der DTM-Bände. Vgl. dazu: https://dtm.bbaw.de/publikationen/transkriptionen.html. Zugriff am 23. 06. 2024 um 15:31 Uhr. Um der Lesbarkeit in diesem interdisziplinären Band willen löse ich darüber hinaus Kürzel auf und markiere Zeilenwechsel durch Virgel (die in den hier benutzten Hss. nicht als Interpunktionszeichen vorkommt).

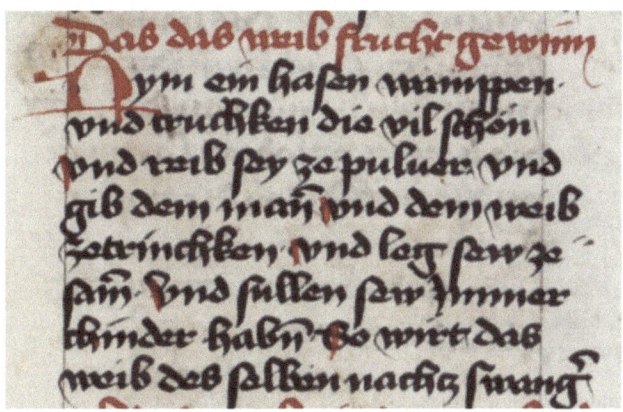

Abb. 6: Ausschnitt aus: Admont, Stiftsbibliothek, Cod. 329, *Bartholomäus*, fol. 5r.[12]

Das das weib frucht gewinn / Nym ein haſen wamppen / und truchken die vil ſchön / vnd reib ſey ze pulver vnd / gib dem man und dem weib / zetrinchken vnd leg ſew ze / ſam. Vnd ſullen ſew immer / chinder habn So wirt das / weib des ſelben nachz ſwanger.[13]

»Damit die Frau schwanger werde. Nimm den Bauch eines Hasen und trockne den sehr schön, reibe ihn zu Pulver und gibt dies dem Mann und der Frau zu trinken und lege sie zu einander. So werden sie immer Kinder haben und so wird die Frau noch in derselben Nacht schwanger.«

Dass gerade der Bauch eines Hasen zu einem die Fruchtbarkeit steigernden Medikament verarbeitet werden soll, ist kein Zufall. Die Theorie hinter dieser Empfehlung dürfte sein, dass Ingredienzien, die aus einem besonders fruchtbaren Tier gewonnen werden, die Eigenschaft der Fruchtbarkeit auf den Menschen übertragen – und der Hase galt bereits seit der Antike als eines der fruchtbarsten Tiere.[14]

Der Text beschränkt sich jedoch nicht darauf, das Rezept zur Herstellung dieses fruchtbarkeitsfördernden Medikaments an die Hand zu geben. Wenn die Frau mithilfe des Wunderpulvers schwanger geworden ist, stellt sich die Frage: »Bekommt sie einen Jungen oder ein Mädchen?« Auch hinsichtlich dieser Frage kann der *Bartholomäus* behilflich sein:

---

12 Bildquelle: https://manuscripta.at/diglit/AT1000-329/0011/image?sid=43ca1abdef7e82f1dc26a5714a6d7554. © Admont, Benediktinerstift. Zugriff am 23.06.2024 um 15:31 Uhr.
13 Admont, Stiftsbibliothek, Cod. 329, *Bartholomäus*, fol. 5r.
14 Vgl. beispielsweise Plinius, *Naturalis historia* 8, 81.

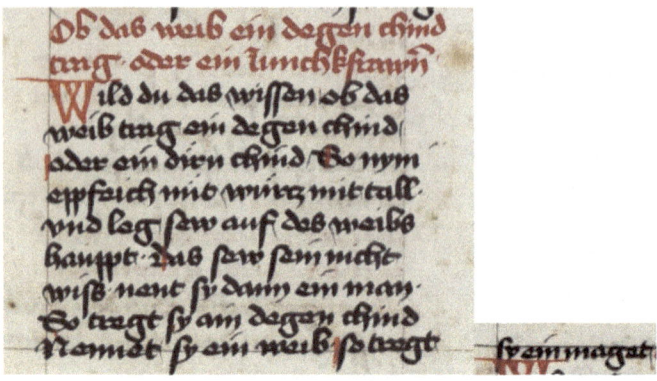

Abb. 7: Ausschnitt aus: Admont, Stiftsbibliothek, Cod. 329, *Bartholomäus*, fol. 5r.[15]

Ob das weib ein degen chind / trag oder ein Junchkfrawn /
Wild du das wiſſen ob das / weib trag ein degen chind / oder ein dirn chind So nym /
eppfeich mit wurz mit tall / vnd leg ſew auf des weibs / hauppt. Das ſew ſein nicht / wiß. nent
ſy dann ein man. / So tragt ſy ain degen chind / Nennet ſy ein weib ſo tragt / ſy ein maget.[16]

»Ob die Frau mit einem Jungen oder einem Mädchen schwanger ist
Willst Du wissen, ob die Frau mit einem Jungen oder Mädchen schwanger ist, so nimm Sellerie mitsamt Wurzel und allem. Und lege ihn (den Sellerie) auf den Kopf der Frau. Und zwar so, dass sie es nicht weiß. Nennt sie dann den Namen eines Mannes, so bekommt sie einen Jungen. Nennt sie den Namen einer Frau, so bekommt sie ein Mädchen.«

Direkt im Anschluss wird noch eine zweite Methode vorgeschlagen:

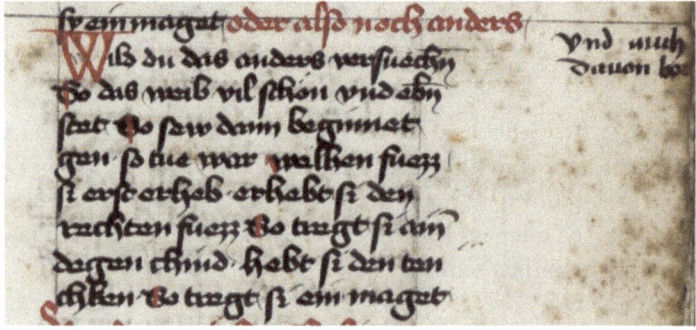

Abb. 8: Ausschnitt aus: Admont, Stiftsbibliothek, Cod. 329, *Bartholomäus*, fol. 5r.[17]

---

15 Bildquelle: https://manuscripta.at/diglit/AT1000-329/0011/image?sid=43ca1abdef7e82f1dc26a5714a6d7554. © Admont, Benediktinerstift. Zugriff am 23.06.2024 um 15:32 Uhr.
16 Admont, Stiftsbibliothek, Cod. 329, *Bartholomäus*, fol. 5r.
17 Bildquelle: https://manuscripta.at/diglit/AT1000-329/0011/image?sid=43ca1abdef7e82f1dc26a5714a6d7554. © Admont, Benediktinerstift. Zugriff am 23.06.2024 um 15:34 Uhr.

oder alſo noch anders
Wild du das anders verſuochn / So das weib vil ſchön vnd ebn / stat So ſew dann beginnet / gen. ſo tue war welchen fuezz / ſi erſt erheb. erhebt ſi den / rechten fuezz So tragt ſi ain / degen chind. hebt ſi den tan / chken. So tragt ſi ein maget.[18]

»Willst Du es anders versuchen, so beobachte – wenn die Frau sehr schön gerade da steht und zu gehen beginnt – welchen Fuß sie zuerst anhebt. Erhebt sie zuerst den rechten Fuß, so bekommt sie einen Jungen. Hebt sie den linken, so ist sie schwanger mit einem Mädchen.«

Bemerkenswert ist, dass am Rand der Seite eine Marginalglosse steht, die die zweitgenannte Methode als die bessere einstuft. Denn hier heißt es: *und auch davon baz*, was so viel bedeutet wie »und auch diesbezüglich gibt es [noch etwas] Besseres [, das ich im Folgenden vorstellen werde]«.

Während die gerade betrachteten Testverfahren primär körperbezogen sind, lassen sich in mittelalterlichen Arzneibüchern durchaus auch Erklärungen finden, die den seelischen Zustand eines Menschen betreffen. Auch für seelisches Leiden wird – zumindest in Teilen – ein Ungleichgewicht der Körpersäfte als Ursache angenommen:

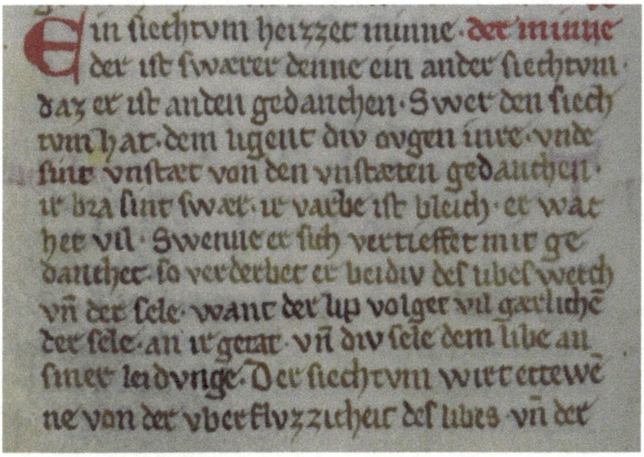

Abb. 9: Klosterneuburg, Augustiner-Chorherrenstift, Cod. 1239, *Deutsches Salernitanisches Arzneibuch*, 13. und 14. Jh.; fol. 44v.[19]

---

18 Admont, Stiftsbibliothek, Cod. 329, *Bartholomäus*, fol. 5r.
19 Bildquelle: https://manuscripta.at/diglit/AT5000-1239/0087?page_query=44v&navmode=struct&action=pagesearch&sid=4bf9c7e5d5df30d92d305c49437dc0af. © Stiftsbibliothek Klosterneuburg, Augustiner-Chorherrenstift. Zugriff am 23.06.2024 um 15:34 Uhr.

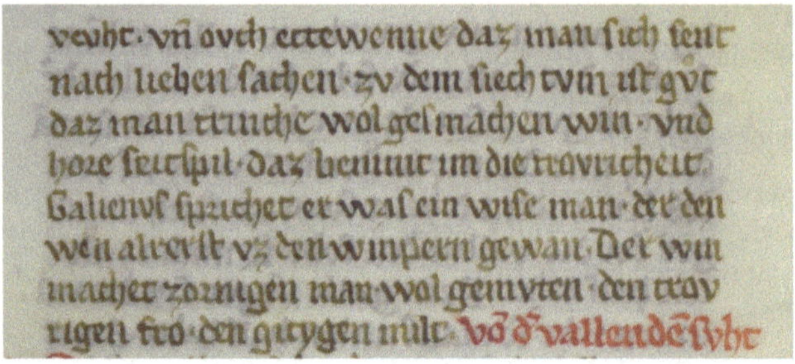
veuht. vn ovch ettewenne daz man ſich ſent
nach lieben ſachen. zv dem ſiechtvm iſt gvt
daz man trinche wol geſmachen win. vnd
hore ſeitſpil. daz benimt im die trovricheit.
Galienuſ ſprichet er waſ ein wiſe man. der den
wen alrerſt vz den winpern gewan. Der win
machet zornigen man wol gemvten. den trov
rigen fro. den gitygen milt. vō d' vallendē ſvht

Abb. 10: Klosterneuburg, Augustiner-Chorherrenstift, Cod. 1239, *Deutsches Salernitanisches Arzneibuch*, 13. und 14. Jh.; fol. 45r.[20]

Ein ſiechtum heizzet minne. der minne / der iſt ſwaerer denne ein ander ſiechtum. / daz er iſt anden gedancken. Swer den ſiech / tum hat. dem ligent div avgen inne. vnde / ſint vnſtaet von vnſtaeten gedanchen. / ir bra ſint ſwear. ir varbe ist bleich. er wac / het vil. Swenne er ſich vertieffet mit ge / danchet. ſo verderbet er beidiv, des libeſ werch / vnd der ſele. want der lip volget vil gaerlichen / der ſele. an ir getat. vnd div ſele dem libe an / ſiner leidvnge. Der ſiechtum wirt ettewen / ne von der vberflvzzicheit des libes vnd der / veucht vnd ouch ettewenne daz man ſich ſent / nach lieben ſachen. zu dem ſiechtum iſt gůt / daz man trinche wol geſmachen win. vnd / hore ſeitſpil. daz benimt im die trovricheit. / Galienuſ ſprichet er waſ ein wiſe man. der den / wen alrerſt vz den winpern gewan. Der win / machet zornigen man wol gemvten. den trov / rigen fro. den gitygen milt.[21]

»Eine Krankheit heißt *minne.* Die minne, sie ist schwerer als andere Krankheiten, denn sie ist ein Leiden an den Gedanken. Wer die Krankheit hat, dem sind die Augen eingesunken und unstet von den unsteten Gedanken. Ihre Brauen sind schwer, ihre Farbe ist bleich, er (der *minne*-Kranke) ist viel wach. Wenn er sich in seine Gedanken vertieft, so verdirbt er beides: die Arbeit des Körpers und die der Seele. Denn der Körper folgt gänzlich der Seele in ihrem Tun und die Seele dem Körper in seiner Verletzung. Die Krankheit entsteht zuweilen durch zu viel Flüssigkeit und Feuchtigkeit im Körper und zuweilen dadurch, dass man sich nach liebgewonnenen Sachen sehnt. Gegen die Krankheit hilft es gut, wohlschmeckenden Wein zu trinken und Saitenspiel zu hören. Das nimmt ihm die Traurigkeit. Galen sagt – er war ein weiser Mann, der als erster aus Trauben Wein gewann – der Wein stimmt den Zornigen versöhnlich, den Traurigen froh und den Geizigen freigebig.«

Innerhalb des Textausschnitts wird deutlich, dass »verliebte Sehnsucht« eine gravierende Krankheit darstellen kann, deren Behandlung sich besonders diffizil gestaltet, da es sich um einen *siechtum an den gedanchen* handelt und kein rein körperliches Leiden. Im darauffolgenden Abschnitt wird die Nachdenklichkeit

20 https://manuscripta.at/diglit/AT5000-1239/0087?page_query=45r&navmode=struct&action=pagesearch&sid=4bf9c7e5d5df30d92d305c49437dc0af. © Stiftsbibliothek Klosterneuburg, Augustiner-Chorherrenstift. Zugriff am 23.06.2024 um 15:34 Uhr.

21 Klosterneuburg, Augustiner-Chorherrenstift, Cod. 1239, *Deutsches Salernitanisches Arzneibuch*, 13. und 14. Jh.; fol. 44v; 45r.

der Patienten erwähnt, und die Rezipienten bekommen erklärt, dass Körper und Seele nicht getrennt voneinander zu betrachten sind. Leidet der Körper, so leidet auch die Seele, denn sie folgt *dem lib an finer leidunge* – eine ganzheitliche Vorstellung, die bis heute nichts an Aktualität eingebüßt hat. Gefolgt werden diese Ausführungen von Informationen darüber, wie man am besten gegen die Traurigkeit vorgeht: Hilfreich sind Wein und Saitenspiel. Um die wunderbare Wirkkraft des Weines zu betonen und dem Ratschlag Legitimation, Glaubwürdigkeit und Nachdruck zu verleihen, wird Galen als Gewährsmann herangezogen. Er – so erklärt das Arzneibuch – sei nicht nur ein weiser Mann gewesen, sondern habe auch als erster aus Trauben Wein gewonnen. Dass an dieser Stelle explizit der antike Medizin-Gelehrte als Autorität genannt wird, stellt keine Ausnahme dar. Vielmehr finden in mittelalterlichen Arzneibüchern in regelmäßigen Abständen immer wieder die Namen antiker Gelehrter Erwähnung.

Schlechte Luft, die krank macht?

Ein weiteres – bereits in der Spätantike und im Frühmittelalter bezeugtes – Konzept ist die Vorstellung, dass Krankheit durch schlechte Luft verursacht werden kann.[22] Das wohl bekannteste Beispiel dafür ist die Erklärung, wie Malaria entsteht. Die Krankheit trägt ihre imaginierte Ursache bereits im Namen – stellt dieser doch ein »Kompositum aus *mala* und *aria*« dar.[23] Die Stiftsbibliothek St. Gallen beheimatet zwei Handschriften aus dem 9. Jahrhundert, in denen sich eine Präventivmaßnahme gegen die Krankheit finden lässt: das Zauberwort *Abracadabra*.[24]

> »Zur Abwehr von Malaria. Noch grauenvoller ist die Krankheit, die von den Griechen *Hemitritaeos* genannt wird. Sie in unserer Sprache zu benennen hat bisher niemand vermocht, und auch keine Mutter und kein Vater gewünscht. Schreib auf eine Karte das Wort *Abracadabra*, wiederhole es viele Male untereinander, aber verkürze das Ganze, indem du jeweils einen Buchstaben weglässt, bis am Ende noch ein Buchstabe in einem engen Winkel bleibt. Diese Karte sollst Du an einem Faden um den Hals binden.«[25]

»Abracadabra« liegt in den beiden Handschriften in unterschiedlichen Schreibweisen vor.[26] Während in *Ms C78* in Zeile 9 die Varianten *abratadabra* und *abracadrabra* genannt werden, ist im *Cod. Sang. 44* von *abracadrabra* die Rede:[27]

---

22 Vgl. dazu auch JANKRIFT (Anm. 4) 24; C. DORA, Magie und Medizin, in: Abra cadabra. Medizin im Mittelalter (St. Gallen 2017) 40.
23 https://www.dwds.de/wb/Malaria. Zugriff am 23.06.2024 um 15:35 Uhr.
24 DORA (Anm. 22) 40–43.
25 Übersetzung C. Doras in: DORA (Anm. 22) 42.
26 Ebenda, S. 40.
27 Ebenda.

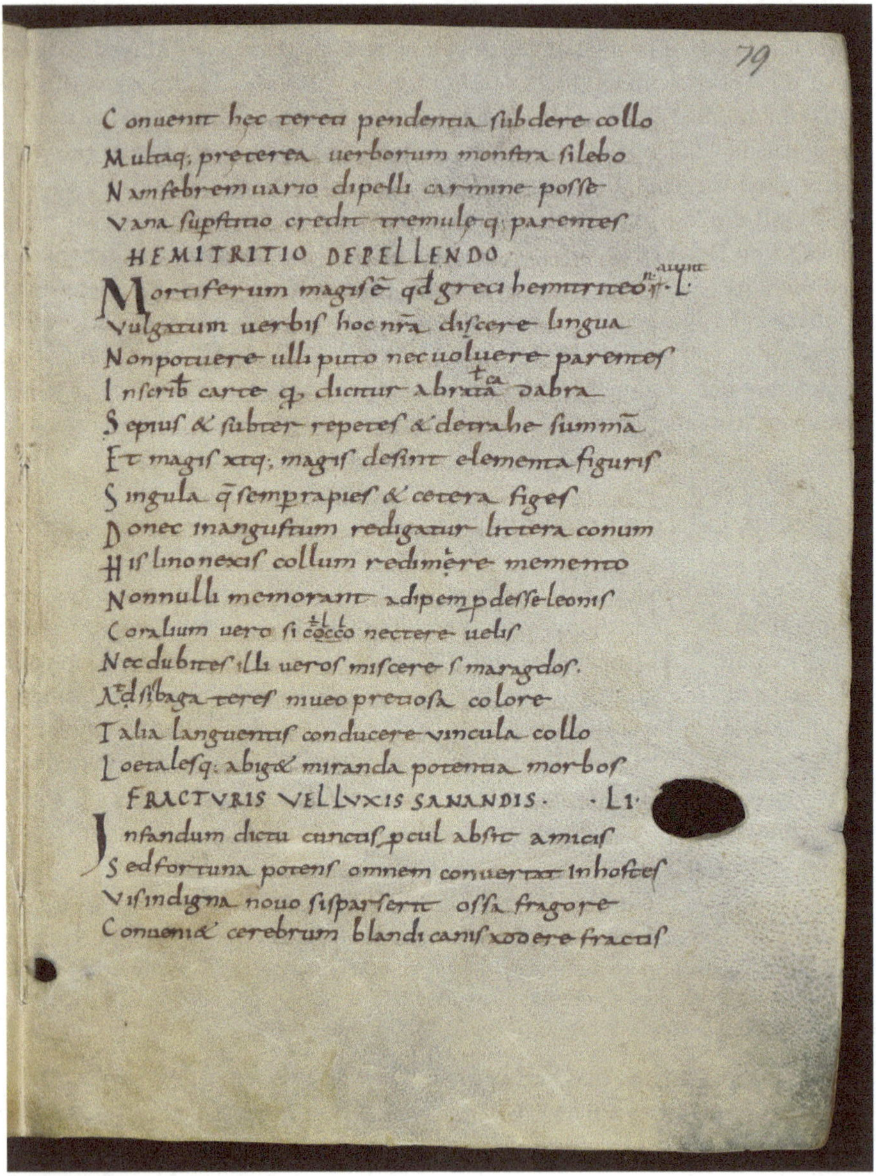

Convenit hęc tereti pendentia subdere collo
Multaq; preterea uerborum monstra silebo
Nam febrem uario dipelli carmine posse
Vana supstitio credit tremuleq; parentes

HEMITRITIO DEPELLENDO

Mortiferum magisę qd greci hemitriceon·ſ· L̅
Vulgatum uerbis hoc n̅ra discere lingua
Non potuere ulli puto nec uoluere parentes
Inscrib carte q; dicitur abracta dabra
Sepius & subter repetes & detrahe summā
Et magis atq; magis desint elementa figuris
Singula q̃ semp rapies & cetera figes
Donec in angustum redigatur littera conum
His lino nexis collum redimere memento
Nonnulli memorant adipem pdesse leonis
Coralium uero si cocco nectere uelis
Nec dubites illi ueros miscere smaragdos
Xdsi baga teres mueo pretiosa colore
Talia languentis conducere uincula collo
Loetalesq; abige& miranda potentia morbos

FRACTVRIS VEL LVXIS SANANDIS · LI

Infandum dictu cunctas pcul absit amicis
Sed fortuna potens omnem conuertat in hostes
Vt sindigna nouo si sparserit ossa fragore
Conueniat cerebrum blandi canis xodere fractis

Abb. 11: Zürich Zentralbibliothek Ms. C78, fol. 79r.[28]

---

28 Bildquelle: https://www.e-codices.unifr.ch/de/zbz/C0078/79r/0/Sequence-1145. Lizenziert unter https://creativecommons.org/licenses/by-nc/4.0/. Zugriff am 23.06.2024 um 15:35 Uhr.

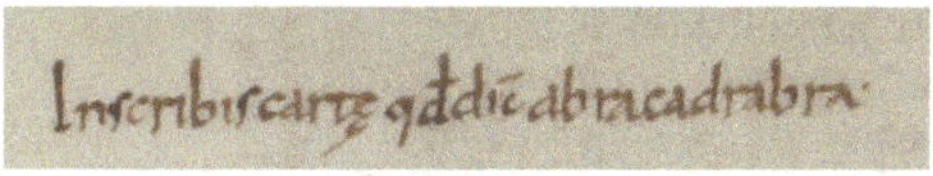

Abb. 12: Stiftsbibliothek St. Gallen, Cod. Sang. 44, Seite 321.[29]

In Bezug auf Semantik und Provenienz des Wortes existieren unterschiedliche Thesen.[30] DORA nimmt eine Herkunft aus dem Aramäischen an, da sich in der Sprache Wortkombinationen von großer Ähnlichkeit ausmachen ließen, die so viel bedeuteten wie

> »– Ich werde erschaffen, während ich spreche.
> – Ich schaffe, während ich spreche.
> – Es vergeht wie das Wort«.[31]

Die Krankheit als Strafe Gottes

Die Ende des 12. Jahrhunderts entstandene Verserzählung *Der arme Heinrich* Hartmanns von Aue handelt von dem adligen Ritter Heinrich, der in der Blüte seines Lebens an Aussatz erkrankt. Von der Krankheit gezeichnet, verliert er nahezu alles, was sein vorheriges Leben auszeichnete und lebenswert machte. Heinrich sucht Rat im süditalienischen Salerno, das aufgrund der dort ansässigen *Scuola Medica Salernitana* auch in den deutschsprachigen Gebieten des Heiligen Römischen Reiches für medizinischen Fortschritt bekannt war. In Salerno erklärt man ihm, er könne einzig und alleine durch das Herzblut einer Jungfrau geheilt werden – sofern diese bereit sei, ihr Blut freiwillig für ihn herzugeben. Heinrich hat Glück und findet eine Jungfrau, die bereit ist, sich für ihn zu opfern. Doch als die Mitleidvolle bereits in Salerno auf dem Operationstisch liegt, wird auch Heinrich von Mitleid ergriffen. Er schreitet ein und verhindert den Tod der jungen Frau, womit aber im selben Augenblick sein eigener Tod besiegelt zu sein scheint.

Dann jedoch schaltet sich Gott ein und die Rezipienten erfahren, dass die Krankheit innerhalb des göttlichen Heilsplans darauf ausgerichtet war, Heinrich und die junge Frau auf die Probe zu stellen:

Nû hette sich diu guote magt	Die reine junge Frau hatte gleichzeitig
sô verweinet und verclagt	derart geweint und geklagt
vil nâhe hin unz an den tôt.	fast bis an den Tod.
dô erkande ir triuwe und ir nôt	Nun erkannte ihre Ergebenheit und ihr Leid

---

29 Bildquelle: https://www.e-codices.unifr.ch/de/csg/0044/321/0/Sequence-251. Lizenziert unter https://creativecommons.org/licenses/by-nc/4.0/. Zugriff am 23.06.2024 um 15:55 Uhr.
30 DORA (Anm. 22) 40.
31 Ebenda.

cordis speculâtor,	der Herzblicker,
vor dem dekeines herzen tor	vor dem kein Herzenstor
fürnames niht beslozzen ist,	wahrhaftig verschlossen ist
sît er durch sînen süezen list	weil er durch seinen Heilsplan
an in beiden des geruochte,	an ihnen beiden es so vollführte,
daz er si sô versuochte	dass er sie beide auf die Probe stellte
reht alsô volleclîchen	ganz genauso
sam Jôbe den rîchen.	wie den mächtigen Hiob.
dô erzeigete der heilige Crist,	Der heilige Christus bewies nun,
wie liep ime triuwe und erbermde ist,	wie lieb ihm Ergebenheit und Erbarmen sind,
und schiet si dô beide	und nahm ihnen beiden
von allem ir leide	all ihr Leid
und machte in dâ zestunt	und machte sie sofort
reine unde wol gesunt. (V. 1353–1370)	makellos und ganz gesund.[32]

Christus ist der »Herzensblicker«, der *cordis speculator*. Dadurch, dass er im Herzen Heinrichs das Mitleid mit der jungen Frau erkannt hat, lässt er ihn sofort gesunden. Heinrich heiratet die Jungfrau, und alles nimmt einen glücklichen Ausgang.

Die vorgestellten Textbeispiele können als Belege für unterschiedliche mittelalterliche Krankheitskonzepte gewertet werden. Die Vorstellung, ein Ungleichgewicht der Körpersäfte führe zur Entstehung von Krankheiten, geht auf Hippokrates und Galen zurück.[33] Es handelt sich um ein aus der Antike tradiertes Konzept, das in sämtlichen mittelalterlichen Arzneibüchern zu finden ist. Das Diagnose- und Heilmethoden-Konzept, das diesem Krankheitskonzept diametral entgegensteht, beinhaltet die Harnschau, aber auch den Aderlass, das Schröpfen und besondere Formen der Diätetik.

Das zweite (ebenfalls tradierte) Konzept – die Vorstellung, dass schlechte Luft für die Entstehung einer Krankheit verantwortlich ist – wurde anhand des Malaria-Beispiels deutlich.

Das dritte Konzept beinhaltet die Annahme, dass ein Mensch aufgrund seiner Sünden krank wird. Die Krankheit wird in diesem Fall als Strafe Gottes (bzw. göttliche Probe) verstanden. Gemäß dieser Vorstellung können Kranke nur durch gottgefälliges Denken, Fühlen und Handeln versuchen, ihre Sünden wieder gut zu machen. Letztlich hängt eine Heilung aber einzig und allein von der Gnade Gottes ab. Es ist jedoch davon auszugehen, dass – realhistorisch betrachtet – im Bewusstsein der Menschen keine trennscharfe Grenzlinie zwischen diesen drei Konzepten gezogen wurde. Vielmehr ist eine Vermi-

---

32 Hartmann von Aue: Der arme Heinrich, hrsg., übersetzt und kommentiert von N. Busch und J. Wolf (Stuttgart 2013) 122–125.
33 Leven (Anm. 3) 13 f.

schung anzunehmen, die beinhaltete, dass man verschiedenste Mittel zur Prävention und Heilung miteinander kombinierte.

Paul U. Unschuld

Heilen ist Regieren. Der Organismus ist der Staat. Gesundheit ist Harmonie. Zur politischen Dimension der Körpervorstellung in der frühen chinesischen Medizin

1. Traditionelle Chinesische Medizin

Wenn man von »früher chinesischer Medizin« oder überhaupt von »chinesischer Medizin« spricht, steht man gleich vor dem Problem, was chinesische Medizin sein soll. Wie soll man chinesische Medizin definieren? Gut bekannt und auch im Westen weit verbreitet ist die sogenannte »Traditionelle Chinesische Medizin«. »Traditionelle Chinesische Medizin« ist nun nicht etwa eine Medizin, die eine chinesische Tradition getreulich widerspiegelt; es ist ein Kunstprodukt, das in den 1950er Jahren von der chinesischen Regierung durch die so genannte Xiangshan-Kommission quasi erwirkt wurde. Wenn man chinesische Texte der Vormoderne liest, dann würden 95 Prozent dieser Texte bei modernen Lesern Augenrollen, Stirnrunzeln und inneren Widerwillen erzeugen; sie sind völlig zu Recht in der TCM nicht berücksichtigt.

Die Aufgabe der Xiangshan-Kommission bestand darin, aus diesem riesigen Erbe das herauszufiltern, was in einem modernen China sinnvoll ist und sich der Wissenschaft, der Technologie und der modernen Medizin verpflichtet fühlt.[1]

China hatte verschiedene Traumata erlitten, vom ersten Opium-Krieg 1839/40 bis zur schlimmsten Wunde der Neuzeit, den territorialen Besatzungen und örtlichen Massakern durch Japan im 20. Jahrhundert. 1915 fühlten sich die japanischen Herrscher China derart überlegen, dass sie 25 Forderungen an das Land stellten, die auf eine teilweise Kolonisierung des Landes und massiven Souveränitätsverlust hinausliefen.

Als schließlich 1949 die Kommunistische Partei die Volksrepublik China gründete, herrschte ganz selbstverständlich ein breiter Konsens: Wenn China wieder stark werden soll, wenn es wieder eine Rolle auf der Weltbühne spielen will, dann muss es das lernen und sich aneignen, was den Westen stark gemacht hat.

---

1 Eine ausführliche Darstellung der Umstände, die zu der Schaffung einer so genannten Traditionellen Chinesischen Medizin führte, findet sich in UNSCHULD (2013).

Die Chinesen haben ihre Traumata also ganz anders verarbeitet als der andere außereuropäische Kulturraum, mit dem »der Westen« gegenwärtig im Konflikt liegt. Sie haben genau das gemacht, was auch die Chinesische Medizin sagt: Verurteile nie das Pathogen, das dich krank macht, sondern frage dich, wieso hat das Pathogen es geschafft, Macht über dich zu gewinnen? Das ist im Grunde eine Aufforderung, sich im Spiegel zu betrachten und eine Selbstanalyse vorzunehmen.[2]

Die Xiangshan-Kommission identifizierte die Teile aus dem reichen medizinischen Erbe Chinas, die zum einen nicht der modernen Wissenschaft, Technologie und westlichen Medizin widersprechen und zum anderen auch nicht marxistischen Grundgedanken zuwiderlaufen. Sie traf eine ganz kleine Auswahl und passte sie an moderne Argumentationsmuster an. Dieses Konstrukt aus den 50er/60er Jahren wurde für westliche Interessenten mit dem irreführenden, aber bis heute populären Titel »Traditionelle Chinesische Medizin« bezeichnet.

2. Antike chinesische Medizin

Ich möchte heute über jene Phase sprechen, in der in China eine rational begründete Medizin entstanden ist. Im Deutschen gebrauchen wir die übergreifende Bezeichnung »Heilkunde« und untergliedern sie in medizinische und nichtmedizinische Heilkunde. Medizinische, also rational operierende, Heilkunde entstand im antiken Griechenland und auch in China in dem Moment, in dem ein Individuum oder eine Gruppe sich von den älteren Vorstellungen einer durch Geister, Götter und Dämonen, Ahnen usw. bestimmten Gesundheit der Menschen lossagte.

Diese revolutionäre Veränderung der Sicht wurde in China in Texten riesigen Umfangs mit bis zu 90.000 Schriftzeichen offenbar. Erstaunlicherweise fanden diese Texte anfangs nur einen sehr begrenzten Anklang. Die heute unter dem Titel *Texte des Gelben Kaisers* als die Grundlage der chinesischen Medizin betrachteten Schriften umfassen das *Su wen*[3] und das *Ling shu*,[4] sowie als vermutlich abschließendes Werk das *Nan jing*.[5] Von all diesen Werken kennen wir weder die Autoren noch die exakten Überlieferungswege. Sie wurden in Bruchstücken überliefert; Fragmente gingen im Laufe der Zeit verloren oder tauchten an ganz anderen Orten, z.B. Korea, wieder auf. Erst 1.000 Jahre später, also etwa im 12. Jh., wurde ihnen Aufmerksamkeit von höchster Regierungsstelle zuteil.

---

2 Vgl. Unschuld (2016 a).
3 Vgl. Unschuld/Tessenow (2011).
4 Vgl. Unschuld (2016 b).
5 Vgl. Unschuld (2016 c).

Ein behördliches Programm zu ihrer Wiedergewinnung stellte die Textfassungen her, die wir heute noch haben.

Der Grund für dieses lange Vergessen der medizinischen Texte mag darin gelegen haben, dass sie in vieler Hinsicht der damals jungen staatlichen Autorität des Kaisertums widersprachen, und auch in Opposition zu den herrschenden religiösen Vorstellungen standen. Sie zeigen zwar einige daoistische, konfuzianische und auch legistische Einflüsse und berühren sich dadurch mit einigen gesellschaftlich akzeptierten Strömungen. Darüber hinaus transportieren sie subtile politische Botschaften. Die Grundstimmung dieser Texte mag in weiten Kreisen als so problematisch empfunden worden sein, dass sie sich 1.000 Jahre lang nicht durchsetzen konnten.

Es handelt sich um ein faszinierendes literarisches Œuvre, von dem wir nicht wissen, wer es geschrieben hat und unter welchen Umständen es auf den Markt kam. Das ist recht merkwürdig, denn in der Zeit, als diese Texte aufkamen, also im 1. und 2. Jh. vor und nach Christi Geburt, war China bereits eine Hochkultur. Da wurde jeder Autor in Katalogen aufgelistet, es gab Bibliotheken und einen regen Austausch zwischen Lesern und Autoren über hunderte von Kilometern hinweg.

Die neue Medizin stand in China von Anfang an mit der nicht-medizinischen Heilkunde in Wettbewerb. Für diese neue chinesische Heilkunde, die wir medizinische Heilkunde nennen, wurde extra ein neues Schriftzeichen erfunden: *yi* (醫). Das Schriftzeichen bestand ursprünglich aus dem Bild eines Köchers, *fang* (匚), mit einem Pfeil, *shi* (矢), daneben einer Hand, die eine Bambuslanze, *shu* (殳), hält, und darunter einem Schamanen, *wu* (巫). Schamane, Pfeil und Köcher symbolisieren die Waffen, mit denen man in einem urtümlichen Verständnis gegen Krankheiten vorgeht, weil Krankheiten, wie man annahm, von Dämonen erzeugt werden. Als die »Medizin« im engeren Sinn konzipiert wurde, veränderte man dieses Schriftzeichen. Der untere Teil *wu* (巫), »Schamane« wurde durch *you* (酉), den lautgebenden Teil des Zeichens für »Wein«, *jiu* (酒), ersetzt. Die Zubereitung und Einnahme von Arzneien mit [Reis]wein symbolisierte die neue Heilkunde. Das neue Schriftzeichen für »Medizin« verdeutlicht also ebenfalls eine Abkehr von der ursprünglichen dämonischen Vorstellung des Krankheitsgeschehens.

3. Säkulare Naturwissenschaft

Diese chinesische Medizin basierte auf einem neuen Verständnis des menschlichen Körpers und auf einer ganz neuen Naturwissenschaft, die alles Numinose außer Acht lässt. Eine solche Naturwissenschaft arbeitet mit drei Hypothesen:

Erstens: Es gibt Naturgesetze.
Zweitens: Der Mensch kann mit seinem Verstand diese Naturgesetze erkennen.
Drittens: Wenn wir die Naturgesetze kennen, reicht diese Kenntnis aus, um alles in unserem Leben und im Universum zu erklären.

Auf diesen drei Hypothesen oder Annahmen beruht sowohl unsere westliche Naturwissenschaft als auch die neue Naturwissenschaft in China. Es sind Hypothesen, beweisen lassen sie sich nicht.

Unsere biologische Lebensdauer, so die Grundaussage der neuen Heilkunde, beträgt ca. 80 Jahre oder etwas mehr, und solange man sich nach den Naturgesetzen richtet, erreicht man dieses Alter. Wer sich indes gegen die Naturgesetze verhält, der kann gesundheitliche Probleme bekommen. Wenn diese Probleme aber früh erkannt werden, dann kann man mit Diätwandel oder Nadeleinstichen eine Korrektur erreichen.

Hier nun ein Beispiel aus einem Text, der wahrscheinlich im 1./2. Jahrhundert vor der Zeitenwende geschrieben wurde. Er mag als anfänglicher Beleg dafür dienen, dass dieser Medizin nichts Rätselhaftes anhaftet. Der Mensch wurde konkret und nüchtern betrachtet und im Rahmen der jungen Naturwissenschaft erläutert:

> »Nehmen wir eine männliche Person von acht *chi* Größe. Der besteht z. B. aus Haut und Fleisch, man kann seine Maße von außen mit den Fingern abmessen, man kann Druck auf den Körper ausüben und so die Strukturen erkennen. Wenn er gestorben ist, dann kann man ihn aufschneiden und sein Inneres ansehen. Man kann feststellen, ob die Langzeitspeicher fest oder brüchig sind, ob die Kurzzeitspeicher groß oder klein sind, wie viel Getreide sie aufnehmen, ihre Menge und Größe.«

In diesem Text finden sich nur zwei Termini, die ein moderner Leser möglicherweise nicht sofort versteht, nämlich »Langzeitspeicher« und »Kurzzeitspeicher«. Die neue Naturwissenschaft gehorcht dem polaren Prinzip *Yin-Yang*, dem das gesamte Universum, also auch der menschliche Körper, unterworfen ist. Das eine ist *yin*, das als ruhig, unterworfen, passiv und weiblich verstanden wird; das andere ist *yang*, das als dynamisch, überlegen, aktiv und männlich aufgefasst wird.

Der menschliche Körper enthält folglich zwei Arten von Organen, nämlich die *yang*-Organe und die *yin*-Organe. *Yang* ist Bewegung und Dynamik, in diese Organe geht also etwas hinein und gleich wieder hinaus. Das sind die »Kurzzeitspeicher«, konkret der Dickdarm, der Dünndarm, der Magen, die Galle und die Harnblase. *Yin*-Organe sind solche, deren Inhalte etwas länger in ihnen verweilen. Das sind die »Langzeitspeicher«, konkret die Lunge, das Herz, die Leber, die Milz und die Nieren.

Ein weiteres Textbeispiel aus dem *Su wen* lautet wie folgt:

»Der gelbe Gott-Herrscher[6] fragt: ›Wenn jemand alt an Jahren ist und keine Kinder mehr bekommt, liegt das daran, dass seine Kräfte erschöpft sind, oder sind die vom Himmel verliehenen Zahlen dafür verantwortlich?‹ Qi Bo erwiderte: ›Bei einer Frau bzw. einem Mädchen von sieben Jahren sind die Lebensdämpfe in den Nieren reichlich vorhanden, die Milchzähne werden ersetzt, die Haare wachsen lang. Mit zweimal sieben Jahren kommt das himmlische *que*,[7] die monatliche Regel setzt zum richtigen Zeitpunkt ein, und folglich kann eine Frau Kinder haben. Mit dreimal sieben Jahren erscheinen die Weisheitszähne und die Frau ist vollkommen ausgewachsen. Mit viermal sieben sind Sehnen und Knochen stark, das Haar hat seine volle Länge erreicht, Körper und Gliedmaßen sind bestens ausgestattet und kräftig. Mit fünfmal sieben Jahren beginnt das Gesicht zu trocknen, die Haare beginnen auszufallen. Mit sechsmal sieben ist das Gesicht vollständig ausgetrocknet, das Haar färbt sich weiß. Mit siebenmal sieben ist das himmlische *que* aufgebraucht, der Weg des Irdischen ist blockiert, folglich ist der Körper zerstört und die Frau bekommt keine Kinder mehr.«

Die Männer sind etwas langsamer in ihrer Entwicklung:

»Bei einem Jungen im Alter von acht Jahren sind die Nieren mit *qi* gefüllt, das Haar wächst, die Milchzähne werden ausgetauscht. Mit zweimal acht Jahren tritt das himmlische *que* hinzu und Sperma wird gebildet. *Yin* und *yang* finden zueinander, folglich können Mann und Frau Kinder zeugen. Mit dreimal acht Jahren sind die Sehnen und die Knochen fest und stark, die Weisheitszähne erscheinen und der Mann wächst zur vollen Statur heran. Mit viermal acht gedeihen die Sehnen und Knochen in Fülle, Muskeln und Fleisch sind fest und stark. Mit fünfmal acht fallen die Haare aus, die Zähne gehen verloren, mit sechsmal acht trocknet das Gesicht aus und die Haare auf dem Kopf und an den Schläfen haben weiße Strähnen. Mit siebenmal acht Jahren können sich die Sehnen nicht länger frei bewegen, die verbliebene Essenz (= der Same) ist vermindert, der Körper ist völlig erschöpft. Mit achtmal acht sind Zähne und Haare verschwunden, das himmlische *que* ist völlig aufgebraucht, die Haare auf dem Kopf und an den Schläfen werden weiß und der Körper und die Gliedmaßen sind schwer. Ein Mann dieses Alters geht nicht länger aufrecht und zeugt keine Kinder mehr‹.«

So lautet die Einführung am Anfang eines chinesischen Textes, der 2.000 Jahre alt ist und dessen Autoren wir nicht kennen. Die Tendenz ist deutlich: Der Mensch entwickelt sich in einem vorgegebenen Zeitrahmen mit sich wiederholenden Abschnitten. Von übernatürlichen Einflüssen durch Götter o. ä. ist hier nirgends die Rede.

An einer Stelle fragt der Gelbe Thearch seine Berater, wie es denn möglich sei, dass bei gleicher Kondition und Lebensweise, manche erkranken und früh sterben, während andere gesund bleiben und lange leben. Ob da nicht doch die Geister ihre Hand im Spiel hätten? Die Antwort lautet, dass der Mensch

---

6 Der Ausdruck wird in TCM-Kreisen oft falsch als »gelber Kaiser« übersetzt; es war aber nie der Kaiser damit gemeint, das Wort heißt »Gott-Herrscher«, Thearch. Es bezeichnet eine Instanz, die weit über dem Kaiser steht.
7 Ein bis heute nicht erklärliches Schriftzeichen.

Schutzkräfte in seinem Körper hat, die je nach Individuum stark oder schwach sein können. Diese Kräfte sind in *yin* und *yang* geteilt. Es gibt »Wächter«, sie repräsentieren *yang*. Sie bewegen sich, gleichen Patrouillen, die dauernd spähen, wo der Feind ist. Sie sind im ganzen Körper präsent, denn sie zirkulieren durch die Blutbahnen und andere Systeme. Dann sind da noch »Schutzlager«. Auch sie dienen der Verteidigung, aber sie sind nicht so beweglich wie die Wächter. Ein Schutzlager wird aufgebaut und soll dann vielleicht Monate oder Jahre an einem Ort aufrechterhalten werden, um diesen zu bewachen. Schutzlager repräsentieren also das statischere *yin*.

4. Der Körper als Staat

Die wichtigste Erkenntnis hinter diesen und allen anderen morphologischen, physiologischen und pathologischen Auffassungen lautet: Der menschliche Körper ist wie ein Staat aufgebaut und wird als ein solcher regiert. Aus diesem staatlichen Zusammenhang wird ein zentraler Begriff auch für die Beschreibung des Körpers übernommen: *zhi* (治). Dieses Wort bedeutet ursprünglich »Bewässerung«, aber etwas abstrakter auch »Wasserwirtschaft«. In einem landwirtschaftlich geprägten Land wie China hat die Wasserbewirtschaftung eine wichtige Funktion. Wer diese richtig beherrscht, der betreibt ordentliche Wirtschaft. Und weil damit alles, Gesellschaft, Wirtschaft, Ernährung usw., in Ordnung gebracht und erhalten wird, hat dieser Terminus schon sehr früh die Bedeutung »regieren« gewonnen. Wir finden ihn auch in medizinischen Texten in der Bedeutung »heilen«, also einen kranken Körper wieder in Ordnung bringen, ihn gesundmachen. Der politisch-soziale Hintergrund dieses Wortes bleibt aber immer präsent, auch wenn wir dies in unseren Übersetzungen nicht immer deutlich machen können. Man könnte geradezu sagen, dass diese Texte eine politisch-medizinische Ganzheitlichkeit besitzen.

Einige Beispiele mögen das aufzeigen.

So fragt etwa der Thearch an einer Stelle seinen Berater Qi Bo: »Erkläre mir doch einmal das DAO, also die grundlegenden Prinzipien der Nadelung.« Qi Bo antwortet: »Eine brillante Frage, aber es geht dabei nicht nur um das DAO der Nadeln, sondern auch um die Regierung eines Staates. Sie beruht auf denselben Prinzipien.« Darauf wendet Huang Di ein: »Entschuldige, ich möchte aber über das DAO des Nadelns informiert werden und nicht über die Angelegenheiten des Staates.« Worauf Qi Bo wiederum antwortet: »Na gut, einen Staat zu regieren, das geht eben nur mit dem DAO. Denn wie wollte man ohne das DAO Klein und Groß, Tief und Flach, all diese unterschiedlichen Dinge zusammenfügen?« Der Thearch wird also belehrt, indem er darauf hingewiesen wird, dass all diese Bereiche denselben Prinzipien gehorchen. Das Volk regieren, sich selbst regieren, das Ferne regieren, das Hiesige regieren, das Kleine regieren, das Große regieren, den Staat regieren, die Familie regieren – all das funktioniert in gleicher Weise. Wir finden in diesem medizinischen Text sehr viele solcher Parallelen zwischen Medizin und Politik.

An anderer Stelle sagt der Gelbe Thearch: »Ich habe vernommen, dass die altvorderen Lehrer in ihren Herzen etwas bewahrten, was nicht auf Tafeln dokumentiert ist. Ich möchte das alles hören und selbst auch bewahren. Ich möchte die Grundregeln in Anwendung bringen, um oben das Volk zu regieren, *zhi min* 治民, und unten die menschlichen Körper zu heilen, *zhi shen* 治身.«

Für »regieren« und »heilen« steht hier dasselbe Schriftzeichen *zhi* 治. Man müsste es also eigentlich durch ein einziges deutsches Wort wiedergeben, das es aber nicht gibt. Die Übersetzung zerstört die medizinisch-politische Ganzheitlichkeit des Textes.

Wenig später sagt wieder Huang Di: »Wie angemessen ist der Weg, wie klar ist dieser Diskurs! Ich bitte darum, ihn auf einer Jadetafel zu dokumentieren, sein Titel soll lauten ›die Störung ordnen‹, *zhi luan* 治亂.« Das ist konfuzianisch. Die Konfuzianer waren nach Jahrhunderten der gesellschaftlichen und politischen Unordnung, *luan* 亂, angetreten, »Ordnung,« *zheng* 正, zu schaffen. *Zhi* 治, also das Handeln zur Wiederherstellung oder Aufrechterhaltung von Ordnung, ist in erster Linie ein politischer Terminus, und dasselbe gilt für *luan* 亂. Die zitierte Textstelle spiegelt die gesellschaftspolitischen Ziele auf der Ebene des individuellen menschlichen Organismus wider. Ich hätte statt »die Störung ordnen« auch übersetzen können: »Krankheit heilen«. Es gab zwar einen Terminus für »heilen« und ebenso für »Krankheit« ganz allgemein, die nur im Medizinischen verwendet wurden, aber die finden sich in diesen Texten nur ganz selten. Hier ist vielmehr absichtlich die Wendung *zhi luan* 治亂 gewählt, »die Unordnung ordnen«, »die Störung beseitigen.«

In dem erwähnten Text gibt es ein ganzes Kapitel mit dem Titel »Die fünf Unordnungen« oder »Die fünf Störungen« und Huang Di sagt dort, die zwölf Leitbahngefäße seien jeweils einer der fünf Phasen zugeordnet und nach den vier Jahreszeiten eingeteilt. Im Folgenden erörtert er, wie sich Verluste dieser Zuordnung und daraus resultierende Störungen zeigen. Er hätte auch sagen können »daraus resultierende Krankheiten«, aber er (bzw. der Autor, der ihm diese Dialoge in den Mund legt) sagt »Störungen«. Und dann fragt er, wie man diese Zuordnungen und daraus resultierende Ordnung oder Heilung wiedergewinnen kann.

Wenig überraschend ist es daher, dass die antike chinesische Medizin kein eigenes Wort für »Gesundheit« hat, obwohl die Ausdrücke für »Krankheit« oder »Störung« (*luan* 亂 und *bing* 病) sowohl im politischen als auch im medizinischen Sinn vorhanden sind. Friede und Harmonie (*he ping* 和平) und auch

Ausgeglichenheit (ebenfalls *he ping* 和平) sind das Ziel politischer ebenso wie therapeutischer Maßnahmen.

5. Ein neues Bewusstsein von Zusammenhängen

Aber wie kann man diese weitgehende Parallele, ja fast Identität von Politik und Medizin überhaupt erklären? Sie geht historisch gesehen auf ein völlig neues Denken zurück, das in engstem Zusammenhang mit der Reichseinigung Chinas im Jahre 221 v. Chr. steht. Damals schuf der erste Kaiser, Qin Shihuangdi, aus unterschiedlichen Kleinstaaten ein Großreich. Innerhalb einer kurzen Regierungszeit von nur 17 Jahren formte er aus unterschiedlichen Identitäten, Sprachen und Verwaltungsnormen ein Ganzes. Dies erreichte er vor allem durch weitreichende Normierungen, indem er z. B. die Spurbreiten im ganzen Land angleichen ließ, Maße und Gewichte vereinheitlichte, allgemein verbindliche Schriftzeichen vorschrieb und vieles andere mehr. Er gründete Städte mit mehr als einer Million Einwohnern. Die konnte man nicht mehr aus dem direkten Umfeld mit Getreide oder Lebensmitteln versorgen, sie mussten aus fernen Gegenden beliefert werden. Dafür brauchte man Transportwege mit einheitlichen Spurbreiten, dieselben Maße und Gewichte und eine einheitliche Währung.

Diese neue Wirklichkeit hat sich tief in die chinesische Mentalität[8] eingeprägt. Im Zuge dieser politischen Veränderung wurde der Körper, ohne dass man die Morphologie als Beweismittel hätte heranziehen können, als ein politischer Organismus mit verschiedenen Regionen aufgefasst, jede mit Regierungspalast, mit Gouverneur und Untertanen ausgestattet – eine getreue Projektion der neuen politischen Realität.

Es sind Handschriften aus Gräbern vor dem 2. Jh. v. Chr., also vor jener Reichseinigung, erhalten, in denen zwar auch Herz, Lunge, Milz und Magen genannt werden, aber jeder Hinweis darauf, dass sie irgendwie miteinander verbunden sind, fehlt. Aber ab dem 2. Jh. ist in den Texten plötzlich jeder mit jedem verbunden und darin spiegelt sich der Einfluss des neuen Staatssystems.

Auch die Organe bekommen bürokratische Namen, denn auch die Bürokratie wurde damals quasi erfunden. Das leuchtet ein, denn in einem kleinen Königreich, in dem ein Herrscher über fünfhundert oder fünftausend Menschen herrscht, kann er noch jeden kennen und im Einzelfall bestimmen, was mit ihm oder ihr passiert. In einem Riesenreich aber mit Millionen Menschen kann der Herrscher nicht mehr alle kennen und es muss eine Schicht zwischen Beherrschten und Herrscher eingeführt werden, die dafür sorgt, dass die Regeln überall im Reich in gleicher Weise durchgesetzt werden. Das ist der Beginn der

---

8 Dies habe ich umfassend in meinem Buch UNSCHULD (2003) gezeigt.

Bürokratie. Und solch eine Bürokratie sah man nun auch im Körper am Werk, damit er funktioniert. Folglich wurde allen Organen eine bürokratische Beamtenrolle oder sonstige Funktion zugewiesen.

Das Wohlbefinden der Menschen – und dasselbe gilt für den Staat – beruht darauf, den Gesetzen der Gesellschaft oder den Gesetzen der Natur Folge zu leisten. Wenn man also den Gesetzen folgt, dann wird das himmlische Mandat lange andauern. Der Terminus *ming* 命 bezeichnete ursprünglich allein das »Mandat« des Lebens, das jeder vom Himmel erhalten hat und das dann endet, wenn der Himmel es zurücknimmt. Der Terminus erhielt nun einen neuen Begriff, das »Leben« als solches, ohne Anbindung an ein himmlisches Mandat. Der Mensch hat sein »Mandat,« also sein Leben, nun in eigener Hand.

Gesundheit und Krankheit sind unabhängig von Geistern, Göttern, Dämonen, Ahnen oder auch vom Himmel als numinoser Macht. Verantwortlich für Kranksein ist, neben einer Verletzung oder ererbten Leiden, das »Übel,« *xie* 邪, ein der konfuzianischen Sittenlehre entlehnter Ausdruck. Diesem »Übel« steht als polarer Gegensatz der Zustand des »Rechten,« »Korrekten,« »Orthodoxen,« *zheng* 正, gegenüber. Es war die Grundsorge der Konfuzianer, dass es in der Gesellschaft durcheinandergehen könne, dass Unordnung, *luan* 亂, sich einstellt. Dies geschieht immer dann, wenn der König vergessen hat, wie sich ein König verhalten muss, wenn die Minister vergessen haben, wie sich Minister verhalten sollen usw. Wenn also der Einzelne vergisst, wie seine gesellschaftliche Schicht sich benehmen soll, damit alles harmonisch funktioniert und wie Rädchen ineinandergreift, dann herrschen Unordnung und Chaos.

Diese Vorstellungen werden auch auf die Medizin übertragen. Der Mensch wird nicht durch böse Geister, böse Dämonen usw. krank, sondern wenn das Böse schlechthin, das Übel, wirkt. Dieses Böse ist nicht eine Art Geist, vor dem wir uns erschrecken müssen, sondern alles, was seine normale Position verlässt und in eine Stellung wechselt, die ihm nicht zusteht. Wenn sich also ein Minister bestechen lässt, dann wird er zum Händler, er verkauft sein Wissen und seine Macht für Geld. Dadurch hat er seine Position als Minister, der eigentlich treu die Regierungsgeschäfte verwalten muss, verlassen und sich auf die Ebene der Händler begeben: Das ist das »Üble« im Staat. Bleibt er immer Minister und nimmt keine Bestechungsgelder an, ist er »in der Ordnung« und befindet sich in Opposition zum Üblen.

Auf den Körper übertragen bedeutet dies: Wo sich Übel ansammeln, da muss vorher eine Leere vorhanden sein. Die wesentlichen Körpersubstanzen sind die Dämpfe und das Blut, und wenn die verausgabt werden, dann entsteht eine Leere, in welche der Feind, das Üble, vorstößt, entweder aus einem Nachbarorgan oder von außerhalb des Körpers. Solche äußeren Feinde sind Feuchtigkeit, Wind, Kälte, Hitze und dergleichen. Wenn man aber z. B. die Ressourcen der Leber übermäßig strapaziert, dann leert sie sich und es wandern entweder »üble«

Elemente, wie Wind, Kälte oder Nässe von außen oder Dämpfe aus einem benachbarten Organ, in die Leber ein. Da die Leber für Planungen zuständig ist, könnte ein Verbrauch ihrer Ressourcen etwa dadurch entstehen, dass man dauernd über seine zukünftige Karriere nachdenkt. Auch hier ist die politische Parallele deutlich, ein Erbe des Jahrhunderte währenden Kampfes der zahlreichen Kleinstaaten vor der Reichseinigung untereinander: Expandierende Reiche greifen auf schwächere Nachbarn über, sobald sich dort ein Machtvakuum bildet, und annektieren sie, bis am Ende nur noch ein großes Reich übrig ist.

6. Zusammenfassung

In China entstand vor etwa 2.300 Jahren aus Anregungen, die uns z. T. verborgen bleiben und z. T. in einer völlig neuen staatlichen Ordnung ihren Ursprung hatten, eine neue Art von Heilkunde. Der Körper in seinen gesunden und kranken Zuständen wurde nach denselben Grundsätzen gedeutet und behandelt wie der Staat in seiner Ordnung oder Unordnung. Die Anfänge der chinesischen Medizin sind, deutlicher noch als die Anfänge der Medizin in Griechenland, Beleg dafür, dass die grundlegenden Deutungen der Gegebenheiten des menschlichen Organismus nicht in erster Linie der aufmerksamen Beobachtung dieses Organismus selbst entspringen, sondern Projektionen von größeren politischen Bedingungen auf den Organismus. Sowohl in der Geschichte Chinas als auch in der Geschichte Europas hat die Heilkunde immer nur dann eine grundlegende neue Sichtweise aufgenommen und mit den realen Erfahrungen körperlicher Zustände in Einklang zu bringen gesucht, wenn die übergeordnete politische Struktur neue Bedingungen von Ordnung und Krise erfuhr.[9]

Bibliographie

P. U. Unschuld, Was ist Medizin? Westliche und östliche Wege der Heilkunst (München 2003).

P. U. Unschuld/H. Tessenow, Huang Di Nei Jing Su Wen. Huang Di's Inner Classic. Basic Questions. Vol. 1: Treatises 1 through 52. Vol. 2: Treatises 53 through 71and 74 through 81. The Original Chinese Text with Annotated Translation, in collaboration with Z. Jinsheng (Berkeley/Los Angeles/London 2011).

P. U. Unschuld, Traditionelle Chinesische Medizin (München 2013).

P. U. Unschuld, Chinas Trauma, Chinas Stärke. Niedergang und Wiederaufstieg des Reichs der Mitte (Heidelberg 2016 a).

---

9 Unschuld (Anm. 8).

P. U. Unschuld, Huang Di Nei Jing Ling Shu. The Ancient Classic on Needle Therapy. The complete Chinese text with an annotated English translation (Berkeley/Los Angeles/London 2016 b).

P. U. Unschuld, Nan jing. The Classic of Difficult Issues (Berkeley 2016 c).

Matthias Krings

Der Körper als Medium. Geistbesessenheit in Nordnigeria

Im muslimischen Norden Nigerias existiert eine *bori* genannte Praxis kultivierter Geistbesessenheit, in der Therapie und Religion auf besondere Weise miteinander verwoben sind. Die religiösen Wurzeln dieser Praxis lassen sich bis in die prä-islamische Vormoderne zurückverfolgen. In der muslimischen Gegenwart werden die therapeutischen Aspekte des Kults betont, vor allem die Heilung von Krankheiten und anderen Leidensformen, die als Symptome von Geisterattacken gelten. Krankheit ist das Medium, in dem Geister mit Menschen auf scheinbar paradoxe Weise kommunizieren: Durch Krankheit machen sie auf sich aufmerksam, bieten aber auch die Mittel zur Genesung, sofern sich die Erkrankten ihnen symbolisch unterwerfen und in ihren Kult initiieren lassen. Versteht man Geister als Hypostasen gesellschaftlicher Erfahrung, lässt sich der individuelle Körper, der in der Bori-Praxis an zentraler Stelle steht, als Artikulationsort sozialer und religiöser Spannungen begreifen, die sich in der nordnigerianischen Gesellschaft in Folge von Islamisierung und Kolonialismus im frühen 19. bzw. im 20. Jahrhundert eingestellt haben.[1]

Krankheit als Ruf der Geister

Geister werden auf Hausa *iskoki*, ›Winde‹, genannt oder mit dem arabischen Lehnwort für Dschinns als *aljannu* bezeichnet. Menschen offenbaren sie sich im Wahn, im Traum oder in der rituellen Verkörperung durch ihre Medien. Es gibt tier- und menschengestaltige Geister. Letztere überwiegen und werden in verschiedene Kategorien unterteilt. Jede Kategorie entspricht einer Subkultur oder Berufsgruppe der Hausa-Gesellschaft oder aber einer fremden, meist benachbarten Kultur. So gibt es Geister, die als Aristokraten, Korangelehrte, Schmiede, Metzger oder Prostituierte vorgestellt werden. Andere wiederum gelten als

---

1 Die folgende Darstellung geht auf mehrere Forschungsaufenthalte zurück, die der Autor von 1992 bis 2003 in der nordnigerianischen Metropole Kano durchgeführt hat.

Tuareg, Fulbe, Songhay oder Europäer. Jeder Geist verfügt über einen Eigennamen, bestimmte Eigenheiten, Vorlieben und Charaktereigenschaften, bevorzugte Aufenthaltsorte, eine Anzahl von Paraphernalia und ein Kostüm, das von den Medien bei der rituellen Verkörperung angelegt wird, sowie ein Preislied, das die Musiker des Kults in Trancerituale zu Ehren des Geistes anstimmen.

Die Karriere eines Bori-Mediums beginnt, wie in vielen anderen Besessenheitskulten Afrikas auch, fast immer mit einer psychischen Krise oder einem physischen Leiden. Zu den häufigsten Symptomen zählen epilepsieartige Anfälle, Lähmungen, Unfruchtbarkeit und Verhaltensmuster, die als Wahnsinn bezeichnet werden. Da der Kult heute als heidnisches Relikt aus vorislamischer Zeit abgewertet wird, suchen Angehörige einer derart leidenden Person, sofern sie nicht selbst dem Kult angehören, zunächst im Krankenhaus, bei einem Apotheker oder Korangelehrten um Hilfe. Sind diese Heilungsversuche zu kostspielig oder schlagen fehl, wird schließlich eine Heilerin oder ein Heiler des Bori zu Rate gezogen. Wird die Krankheit als Symptom einer Geistattacke diagnostiziert, folgt eine Behandlung, die sowohl Opfergaben an die krankheitsverursachenden Geister beinhaltet als auch die Einnahme von traditionellen Medizinen. In diesem Sinnzusammenhang gilt Krankheit als Strafe der Geister, etwa für ein unachtsames Verhalten oder das Beschädigen ihrer Aufenthaltsorte. In schweren Fällen verspricht einzig die Initiation in den Kult Aussicht auf Genesung. Krankheit wird dann als Ruf der Geister gedeutet, ihnen als Medium zu dienen.

Wahnsinnige Erfahrungen

Zu jenen Krankheitsbildern, die unweigerlich zur Initiation führen, zählt die ›Begegnung‹ (Hausa: *gamu*) mit einem Geist, die den temporären ›Wahnsinn‹ (*hauka*) zur Folge hat. In Erzählungen von Kultmitgliedern, die vor ihrer Initiation und Genesung derartige Erfahrungen durchlebt haben, lassen sich einige wiederkehrende Topoi ausmachen. Am Anfang steht stets die Verführung durch einen Geist. Den Betroffenen ist dabei nicht bewusst, dass es sich bei ihrem Gegenüber, der wie ein Mensch aussieht, um einen Geist handelt. Nur sie allein nehmen ihn wahr, da er ihnen ›die Augen geöffnet‹ (*bu'de ido*) hat. Lässt sich der Betroffene auf ein Gespräch oder einen Handel ein, liefert er sich unwillkürlich dem Geist aus.

Die Erzählung eines männlichen Kultmitglieds ist exemplarisch: Als junger Mann erscheint ihm beim Rinderhüten eine Reihe Geister. Die Geister, die er nicht als solche erkennt, ziehen in Gruppen an ihm vorbei. Manche grüßen ihn und er erwidert ihre Grüße. Andere reichen ihm Milch, die er trinkt. Schließlich kommen die letzten beiden auf ihn zu:

»Sie waren zu zweit. Beide torkelten, als ob sie Bier getrunken hätten. Ihre Augen waren so rot wie der Schein der Sonne, wenn sie untergeht, knallrot. Der eine torkelte und seine zotteligen Haare fielen vornüber, bis zur Erde. Weil ich solche Menschen noch nie gesehen hatte, fürchtete ich mich. Ich hatte Angst und sagte zu mir: ›Der da, wenn der kommt, wird er mich umbringen.‹ Er kam auf mich zu, blieb vor mir stehen und schüttelte seinen ganzen Körper, sodass ihm seine Haare aus dem Gesicht fielen. Dann sagte er: ›Hey Junge, hey du, Junge‹, ›Ja‹, ›Magst du mich?‹ Da sagte ich: ›Ja, ich mag dich‹, vor lauter Angst. Weil ich Angst hatte, sagte ich, dass ich ihn möge, aber tatsächlich mochte ich ihn nicht. Da fragte er wieder: ›Magst du mich?‹ und ich sagte: ›Ich mag dich‹. ›Wirklich?‹ und ich sagte zu ihm: ›Ja, wirklich‹. Dann ging er davon. Der andere von ihnen ging hinterher und pflügte am Rande des Weges mit einer kleinen Hacke den Boden. Ich, mit meinen Augen sah ich, dass er pflügte, aber ein anderer Mensch hätte nicht gesehen, dass er pflügte, er hätte ihn überhaupt nicht gesehen. (…) Am Morgen suchte ich den Weg nach Hause und fand ihn nicht. Mein Kopf war verdreht.«[2]

Darauf folgt der Topos der Entführung in die Wildnis durch den Geist, wo der Betroffene in Höhlen lebt, sich seine Nahrung mit wilden Tieren teilt und andere Dinge tut, die der Sphäre des Unzivilisierten zugeschrieben werden. Auf das Leben im Busch folgt die Rückkehr in die Zivilisation. Die von den Geistern Entführten werden eingefangen – sie widersetzen sich und benehmen sich wie Wahnsinnige – und zu ihren Angehörigen gebracht. Diese versuchen zunächst, Heilung durch Ärzte oder Korangelehrte zu erlangen, was jedoch fehlschlägt, da kein Bori-Heiler konsultiert wird, der die spirituelle Ursache der Krankheit erkennt – ein weiterer Topos.

»Man fand mich und fing mich ein. Schließlich brachte man mich nachhause. Man versuchte es mit Medizin, mit Medizin und nochmals Medizin. Man verkaufte mehr als zehn Rinder, um Medizin kaufen zu können, aber ich wurde nicht gesund. Jedes Mal, wenn der mit den riesengroßen, knallroten Augen kam, drehte ich durch. Man brachte einen großen Holzklotz und kettete mich daran fest. Aber wenn dieser Mann kam und sagte: ›komm, lass uns gehen!‹, sprengte ich meine Fesseln, weil ich Angst vor ihm hatte.«[3]

Erst die Diagnose eines Heilers führt zur Erkenntnis, dass es sich um Geister handelt, die dem Betroffenen die Sinne geraubt haben. Eine vollständige Heilung kann einzig durch eine Initiation in den Kult erlangt werden, die der Heiler den Angehörigen als zwingend notwendig darstellt. Mitunter widersetzen sich die Angehörigen zunächst, worauf sich die Krise wiederholt: die Geister fordern ihr Recht, sie haben den Betroffenen als zukünftiges Medium auserkoren. Die Erzählungen der Kultmitglieder schließen mit der Beschreibung der erfolgreichen Initiation in den Kult.

---

2 Aus einem Interview mit Baba Kwaki, Kano, 16.1.1993.
3 Ebenda.

Die fast immer gleiche Abfolge der Topoi in den Erzählungen deutet auf eine Kanonisierung individueller Erfahrung hin. Dieser Kanon entwickelt sich im Rahmen des allgemeinen Erzählguts der Bori-Gemeinden, in dem Geschichten über das Geisterreich und über Begegnungen mit Geistern ihren festen Platz haben. Neben der Strukturierung individuellen Erlebens legitimieren Initiationserzählungen die Mitgliedschaft in einem marginalen Kult, der von der überwiegenden Mehrheit der muslimischen Hausa abgelehnt wird. In den Erzählungen werden die therapeutischen Aspekte des Kults in den Vordergrund gerückt, die religiöse Dimension tritt dagegen in den Hintergrund. So steht am Ende der Erzählungen immer ein langer Leidensweg, der die Initiation in den Kult unumgänglich erscheinen lässt.

Heilung durch Initiation

Das primäre Ziel des siebentägigen Initiationsrituals, das *girka* (wörtlich ›Garkochen‹) genannt wird, besteht in der Aussöhnung zwischen den krankheitsverursachenden Geistern und der betroffenen Person. Gleichzeitig markiert das Ritual die symbolische Loslösung des Initianden aus seinem alten sozialen Status und seine Aufnahme in die Gemeinschaft des Kults. Im Kern geht es darum, aus der Vielzahl der Geister jene herauszufinden, die für die Krankheit verantwortlich sind. Der oder die Initiandin wird dafür auf eine Matte gesetzt und mit einem weißen Stofftuch zugedeckt, das zwischen Kopf und ausgestreckten Beinen straffgezogen wird. Dahinter nehmen die Musiker Platz, die mehrere Tage lang die Melodien und Preislieder der Geister in bestimmter Reihenfolge anstimmen. Reagiert der verhüllte Initiand auf ein Lied, was sich zunächst nur an einem leichten Zittern des straff gespannten Stoffs zeigt, ist einer von mehreren Geistern erkannt, die die Krankheit verursacht haben. Nachdem diese Art der Diagnose abgeschlossen ist, wird dem bis dahin stummen Patienten symbolisch der Mund geöffnet, sodass die Geister aus ihm sprechen und ihre Wünsche äußern können. Im weiteren Verlauf lernt der Initiand die Eigenschaften und Vorlieben jener zwei bis drei Geister kennen, die sich in Folge der Behandlung als wesentliche Verursacher seines Leidens erweisen. In Trance, einem Bewusstseinszustand, der durch bestimmte Körpertechniken erreicht werden kann, lernt der Initiand, die Geister angemessen darzustellen. Die vormals wilde Besessenheit wird so in eine ritualisierte Form überführt, die mit dem Bild, das sich die Kultgemeinschaft von den Geistern macht, übereinstimmen muss. Den Abschluss der Initiation bildet ein öffentliches Tranceritual, bei dem das neue Kultmitglied seine Fähigkeit, den Geistern als Medium zu dienen, unter Beweis stellt.

In den Monaten und Jahren, die auf die Initiation folgen, werden Neulinge von älteren Kultmitgliedern nach und nach mit dem therapeutischen Wissen des

Kults vertraut gemacht und erwerben so die Fähigkeit, selbst als Heiler agieren zu können. Gegenüber den Geistern sind sie zu regelmäßigen Opfergaben verpflichtet und dazu, ihnen von Zeit zu Zeit in öffentlichen Tranceritualen als Medium zu dienen. Im Gegenzug stehen die Geister ihren Adepten hilfreich zur Seite und sichern ihr Auskommen. Erfolgreiche Bori-Medien halten zuhause ›Geistersprechstunden‹ ab, wofür sie von Personen aufgesucht werden, die zur Lösung eines Problems einen Geist konsultieren wollen. Ähnlich wie in den öffentlichen Ritualen stellen sich die Kultmitglieder dafür als Medien zur Verfügung. Ihr Lohn besteht unter anderem in den Geld- und Speiseopfern, die von den Hilfesuchenden entrichtet werden. Wer sich als initiiertes »Pferd der Geister« weigert, seinen Verpflichtungen gegenüber den Geistern nachzukommen, ihnen nicht länger als Medium dient und auch keine kompensatorischen Opfer darbringt, zieht sich deren Missgunst zu: Die transzendenten Mächte fordern ihr Recht und strafen erneut mit Krankheit und Leid.

Rituelle Verkörperung

Öffentliche Tranceritualle, *wasan bori* (›Bori-Spiel‹) genannt, beginnen gewöhnlich am späten Nachmittag und dauern bis in die frühen Morgenstunden. Im Rahmen dieser Rituale werden die Geister mittels Musik auf ihre Medien herabgerufen. Neben der Musik ist eine bestimmte Atemtechnik für das Herbeiführen der Trance von Bedeutung. Die Medien beginnen zu zittern, ihre Glieder verkrampfen sich, sie röcheln und stöhnen, Schaum tritt aus dem Mund. In scheinbar wilden und unkontrollierten Bewegungen werden sie von ihren Geistern ergriffen. Dieser Prozess, der nur wenige Minuten dauert, wird *ja gora* genannt und verläuft je nach Geisterkategorie in unterschiedlicher Form. *Ja gora* bedeutet wörtlich ›führen‹ bzw. ›an einem Stock ziehen‹ und ist eine Metapher, die auf das Bild eines am Stock geführten Blinden verweist. Im Kontext des Bori ist es der Geist, der sein Medium führt. Nachdem sich der Zustand des Mediums stabilisiert hat und der Geist sein Medium vollständig in Besitz genommen hat, werden die Medien bzw. die Geister, denn als solche werden die Medien nun behandelt, von ihren Helfern mit den entsprechenden Kleidungsstücken und Paraphernalien versehen. Darauf folgt der Tanz der Geister. Jeder Geist wird mit seiner Melodie und seinem Preislied begrüßt und erhält die Gelegenheit zur ›Selbstdarstellung‹. Geister, die gerade nicht tanzen, warten am Rand des Tanzplatzes, machen dem Publikum gegenüber Prophezeiungen oder werden konsultiert. Da Geister in der kategorialen Struktur von Personen wahrgenommen werden, kann ein Geist niemals von zwei Medien gleichzeitig verkörpert werden.

Nachdem die letzten Geister ihren Tanz beendet haben, folgt der Abstieg der Geister, der ähnlich theatralisch verläuft, wie der Aufstieg zu Beginn des Rituals.

Als sicheres Anzeichen dafür, dass ein Geist sein Medium endgültig verlassen hat, gilt ein dreimaliges Niesen des Mediums. Darauf bricht das Medium erschöpft zusammen. Die ersten Worte, die ein Medium nach dem Abstieg des Geistes äußert, sind die des muslimischen Glaubensbekenntnisses. Darauf folgt eine konventionalisierte Kommunikation. Das Medium fragt ›Wo bin ich?‹ oder ›Wie komme ich hierher?‹ und bestätigt damit den rituellen Imperativ, wonach sich ein Medium nicht daran erinnern kann, was im Zustand der Besessenheit geschehen ist.

Der Körper als Schauplatz religiöser Auseinandersetzungen

Obgleich der Bori-Kult Züge einer präislamischen »sudanesischen Religion«[4] trägt, ist er keineswegs ungebrochen damit in eins zu setzen. Vielmehr deutet einiges darauf hin, dass es sich um ein Kontaktphänomen handelt, dessen gegenwärtige Ausprägung sich erst im Zuge von Islamisierung und Kolonisierung im Laufe des 19. bzw. 20. Jahrhunderts entwickelte. Einige Geister des Kults lassen sich namentlich auf ehemals lokal verehrte Götter aus vorislamischer Zeit zurückführen. Diese bildeten den Fokus eines Kults, der an den politischen Zentren der Hausa-Königtümer angesiedelt war. Mit der verstärkten Durchsetzung des Islam wurde dieser ehemals zentrale Kult zunehmend an die gesellschaftliche Peripherie gedrängt. Unter dem Eindruck des Monotheismus verwandelten sich die alten Gottheiten in Geister – in koranisch legitimierte transzendente Wesen. Inwieweit Trance und Mediumismus bereits in der vorislamischen kultischen Praxis von Bedeutung waren, wenn Priesterinnen und Priester Kontakt zu den gemeinschaftlich verehrten Göttern aufnahmen, lässt sich nicht mit Bestimmtheit sagen. Deren theatrale Verkörperung und rituelle Dramatisierung ist vermutlich erst jüngeren Entstehungsdatums. Sie lässt sich mit der Zerstörung der traditionellen Schreine und Opferstätten in Folge der Islamisierung in Zusammenhang bringen. Was übrig blieb, waren die Körper derjenigen, die an der Verehrung der zu Geistern herabgesunkenen Götter festhielten. Der Körper wurde dadurch zum Refugium einer älteren Glaubenspraxis und zum Artikulationsort gesellschaftlichen Wandels. Mit der Transformation eines zentralen in einen peripheren Kult wandelte sich auch die soziale Orientierung der rituellen Praxis. Während die Götter des ursprünglich zentralen Kults vor allem für gemeinschaftliche Belange angerufen wurden, stehen im Bori-Kult Leiden und Unglück Einzelner im Mittelpunkt. Schließlich bedingte die Transformation des Kults auch eine Vergrößerung des Pantheons. So lässt sich die Manifestation neuer Geister bis ins späte 20. Jahrhundert hinein feststellen.

---

4 GREENBERG (1966) 1.

Als sich in der nordnigerianischen Metropole Kano in den 1990er Jahren Szenen wilder Geisterattacken unter Schülerinnen häuften, bemühten sich Korangelehrte, die Geister mit einer aus dem arabischen Raum entlehnten Praxis namens *ru'kkiya* zu vertreiben.[5] Die Therapieform des Bori-Kults, die auf *Adorzismus*,[6] d.h. auf Anerkennung und letztlich Anbetung der krankheitsverursachenden Mächte abzielt, bekam nun durch ein auf *Exorzismus* abzielendes Heilungsritual Konkurrenz. Dieses Ritual weist sowohl deutliche Parallelen zum Bori-Initiationsritual *girka* auf, von dem es einige Symbole übernimmt, als auch wesentliche Unterschiede, die auf die muslimische Provenienz und den divergierenden Zweck – die Geisteraustreibung – verweisen. Die Geister werden nicht durch Musik und Preisgesänge auf die Körper der Leidenden herabgerufen, sondern durch das lautstarke Rezitieren von Koransuren, die den Betroffenen in die Ohren gesungen werden. Ähnlich wie in der *girka* kündigt sich die Trance bzw. die Manifestation der Geister durch ein Zittern der zu Behandelnden an. Sobald ein Geist zu sprechen beginnt, wird er von den Therapeuten nach seinem Namen, seiner Herkunft, seiner Religionszugehörigkeit und den Gründen seines Kommens gefragt. Oftmals entwickelt sich dabei ein längerer Austausch, in dem der Geist sich auch zum seelischen oder körperlichen Befinden der Person äußert, von der er Besitz ergriffen hat. Für die Besessenen ergibt sich dadurch die Chance, sich und ihren Bedürfnissen indirekt, vermittelt durch die Stimme eines Dritten, Gehör zu verschaffen. Muslimische Geister werden gebeten, von Patienten abzulassen, heidnische Geister hingegen ›verbrannt‹. Dafür wird ein heiliger Sud aus ›verflüssigten‹ Koransuren verwendet, die vorher auf hölzerne Tafeln geschrieben und abgewaschen wurden. Dieser Sud wird den Patientinnen, noch während der Geist mit unflätigen Worten aus ihnen spricht, gewaltsam in die Nase gesprüht. Da auf eine solche ›Verbrennung‹ oft viele weitere Geister nachfolgen, reicht eine einzige Sitzung oft nicht aus, um alle zu vertreiben. Hier zeigt sich, dass Geistbesessenheit von den Betroffenen, ähnlich wie im Kontext des Bori-Kults, auch im Rahmen des muslimisch inspirierten Exorzismus als Idiom genutzt wird, um soziale Spannungen oder ein individuell empfundenes ›Unbehagen in der Kultur‹ (Freud) zum Ausdruck zu bringen. Neben individueller Heilung besteht eine übergeordnete Funktion der muslimischen Exorzismus-Rituale letztlich auch darin, eine ältere, auf heidnische Wurzeln verweisende Heilpraxis abzulösen, die in der islamischen Moderne Nordnigerias als *shirka* (›Aberglaube‹) abgewertet wird. So werden mit dem Koran, dem zentralen Symbol und Medium des Islam, nicht allein heidnische Geister bekämpft, sondern gleichermaßen auch eine ältere Glaubenspraxis, die auf menschliche Körper

---

5 O'Brien (2001) 222.
6 de Heusch (2006) 54.

als Medien angewiesen ist. Und nicht von ungefähr ist der Austragungsort dieses Kampfes einmal mehr der menschliche Körper.

Auswahlbibliografie

F. E. BESMER, Horses, Musicians and Gods. The Hausa Cult of Possession-trance. (South Hadley 1983).

L. DE HEUSCH, La Transe. La sorcellerie, l'amour fou, saint Jean de la Croix, etc. (Brüssel 2006).

N. ECHARD, Culte et possession et changement sociale: l'exemple du bori Hausa de l'Ader et du Kurfey (Niger), in: Archives de Sciences Sociales des Religions 79,3 (1992): 87–100.

V. ERLMANN u. H. MAGAGI, Girkaa. Une cérémonie d'initiation au culte de possession bòorii des Hausa de la région de Maradi (Niger). (Berlin 1989).

J. H. GREENBERG, The Influence of Islam on a Sudanese Religion (Seattle u. London 1966).

M. KRINGS, Geister des Feuers. Zur Imagination des Fremden im Bori-Kult der Hausa. (Münster u. Hamburg 1997).

I. LEWIS, Ecstatic Religion. A Study of Shamanism and Spirit Possession (London 1989).

A. MASQUELIER, Prayer has Spoiled Everything. Possession, Power, and Identity in an Islamic Town of Niger (Durham 2001).

J. MONFOUGA-NICOLAS, Ambivalence et Culte de Possession. Contribution à l'étude du Bori hausa. (Paris 1972).

S. O'BRIEN, Spirit Discipline: Gender, Islam, and Hierarchies of Treatment in Post-Colonial Northern Nigeria, in: Interventions: The International Journal of Post-Colonial Studies 3 (2001): 222–241.

Bilder

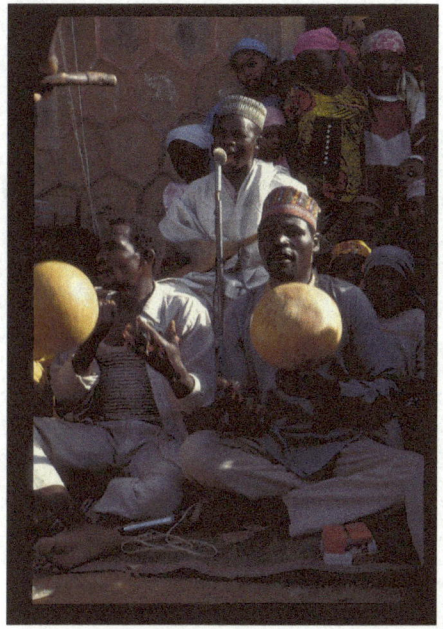

Abb. 1: Bori-Musiker während eines Trancerituals: Sänger und Lautenspieler im Hintergrund, davor zwei Kürbisrasselspieler, Kano 1993. Foto: Katja Werthmann.

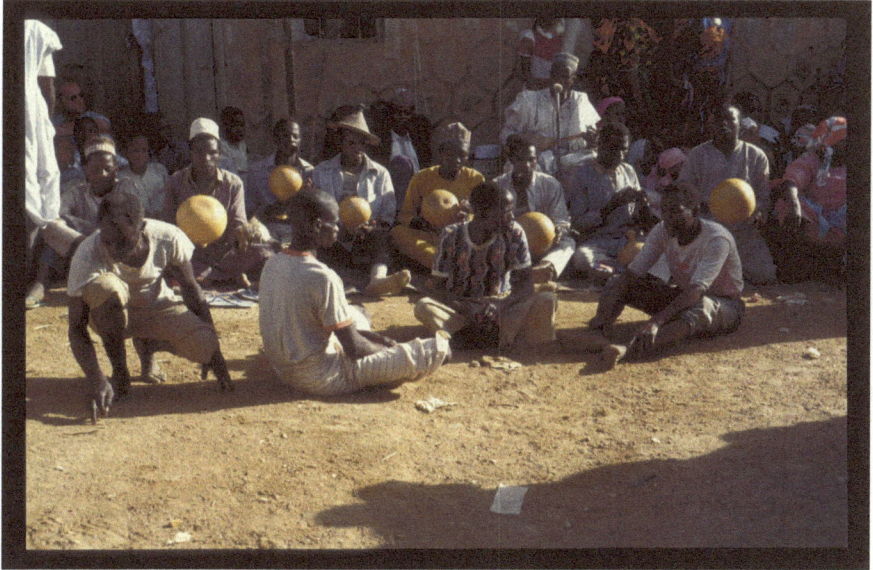

Abb. 2: Geistmedien machen sich für den ›Aufstieg‹ der Geister bereit. Foto: Katja Werthmann.

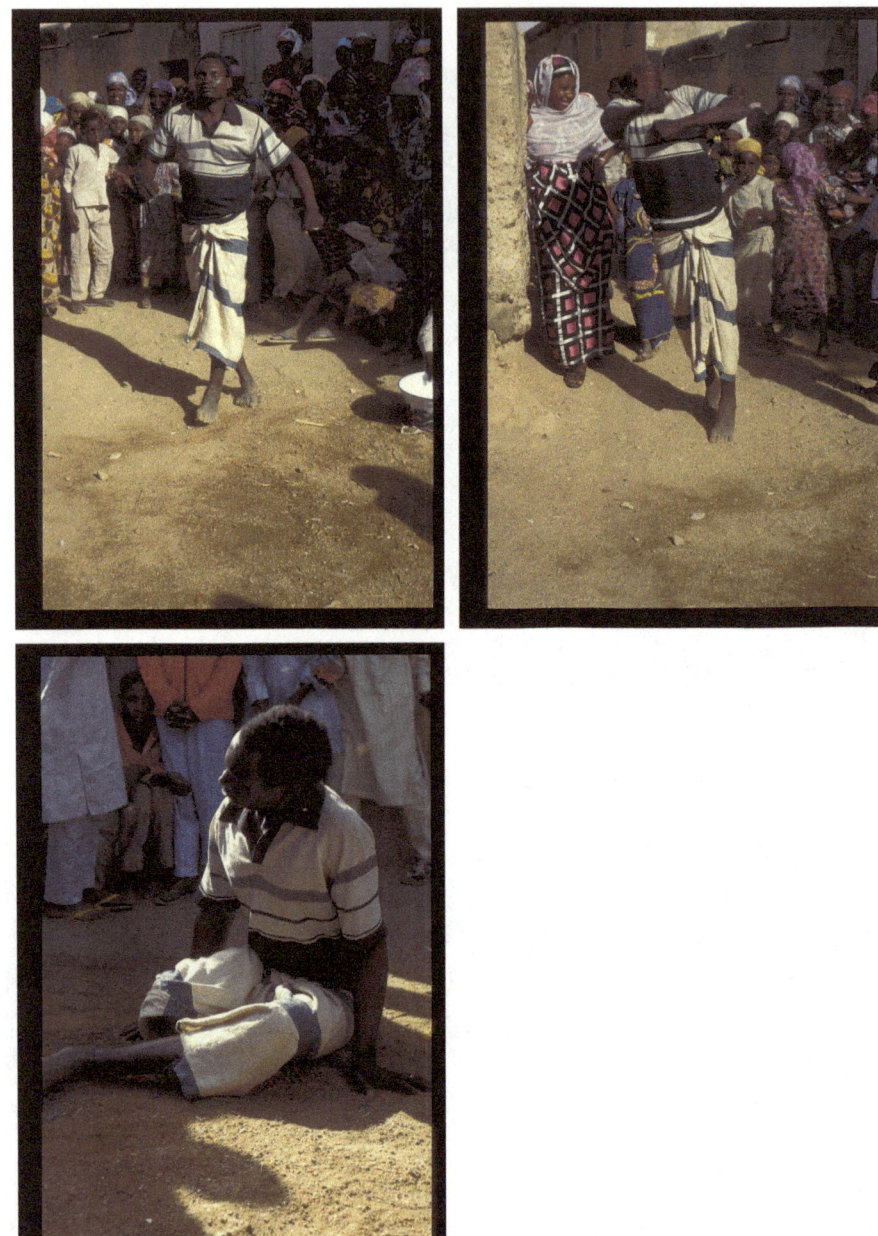

Abb. 3a, 3b, 3c; Ein Geist aus der Kategorie der Fulbe-Geister besteigt sein Medium. Foto: Katja Werthmann.

Der Körper als Medium. Geistbesessenheit in Nordnigeria 177

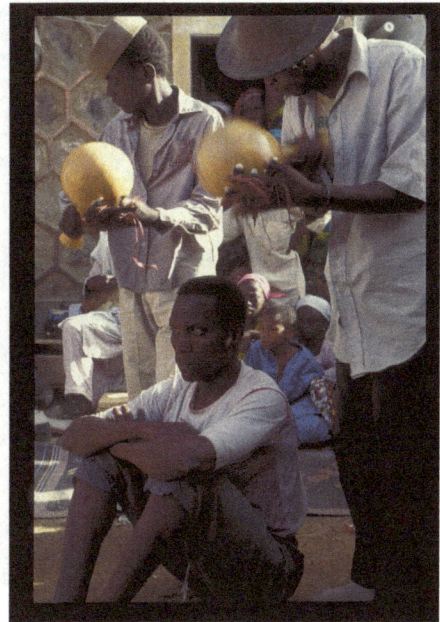

Abb. 4: Musiker helfen einem Medium in Trance zu fallen. Foto: Katja Werthmann.

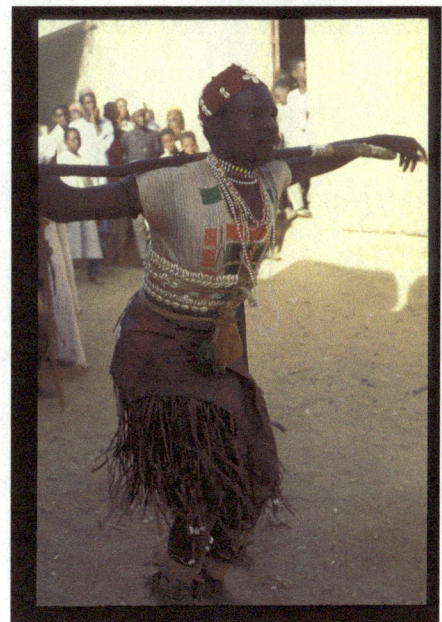

Abb. 5: Der Fulbe-Geist Sambo in der Verkörperung durch ein Medium. Foto: Katja Werthmann.

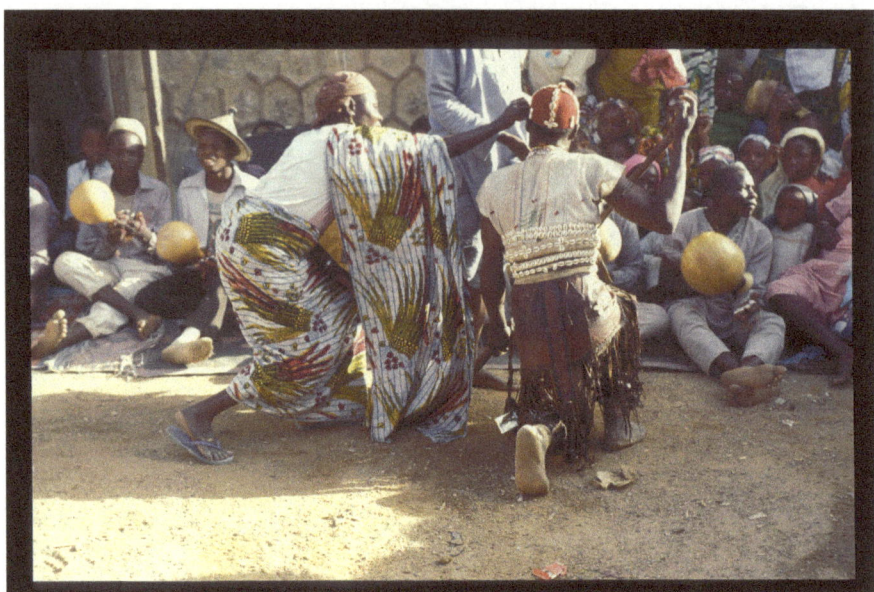

Abb. 6: Eine Zuschauerin drückt ihr Zuneigung zu Sambo durch die Gabe von Geld aus. Foto: Katja Werthmann.

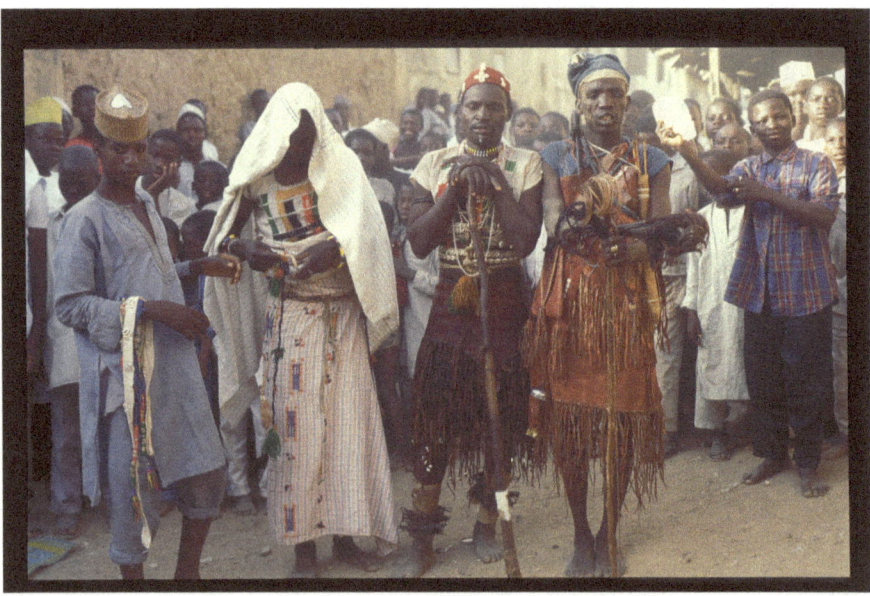

Abb. 7: Mai Daji, ein Jäger, Sambo und Barhaza, zwei Fulbe-Geister, in der Verkörperung durch ihre Medien (von rechts nach links). Foto: Katja Werthmann.

Der Körper als Medium. Geistbesessenheit in Nordnigeria 179

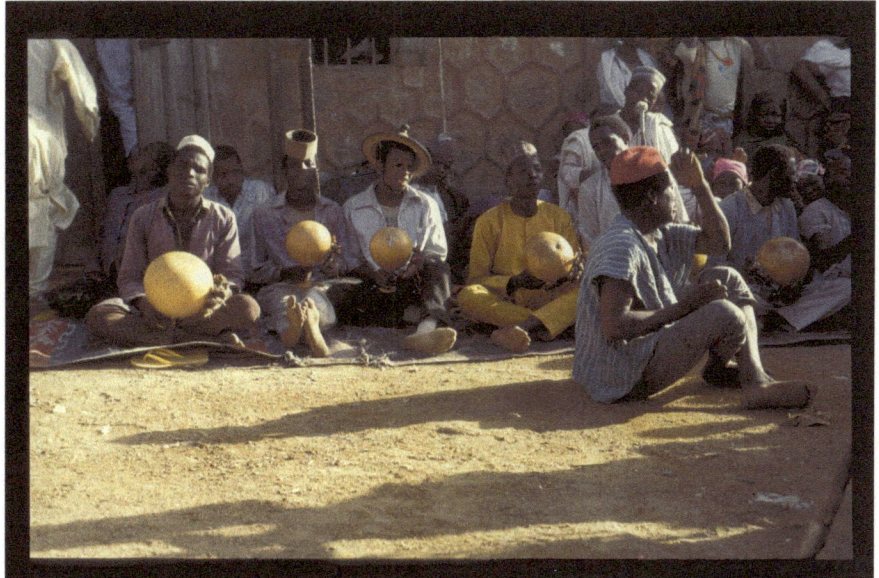

Abb. 8: Der Geist Kuturu, ein Leprakranker, der nicht laufen kann, wird im Sitzen verkörpert. Foto: Katja Werthmann.

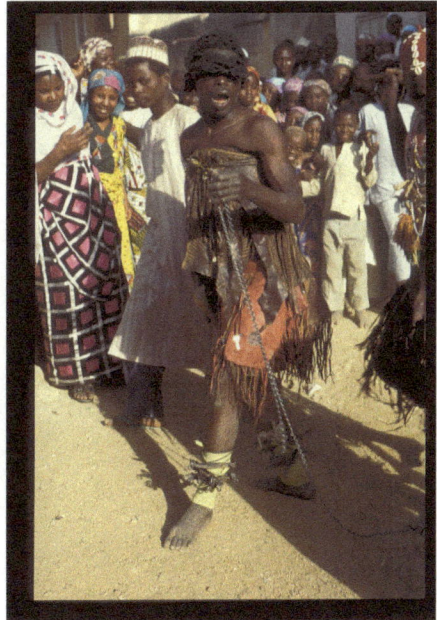

Abb. 9: Mai Gizo, ein heidnischer Geist, dessen Unzivilisiertheit durch verfilzte Haare und eine obszöne Ausdrucksweise symbolisiert wird. Foto: Katja Werthmann.

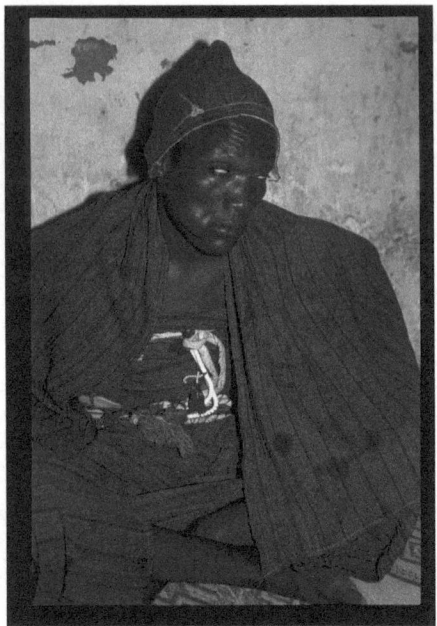
Abb. 10: Dan Galadima, ein aristokratischer Geist, der sich zur Konsultation durch Klienten ins Innere eines Hauses zurückgezogen hat. Foto: Katja Werthmann.

Jochen Althoff / Tanja Pommerening

Epilog: »Lebendig oder tot, gesund oder krank? Der menschliche Körper in vormodernen Kulturen«

Einleitung

Die Auseinandersetzung mit dem eigenen Körper gehört seit jeher zum Menschen – in seiner natürlichen wie in seiner kulturellen Entwicklung. Dabei spielen nicht nur die ›normalen‹ Körperfunktionen und -vorgänge eine Rolle, sondern – in weit größerem Maße – die praktische und theoretische Beschäftigung mit Lebensfähigkeit, Krankheit, Heilung und Tod, d.h. mit Aspekten eines ›nicht normal‹ funktionierenden und eines vergänglichen menschlichen Körpers. Der Vergänglichkeit des Körpers sowie seinem Tod kann sich kein Mensch entziehen. Biologische Prozesse des Vergehens und das Verhalten des Körpers im Tod lassen sich beobachten. Doch welche Merkmale machen den Körper in unterschiedlichen Kulturen zu einem toten Körper und unterscheiden ihn von einem lebendigen, funktionierenden oder kranken?

Der Körper selbst wird prinzipiell stark mit dem menschlichen Wesen, der Wahrnehmung, dem Geist und der Persönlichkeit verknüpft und somit in vielen Kulturen nicht nur materiell definiert und auch nicht nur als materielle Basis für ein Leben angesehen. Bestattungspraktiken und Rituale beziehen sich oft auf solche immateriellen Aspekte des Körpers (sozialer Rang, Fortwirken auf die Lebenden), an ihnen lassen sich aber auch Vorstellungen über den lebenden Körper ablesen. Die Beschäftigung mit Themen wie Krankheit, Alter, Heilung und Tod bietet einen Weg, sich den Körperkonzepten in vormodernen Kulturen aus unterschiedlichen Perspektiven zu nähern. Kenntnisse über Konzepte des Körpers leiten sich aus archäologischen Befunden, Bildern und Objekten, aus naturkundlichen und heilkundlichen Quellen im engeren Sinn sowie aus fiktionalen und religiösen Texten ab.

Methodologische Überlegungen

Seit dem in den 1970er Jahren erfolgten *somatic* bzw. *bodily turn*[1] sind Körper und Körperlichkeit zentrale Forschungsthemen, die sich in verschiedenen sozial-, geistes- und kulturwissenschaftlichen Reflexionen zum Körperverständnis und Körperkonzepten spiegeln.[2] Kognitionswissenschaftliche Studien, die den Zusammenhang von Konzeptbildung und körperlicher Erfahrung betonen, haben hier Einfluss genommen. Im Gegensatz zu MERLEAU-PONTY (1945), der die Regeln der körperlichen Wahrnehmung als universal einstufte, ist die Kulturgebundenheit von Körperkonzepten inzwischen Konsens.[3] Erst in neuerer Zeit wird das Feld der Körperkonzepte und Disability Studies auch von Wissenschaften in den Blick genommen, die sich den vormodernen Kulturen widmen. Neben disziplinären Einzelstudien oder Sammelwerken[4] sind auch umfangreiche interdisziplinäre Arbeiten entstanden, deren Beiträge Fallbeispiele darstellen, die relativ unverbunden nebeneinanderstehen.[5]

Auch die Beiträge im vorliegenden Band untersuchen Fallbeispiele aus unterschiedlichen Kulturen. Ziel der folgenden Abschnitte ist es, sie unter der Fragestellung miteinander zu verbinden, ob nicht doch bestimmte Körperpraktiken und/oder -konzepte an verschiedenen Orten unabhängig voneinander erscheinen, weil sie eben an ein grundsätzlich gleichgeartetes unbewusstes oder auch bewusstes Erleben gebunden sind. Hierzu gilt es zunächst, die ganz unterschiedlichen fachdisziplinären Blickwinkel der Beiträgerinnen und Beiträger sowie die wissenschaftstheoretischen Voraussetzungen der Beiträge zu erfassen.

Paul Pettitt eröffnet als Paläolithiker den Blick auf unser Thema, indem er weit zurückliegende Bestattungssitten aus den frühen Phasen der Menschwerdung untersucht, soweit sie aus den archäologischen Befunden kenntlich werden. Bei ihm steht also der Umgang mit dem toten Körper im Zentrum. Zunächst konstatiert er, dass Bestattungssitten generell der Angst vor der individuellen Auslöschung entgegenwirken sollen. Solche allgemein anthropologischen Annahmen bilden zusammen mit modernen ethnologischen und primatologischen Vergleichen den methodischen Hintergrund (sog. evolutionäre Thanatologie) für seine Schlüsse über frühe Bestattungssitten. Universelle Annahmen werden hier also vorausgesetzt.

Pettitt erkennt ein fünfstufiges evolutionäres Modell, das von den Vor-Säugetieren über Vor-Hominoide (Vögel, Säugetiere), Kern-Hominoide (von plio-

---

1 Vgl. bspw. KAMPER/WULFF (1982); GUGUTZER (2006).
2 Z.B. SCHEPER-HUGHES/LOCK (1987); JOHNSON (2002); LORENZ (2000); HIRSCHAUER (2008).
3 Vgl. zusammenfassend KOCH (2012).
4 Z.B. FABRICIUS (2003); NYORD (2009); GARRISON (2010); HAUG (2012).
5 BERLEJUNG/DIETRICH/QUACK; BREITWIESER (2012); LAES/GOODEY/ROSE (2013); BUCHHEIM/MEISSNER/WACHSMANN (2016).

zänen Homininen an), Archaische Hominini (bis zur Entstehung des *Homo sapiens*), modernisierende (Neandertaler und *Homo sapiens*) bis zum modernen *Homo sapiens* der europäischen mittleren Jungsteinzeit reicht. Der Umgang mit Toten entwickelt sich dabei von der Reaktion auf chemische Stimuli (Vor-Säuger) über emotionale Reaktionen (Vor-Hominoide), erste Stufen der Rationalisierung (im sozialen Kontext: Kern-Hominoide), weitere kulturelle Elaboration (Kannibalismus, Trauerbezeugung, Verbergen der Leiche an bestimmten Orten: Archaische Hominini) und stufenweise fortschreitende Kulturalisation vom modernisierenden *Homo* (Anlegen von Friedhöfen mit Grabmarkierungen, mögliche erste Grabbeigaben) bis zum modernen *Homo* (verschiedene Begräbnisgruppierungen, Kunstobjekte als Grabbeigaben, elaborierte sozial kontrollierte und kontinentweit kulturell tradierte Bestattungsregeln). Die treibenden Faktoren dieser Entwicklung sind nach Pettitt die zunehmende Einbeziehung des sozialen Umfelds des Verstorbenen und eine wachsende Symbolisierung und Rationalisierung des Bestattungsvorgangs. Dadurch eröffnen die Bestattungsformen seiner Meinung nach immer auch einen Blick auf den kognitiven Status und die gesellschaftliche Verankerung der sie ausübenden Menschen und sogar der dem Menschen evolutionär vorausgehenden Tiere. Der tote Körper wird damit zum Spiegel des lebendigen Körpers.

Bestattungen sind – archäologisch gesehen – allerdings ein verhältnismäßig junges und ein alles andere als einheitliches Phänomen. Sie sind seit etwa 100.000 Jahren belegt.[6] Dabei zeigen die Bestattungen der Alt- und Mittelsteinzeit in diachroner Betrachtung gänzlich unterschiedliche Formen des Umgangs mit dem Tod.[7] Sie spiegeln unterschiedliche zwischenmenschliche wie gesellschaftliche Kontexte wider, die man auf folgende Faktoren zurückführen kann: Sympathie- und Zugehörigkeitsempfinden, Liebe und Verlust, kosmologische und religiöse Vorstellungen, Traditionen und Rituale, Historizität und Ethnizität, Status und soziale Hierarchie.[8] Der Umgang mit dem Körper ist dabei nur ein Aspekt, der aber besonders geeignet ist, eine direkte Verbindung zu den Körperkonzepten herzustellen.

Man wird insofern zahlreiche kulturelle Differenzen in den Bestattungsformen einräumen müssen. Die zugrundeliegenden emotionalen und rationalen Motive, die in der Summe auf einen immer sorgfältigeren und immer stärker ausgestalteten Umgang mit den Verstorbenen hinauslaufen, dürften aber durchaus eine relative Universalität[9] beanspruchen.

---

6 PETTITT (2011).
7 GRÜNBERG (2000); PETTITT (2011).
8 TERBERGER/WINGHART (2015).
9 Die Vorsicht gebietet es, mit der Annahme einer absoluten, ausnahmslos gültigen Universalität zurückhaltend zu sein. Daher sprechen wir hier von einer »relativen Universalität« (die sich

In den anderen Beiträgen dieses Bandes werden Körperkonzepte ohne die Prämisse zugrundeliegender Universalien aus den Quellen herausgearbeitet, so dass man diese Beiträge nutzen kann, um übergreifend vergleichbare Aspekte auszumachen. Man kann die Beiträge in zwei Gruppen gliedern: Erstens solche, die sich mit den vormodernen Kulturen befassen, die überwiegend im Mittelmeerraum angesiedelt waren. Zweitens solche, die aus anderen zeitlichen und regionalen Zusammenhängen stammen (wenngleich auch hier gewisse Einflüsse aus der ersten Gruppe nicht vollends auszuschließen sind). **Ulrike Steinert** zieht hauptsächlich akkadische und sumerische Textzeugnisse, aber auch archäologisches Material mit Kernaussagen zu den Themen, Körper, Lebendigkeit, Krankheit und Tod heran (Schwerpunkt 2. und 1. Jahrtausend v. Chr.). **Tanja Pommerening** konzentriert sich auf ägyptische Texte aus der Zeit des Neuen Reiches (um 1550 bis 1070 v. Chr.). Ausgehend vom altägyptischen Körperbegriff zeigt sie, wie dieser in Abhängigkeit von unterschiedlichen Textzeugnissen in variablem Lichte erscheint. Abschließend arbeitet sie die über den gattungsspezifischen Konzepten stehenden übergreifenden Körperkonzepte heraus. **Annemarie Ambühl** beschränkt sich als Literaturwissenschaftlerin in ihrem Beitrag auf die literarische Darstellung von Körpern im Krieg und hier insbesondere auf Homers *Ilias* (ca. 660 v. Chr.) und Lucans (39–65 n. Chr.) *Bellum civile*. **Lennart Lehmhaus** untersucht Körperkonzepte in antiken jüdischen Traditionen und berücksichtigt neben den biblischen Texten vor allem die rabbinische Weisheitsliteratur, die – auf ursprünglich mündlicher Überlieferung beruhend – etwa vom 1. bis 7. Jh. nach Chr. abgefasst wurde. **Stephanie Mühlenfeld** nimmt als Mediävistin mittelalterliche Vorstellungen vom Menschen in den Blick und fokussiert dabei vor allem auf Konzepte von Krankheit und Heilung.

Mit dem Beitrag von **Paul Unschuld** beginnt die Gruppe mit stärker komparatistischer Perspektive. Unschuld nimmt die traditionelle chinesische Medizin in den Blick, wie sie in den ca. vier Jahrhunderten um die Zeitenwende nach rationalen Maßstäben gelehrt wurde, die sich von religiös-magischen Vorstellungen bewusst absetzten. **Katharina Sabernig** bringt einen tibetologischen Blickwinkel mit ein und zieht insbesondere das zentrale Werk *Die Vier Tantras* heran, das vermutlich aus dem 13. Jh. stammt und als ein Sammelbecken sehr viel älterer Traditionen aus verschiedenen Kulturen, besonders der chinesischen Medizin, aber wohl auch von römischen (Vitruv) und byzantinischen Körpervorstellungen, gilt. Im Gegensatz zu diesen rein auf historischen Quellen fußenden Auswertungen bringt **Matthias Krings** seine ethnologische Kompetenz mit ein und berichtet über die Rolle des Körpers bei bestimmten Geisterbe-

---

also nur auf die hier untersuchten Kulturen bezieht) und möchten auch dann, wenn das Adjektiv »relativ« fehlt, nur eine solche relative Universalität bezeichnen.

schwörungsritualen (*bori*) in Nordnigeria in den letzten drei Jahrzehnten. In einer auch in vielen anderen Kulturen fassbaren Weise führen Individuen der Hausa-Gesellschaft zahlreiche schwere Krankheitserscheinungen auf die Präsenz und Wirkung von menschengestaltigen Geistern zurück. In der Folge kann ein kranker Mensch zum *Bori*-Medium werden, das dann seinerseits kraft seiner medialen Fähigkeiten in vergleichbaren Fällen als Heiler wirken kann. Diese Auffassung des Körpers als eines Mediums kann auch in einer historischen Dimension vertieft werden. Ursprünglich dürfte es sich nämlich bei den Geistern nach Krings um vorislamische alte Gottheiten der Hausa gehandelt haben. Im Zuge der Islamisierung sind die alten Altäre und Götterbilder zerstört worden, so dass schließlich nur die medialen Körper der Besessenen als zumindest temporäre Sitze der Geister übrigblieben und gleichsam die Rolle der alten Götterbilder übernahmen. Islamische Geistliche haben noch in den 1990er Jahren auf diese Vorstellungen Rücksicht genommen und die den Kranken beherrschenden Geister mit Hilfe von Koransuren aus den besessenen Körpern zu vertreiben versucht. Der Körper wird also hier als Instrument der ihn beherrschenden Geister verstanden.

An diesem letzten Beispiel zeigt sich besonders deutlich, inwiefern historische Entwicklungen sich in den Umgang mit Körpern einschreiben und weiter tradiert werden können. Unsere Körpervorstellungen sind nicht nur durch individuelle Erfahrungen und Möglichkeiten geprägt und durch Rituale und Praktiken in erlernte Ausdrucksformen und Medien eingebettet, sondern auch deutlich wandelbar. Und dennoch zeigen die dargelegten vielfältigen Perspektiven einige Gemeinsamkeiten auf.

Kulturimmanente Aspekte und übergreifende Reflexionen

Die folgenden Zusammenfassungen haben vor allem im Blick, herauszuarbeiten, welche Bausteine der aus den Quellen erarbeiteten Körperkonzepte womöglich eine den Menschen gemeinsame Geltung beanspruchen können und welche nicht.

Der funktionierende Körper und seine Bestandteile

Der menschliche Körper in den akkadischen und sumerischen Zeugnissen aus dem 2. und 1. Jahrtausend v. Chr. wird meist als ein aus verschiedenen Einzelteilen (Organe, Extremitäten) zusammengesetzter betrachtet, der auch als Ort geistig-psychischer Prozesse verstanden wird. Einzelne besonders wichtige Körperteile (z. B. der Kopf, aber auch das Fleisch) können als *pars pro toto* für die gesamte personale Identität stehen. Metaphorisch wird der Körper oft als Behälter aufgefasst, durch den eine Art Röhre von oben nach unten verläuft, die den Verdauungstrakt veranschaulicht. Auch in altägyptischen Quellen umfasst der Körper das Fleisch, die Glieder und auch das Selbst. Hier ist vor allem das Herz Sitz von Geist und Gefühl. Der Körper wurde als eine Art Hülle für miteinander verbundene Komponenten verstanden.[10] Die Metapher des Behälters wird nur indirekt aufgegriffen, aber die empirisch gewonnene Einsicht, dass der Körper eine Einheit verschiedener Teile ist, die miteinander interagieren, wurde konzeptionell ähnlich umgesetzt.

Gefäßsysteme innerhalb des Körpers werden in verschiedenen Kulturen (Ägypten, Griechenland, Rom, China, Tibet) angenommen. Dies liegt auch nahe, da man teilweise die Öffnungen (Mund, After, Ohren, Nase) und die Gefäße selbst (Speiseröhre, Luftröhre, Harnröhre, Adern, aber auch scheinbare Gefäße wie Muskelstränge, Sehnen und Nerven) sehen und miteinander in funktionale Beziehung (Nahrungsaufnahme, Exkrementausscheidung, Zusammenhalt) setzen konnte. Da der genaue Verlauf im Inneren des Körpers erst mit dem Einzug bildgebender Verfahren und endoskopischer Instrumente genauer zu betrachten ist, werden innerhalb der genannten Kulturen die nicht erfassbaren Bestandteile in sehr unterschiedliche theoretische Vorstellungen eingebettet, die keinesfalls einheitlich tradiert wurden. So verbindet sich Gesehenes mit körperlich Erfahrenem und aus anderen Wissensgebieten Abstrahiertem in je eigener kultureller Ausprägung. Allein in der Zeit des Neuen Reichs in Ägypten sind drei physiologische Traktate mit unterschiedlichen Gefäßzahlen überliefert. In der tibetischen Medizin, die eine große Zahl von Kanalsystemen voraussetzt, gelten nicht alle diese Kanäle als beobachtbar, vielmehr erschließen sich die meisten nur durch meditative Prozesse. Vergleicht man griechische und chinesische Körperkonzepte, kann man eine starke Polarität der Auffassungen ausmachen. Die griechischen Gelehrten in Alexandria blicken auf das, was sie sehen, und sind, beginnend mit ihren anatomischen Studien, sehr viel materieller orientiert als die chinesischen Heilkundigen. Hier definierte man vorrangig Akupunkturbahnen ausgehend von dem, was man fühlte. Entsprechend ergeben sich vollkommen andere Körperbilder und vor allem sehr differierende Körperkonzepte je nach Fokussierung und Einbettung.[11]

Stofflich werden in allen überlieferten Konzepten verschiedene Bestandteile des Körpers unterschieden, die oft als Begriffspaare auftreten: So werden Fleisch und innere Organe polar verbunden, ebenso Fleisch und Blut und Fleisch und Knochen. Hier konzentriert man sich offensichtlich auf empirisch unterscheid-

---

10 Vergleichbar ist hier der homerische Gebrauch des Wortes *chrōs*, das ursprünglich »Haut« bedeutet, dann aber oft die Bedeutung »Körper« erhält. Vgl. Snell (1986), 16–18.
11 Siehe Kuriyama (2002).

bare äußerliche Makrostrukturen. Diese werden dann auch mit Überlegungen zur Entstehung der Lebewesen verbunden. Die Vorstellung, dass die Knochen des werdenden Menschen aus dem Wasser (entspricht dem männlichen Samen) stammen, während das Fleisch eher der Mutter zuzuordnen ist, findet sich in den mesopotamischen Texten zum ersten Mal. In den rabbinischen Texten und in der tibetischen Medizin gibt es vergleichbare Vorstellungen. Samen und Blut sind in diesen beiden Quellengruppen für die Entstehung unterschiedlicher Organe des Embryos zuständig: Der Samen bildet Knochen, Gehirn und Rückenmark, das Blut die Muskeln und die inneren Organe. Die Analogie funktioniert hierbei über die Farbe: Der Samen ist weiß und daher für weißliche Körperteile verantwortlich, alles Rötliche wird auf das Menstrualblut der Mutter zurückgeführt.[12]

In den ägyptischen, mesopotamischen und griechisch-römischen Quellen wird neben festen und flüssigen Bestandteilen eines menschlichen Körpers auch eine wind- oder luftartige Komponente unterschieden. Sie ist für den Begriff des Lebendigseins (ähnlich wie Herzschlag und Bewegungsfähigkeit) zentral.[13] Solange der Mensch atmet, gilt er als lebendig. Die Wörter für »Atem« bedeuten daher folgerichtig auch so etwas wie »Seele« oder »Lebenskraft« (ähnlich wie *psyche* bei Homer). Wenn der Atem »abgeschnitten« oder »ausgeschüttet« wird (dies wohl von der Schlachtung von Opfertieren übernommen), stirbt der Mensch. Die Beobachtung, dass die Atmungsfähigkeit ein zentrales Merkmal des Lebens ist, ist wahrscheinlich universell. Auch in den rabbinischen Texten wird dies ausdrücklich erwähnt.

Über die rein materiell-physiologische Lebendigkeit hinaus gibt es in den mesopotamischen Kulturen wie auch in der ägyptischen einen erweiterten Körperbegriff, der das Ideal des »guten Lebens« umfasst. Damit ist einerseits ein normal funktionierender, also gesunder Körper gemeint. Andererseits aber gehören dazu kulturelle Errungenschaften wie Kleidung, Körperpflege, angemessene Ernährung, aber auch zahlreiche Nachkommen und soziale Verbindungen in Familie und Gesellschaft. Zum guten Leben gehören auch körperliche Schönheit und Kraft. Diese Attribute finden sich sowohl in der Literatur als auch in idealisierenden Bildwerken.

All diese Faktoren sind weltweit mit unterschiedlicher Gewichtung verbreitet. Der Mensch will nicht nur überleben, er will immer auch gut leben. Besonders ausgeprägt finden sich solche Überlegungen in der ägyptischen Kultur und etwa bei Aristoteles in Griechenland.[14] Die Gesunderhaltung und Pflege des Körpers

---

12 Diese Vorstellungen zur Entstehung des Menschen finden sich bereits in den ägyptischen Texten und sind weit verbreitet und nachweislich auch tradiert. Siehe dazu ausführlich die Beiträge von POMMERENING und LEHMHAUS.
13 Für Ägypten siehe den Beitrag von POMMERENING.
14 *Nikomachische Ethik* I 2, 1095 a 17–20: »Was den Namen (sc. für das Ziel menschlichen Strebens) anbelangt, stimmen die meisten durchaus überein. Denn sowohl die Menge wie

spiegeln sich in den rabbinischen Schriften in zahlreichen Regeln zur allgemeinen Lebensführung. Der Mensch gilt als Ebenbild Gottes und muss daher pfleglich behandelt werden. Der Gedanke der Gottähnlichkeit des Menschen ist schon in mesopotamischen Schöpfungsmythen präsent, findet sich aber auch in Ägypten und in der klassischen griechischen Philosophie.

Der tote Körper

Die Relevanz der sozialen Bindungen konnte Pettitt schon seit den frühesten Begräbnisformen feststellen, die insofern einen Spiegel der lebendigen Realität darstellen. Das soziale Umfeld ist auch in den mesopotamischen Zeugnissen über den Tod hinaus wichtig. Detaillierte Bestattungsrituale sollen das gute Nachleben in der Unterwelt sichern, aber auch die noch lebende Gemeinschaft vor den Heimsuchungen feindseliger (weil unbestatteter) Totengeister bewahren. Der Tote existiert im Verständnis der mesopotamischen Kulturen in der Unterwelt fort, hat noch eine Reihe von körperlichen Bedürfnissen (Nahrung, Sexualität) und besitzt Erinnerungen und Gefühle, die ihn mit der Oberwelt verbinden. Auch in den rabbinischen Texten gilt ein Körper als tot, wenn der Atem und damit die Seele ihn endgültig verlassen haben. Die Seele durchläuft ein temporäres Purgatorium in der Gehenna und der Körper behält noch eine gewisse Zeitlang eine Schmerzempfindung und interagiert mit der Welt der Lebenden. In mesopotamischen und altägyptischen Quellen wird die Stellung des Verstorbenen in der Unterwelt bzw. im Jenseits stark von seiner gesellschaftlichen Stellung zu Lebzeiten bestimmt: Zahlreiche Nachkommen garantieren z. B. eine fortwährende und glückliche Existenz auch nach dem Tode.

Die besondere Fokussierung auf die Fortexistenz des Körpers nach dem Tode ist für die ägyptische Kultur charakteristisch. In der Praxis der Einbalsamierung wird der Mythos des Totengottes Osiris rituell wiederholt, der von seinem Bruder Seth zerstückelt wurde. Das Zusammenfügen seiner Körperteile durch seine Schwestern Isis und Nephthys führt zur Wiederbelebung des Gottes, nach der er der Herrscher der Unterwelt werden kann. Ähnlich befähigt die sorgfältige Einbalsamierung den Verstorbenen dazu, in den Jenseitsgefilden weiter zu existieren.[15] Diese Praxis ist vergleichbar mit einer respektvollen Bestattung als sozialem Mechanismus, weist aber zusätzlich durch die enge Bindung an mythologische Vorbilder und die spezielle Fokussierung auf den Erhalt des aus

---

auch kultivierte Leute sagen, es sei das Glück, und halten das gute Leben und das Wohlergehen für dasselbe wie das Glücklichsein.«

15 Auch in der Moderne hat es vereinzelte Versuche gegeben, diese Einbalsamierungstechnik für herausragende Politiker wieder einzuführen: Lenin, Mao Tse-tung.

heutiger Sicht toten, aus altägyptischer Sicht in einen Würdigen verwandelten Körpers sehr eigenständige Züge auf. An diesem Beispiel lässt sich also schön das Wechselspiel zwischen Universalität und Spezifität verdeutlichen.

Da in der altägyptischen Kultur die sozial verpflichtende Bestattung des unversehrten Leichnams Voraussetzung für ein glückliches Nachleben war, ließ sich durch die Zerstörung von Gräbern, Namen und den einbalsamierten Körpern quasi eine Dynastie beenden. Damit wurden die Verstorbenen aus heutiger Sicht gewissermaßen ein zweites Mal getötet bzw. aus altägyptischer Sicht endgültig vernichtet. Dieses Vorgehen ist sowohl in Inschriften als auch in bildlichen Darstellungen bezeugt. Leben und Tod sind unter diesen Blickwinkeln also durchaus vergleichbare Zustände, die beide in finale individuelle und soziale Auslöschung überführt werden können.[16] In einer etwas sublimeren Weise findet sich in Ägypten die Verweigerung, den Toten entsprechend seiner sozialen Stellung einzubalsamieren, um sein adäquates Nachleben im Jenseits zu verhindern.

Es gibt also in vielen Kulturen Konzepte des toten Körpers, die ihn eng mit dem lebenden korrelieren. Besonders maßgeblich ist dabei die soziale Verbindung des Verstorbenen zu Angehörigen und Gruppen, die im Tod weitgehend gespiegelt wird.

Der kranke Körper

Die Gegenspieler zum guten Leben sind Krankheit und Tod. Teilweise werden Krankheiten durch technische Metaphern erklärt (Verstopfung der Gefäße, Gärung von Nahrung etc. – schöne Beispiele für die konzeptuelle Metapherntheorie), teilweise rechnet man mit dem bösartigen Eingriff von Göttern, Dämonen oder Totengeistern. Hier kommt oft eine moralische Dimension hinzu, denn solche Eingriffe werden regelmäßig auf moralische Verfehlungen des befallenen Menschen zurückgeführt und können durch Reinigungs- und Sühnerituale oder Gebete abgewehrt werden. Diese beiden Erklärungsmuster sind weit verbreitet, etwa in Ägypten und im jüdischen sowie christlichen Kulturkreis, aber auch in der chinesischen Medizin und bei den Hausa in Nordnigeria. Handwerkliche Metaphern (Bierbrauen, Bewässerung, Haus und Garten) finden sich bei allen frühen Versuchen, das innere und äußere Funktionieren des Körpers zu erklären.[17]

---

16 Dies ist entfernt vergleichbar mit der römischen *damnatio memoriae*, s. SCHOLZ (2014) und mit den zahlreichen Stürzen von Statuen (Lenin, Saddam Hussein, amerikanische Bürgerkriegsgenerälen) bzw. Umwidmungen von Straßennamen bis in die aktuelle Gegenwart.
17 Vgl. z.B. BARTELS (1966), FIEDLER (1978), LLOYD (1992).

Die mittelalterlichen Körperkonzepte, die im Kontext von Krankheit und Heilung im Vordergrund stehen, greifen die abendländischen Traditionslinien deutlich auf. So fußt die mittelalterliche Medizin in West und Ost weitgehend auf den antiken Modellen, besonders der Vier-Säfte-Lehre, wie sie von Hippokrates und Galen entwickelt worden war. Das ausgewogene Verhältnis der (teilweise hypothetischen) Körpersäfte gelbe Galle, schwarze Galle, Blut und Schleim verbürgt Gesundheit, wenn jedoch ein einzelner Saft überwiegt, führt dies zu körperlichen und seelischen Krankheiten. Durch Abführen des überschießenden Saftes wird die Gesundheit wiederhergestellt.

Auch verunreinigte Luft kann Krankheiten verursachen (vgl. »Mal-aria«), wobei meist nicht klar ist, wodurch genau die Verunreinigung erfolgt (Ausdünstungen von Sümpfen, Krankheitserreger, schädliche Winde etc.). Als Gegenmittel wird neben abführenden und anderen Pharmaka in einer von Stephanie Mühlenfeld zitierten Handschrift das wiederholte Aufsagen des bekannten Zauberwortes »Abrakadabra« empfohlen, das man sich auch geschrieben um den Hals hängen soll (möglicherweise aus dem Aramäischen entlehnt: »Ich werde schaffen, während ich spreche.«). Zu dieser zugleich sehr konkreten und magischen Praxis gibt es auch bei den nigerianischen Hausa Parallelen (Besprühen mit einem Sud aus Koranversen).

Im stark christlich geprägten Mittelalter verwundert es nicht, dass auch Gott Krankheiten senden und heilen kann. Hier verbinden sich theologische und moralische Aspekte, weil Gott (oder die Götter) oftmals Krankheiten als Strafe für moralische Verfehlungen sendet. Zwischen humoralpathologischen Konzepten, magischen und religiösen Heilmethoden wird in der Regel nicht klar unterschieden.

In den rabbinischen Schriften findet sich ein ähnliches Nebeneinander von religiös motivierten Heilpraktiken, die vielfach ans Magische grenzen (Amulette zur Krankheitsabwehr), und stärker theoretisch begründeten Methoden. In letzteren wird oft eine auf Blut und Wasser reduzierte Humoralpathologie zugrunde gelegt, aber auch mit technischen und natürlichen Metaphern (Kanäle, Flüsse) gearbeitet, die sich auf im Körper angenommene Gefäße beziehen. Zahlreiche diätetische Vorschriften sollen Krankheiten verhindern, vor allem wird aber ein moralisch gutes und frommes Leben empfohlen. Auch die tibetische Medizin kennt eine Lehre von drei Substanzen (Wind, Galle und Schleim), hinter denen die buddhistischen »Geistesgifte« (Wind: Gier; Galle: Hass; Schleim: Unwissenheit) stehen. Krankheiten werden also letztlich auf geistig-moralische Ursachen zurückgeführt. Aber auch Dämonen, falsche Ernährung und Lebensweise werden als Krankheitsfaktoren genannt. Die Therapie kann also an ganz unterschiedlichen Punkten ansetzen, zum Repertoire gehören rituelle und religiöse Praktiken und wir finden ein vergleichbares Nebeneinander von materiell-physiologischen, moralischen und religiös-magischen Krankheitsursachen.

Der kranke Körper zeichnete sich gemäß den altägyptischen heilkundlichen Quellen durch Krankheitsstoffe im Gefäßsystem aus, die es durch Abführmittel zu eliminieren galt. Normabweichende Körpersymptome wie Hitze, Rötung, Schwarzfärbung u. ä. wurden durch Pharmaka behandelt. Durch die Öffnungen des Körpers konnten Dämonen und Tote eindringen und ihr Unwesen treiben. Daher halfen auch zahlreich überlieferte magische Sprüche bei der Heilung.

Krankheit wird in der chinesischen Medizin mit einer Störung der politischsozialen Ordnung verglichen, so dass der gesunde Körper einem geordneten, gut funktionierenden Staat gleicht. Das Chinesische hat bezeichnenderweise kein eigenes Wort für »Gesundheit«, sondern nimmt dafür Ausdrücke, die eigentlich »Frieden« oder »Harmonie« bedeuten. Wenn die einzelnen Organe ihre spezifische Funktion erfüllen, ohne in Bereiche überzugreifen, die ihnen nicht zukommen, und wenn die hierarchischen Strukturen beachtet werden, dann ist die funktional-anatomische Ordnung gewährleistet. Das Gegenteil davon ist ein auch moralisches »Übel«, das geheilt werden muss. Diese grundlegende Analogie findet sich besonders ausgeprägt auch in der tibetischen Medizin (wohl von der chinesischen beeinflusst), aber ebenso im römischen Krankheitsverständnis, wo der Bürgerkrieg als eine maximale Unordnung im Staat gilt (etwa bei Lucan[18]), der eine Art tödliche Krankheit der gesellschaftlichen Ordnung heraufführt.[19] Die Bild- und Sachseite dieser Metapher sind austauschbar: Bürgerkrieg im Staat ist eine Art Krankheit (und der Staat eine Art Körper oder Organismus), Krankheit eine Art Bürgerkrieg (und der Körper eine Art Staat).

Dieses Konzept von der Krankheit als Unordnung steht womöglich auch hinter einer sehr eigentümlichen Metapher in den rabbinischen Schriften: Der Körper der Frau wird dort als ein Haus beschrieben, dessen Türen die Genitalien verbildlichen. Wenn dieses Haus in Ordnung (= gesund) gehalten wird, kehren dort gern Gäste ein (= können Nachkommen gezeugt werden). Hier wird die politisch-soziale Metapher scheinbar zu einer architektonischen, die gemeinsame Verbindung ist aber der positiv konnotierte Begriff der Ordnung. Obwohl also die Metapher des Hauses für den Körper eine spezifische ist, ist das politischsoziale Ordnungskonzept im Hintergrund weit verbreitet.

---

18 Lucan hat darüber hinaus ein bizarres Vergnügen daran, übersteigert schreckliche Szenen über den Einsatz von Körpern im Krieg zu erdichten. Vgl. den Beitrag von AMBÜHL.
19 Vgl. Alkmaion von Kroton 24 B 4 Diels/Kranz, der die »Gleichberechtigung« (*isonomia*) der Qualitäten des Körpers als Gesundheit definierte, dagegen die »Monarchie« einer der Qualitäten als Ursache für Krankheiten ansah.

Fazit

Der Vergleich der betrachteten, teilweise zeitlich und räumlich sehr unterschiedlichen Kulturen hat ergeben, dass eine Reihe von Körperkonzepten universell ist. Der Körper wird als eine Einheit wahrgenommen, die aus unterschiedlichen Bestandteilen zusammengesetzt ist. Flüssige und feste, weiche und harte Komponenten werden dabei unterschieden, oft wird auch die Luft als ein Bestandteil identifiziert, die als Atemluft wahrnehmbar ist und sogar ein wichtiges Zeichen für Lebendigkeit ist. Ihre schwer begreifbare Materialität (sie kann nicht gesehen und nicht gefühlt werden) macht sie zum idealen Kandidaten für Vorstellungen von Geist, Geistern und Seele, die sich gewissermaßen an der Schnittstelle von Materialität und Immaterialität befinden.

Universell ist auch eine Vorstellung von einem oder mehreren Gefäßsystemen im Körper, die teilweise beobachtet werden können (Körperöffnungen) und dann gewissermaßen theoretisch in das nicht erfassbare Körperinnere verlängert werden. Ihre individuelle Ausprägung kann sehr unterschiedlich sein, dass aber ein solches Gefäßsystem vorhanden und für das gesunde Funktionieren des Körpers wichtig ist, scheint allgemein akzeptiert zu sein.

Ebenfalls universell ist die Unterscheidung zwischen einem rein funktionalen Leben und einem vollwertigen guten Leben, das generell angestrebt wird. Hierfür sind kulturelle Errungenschaften ebenso wichtig wie Gesundheit und Schönheit, vor allem aber auch soziale Bindungen.

Im Umgang mit dem toten Körper spiegeln sich vielfach Konzepte des lebenden Körpers. So sind z. B. zahlreiche Nachkommen in fast allen Kulturen ein Zeichen eines guten Lebens, auch weil sie die angemessene Totenpflege verbürgen. Damit wird der tote Körper in demselben sozialen Kontext bewahrt, in den er im Leben eingebunden war. Der Glaube an eine Fortexistenz der Verstorbenen ist ebenfalls universal verbreitet. Dadurch verschwimmen die Grenzen zwischen Leben und Tod und die Frage, was denn das »eigentliche« Leben sei, wird oft anders beantwortet als heute. Viele Kulturen kennen die Verweigerung einer angemessenen Bestattung, die Zerstörung von Gräbern und sterblichen Überresten als eine besonders drastische endgültige Vernichtung der Existenz. Damit ist der Tote dann auch aus seinem ursprünglichen sozialen Kontext herausgerissen und ausgelöscht.

Das Gegenstück zum »guten Leben« ist universell Krankheit, vielfach auch der Tod (mit den gerade erwähnten Einschränkungen). Krankheit wird allgemein als Störung einer ursprünglichen Ordnung betrachtet und durch unterschiedliche theoretische Modelle erklärt (Störung des Säftehaushalts, Blockaden der Gefäßbahnen, schädliche äußere Einflüsse). Wenn der funktionierende Körper oft als ein Ebenbild der Götter verstanden wird, so können umgekehrt die Götter, Geister oder Dämonen Krankheiten hervorrufen. Heilungsversuche orientieren sich an den zugrunde gelegten Krankheitsursachen und haben die Wiederherstellung der Ordnung zum Ziel. Magisch-religiöse Praktiken wie Amulette und Beschwörungen sollen gegen göttliche Verursacher helfen. Da die Götter oft unmoralisches Verhalten durch Krankheit strafen, kann auch moralisches und gottgefälliges Leben vor Krankheiten schützen. Durch den Ordnungsbegriff sind Körperkonzepte eng mit politisch-sozialen Vorgängen verbunden: Staaten können wie Organismen verstanden werden und Organismen wie Staaten.

Diese allgemeinen Vorstellungen haben sich, gerade auch durch die Einbeziehung weiter entfernter Kulturen, als so weit verbreitet erwiesen, dass man von relativ universalen Annahmen sprechen kann. An mehreren Stellen konnten wir beobachten, dass die kultur-individuellen Ausprägungen von Körperkonzepten (z. B. wie viele und welche Gefäßsysteme angesetzt werden) in ihren Details durchaus sehr verschieden sind, dass aber die universellen Vorstellungen vielfach im Hintergrund erkennbar werden. Es gibt ein über Zeiten und Kulturen variierendes Wechselspiel zwischen den jeweils ausgeprägten spezifischen Körperkonzepten und den universell verbreiteten Annahmen.

Zitierte Literatur

K. BARTELS, Das Techne-Modell in der Biologie des Aristoteles (Tübingen 1966) [Diss. Uni Tübingen].
A. BERLEJUNG / J. DIETRICH / J. F. QUACK (Hrsgg.), Menschenbilder und Körperkonzepte im Alten Israel, in Ägypten und im Alten Orient (Tübingen 2012).
R. BREITWIESER (Hrsg.), Behinderungen und Beeinträchtigungen/Disability and Impairment in Antiquity (Oxford 2012).
T. BUCHHEIM / D. MEISSNER / N. WACHSMANN (Hrsgg.), Soma. Körperkonzepte und körperliche Existenz in der antiken Philosophie und Literatur (Hamburg 2016).
J. FABRICIUS, Körperbilder und Körperkonzepte in der griechisch-hellenistischen und römischen Kultur (Berlin 2003) [unveröffentlichte Habil.].
W. FIEDLER, Analogiemodelle bei Aristoteles (Amsterdam 1978).
D. H. GARRISON, A Cultural History of the Human Body in Antiquity (Oxford 2010).
M. GINDHART / T. POMMERENING (Hrsgg.), Anfang und Ende. Vormoderne Szenarien von Weltentstehung und Weltuntergang (Darmstadt 2016).
J. M. GRÜNBERG, Mesolithische Bestattungen in Europa. Ein Beitrag zur vergleichenden Gräberkunde, Bd. 1 und 2 (Rahden 2000).
R. GUGUTZER (Hrsg.), Body turn: Perspektiven der Soziologie des Körpers und des Sports (Bielefeld 2006).
A. HAUG, Die Entdeckung des Körpers. Körper- und Rollenbilder im Athen des 8. und 7. Jahrhunderts v. Chr. (Berlin 2012).
S. HIRSCHAUER, Körper macht Wissen: für eine Somatisierung des Wissensbegriffs, in: K.-S. REHBERG (Hrsg.), Die Natur der Gesellschaft: Verhandlungen des 33. Kongresses

der Deutschen Gesellschaft für Soziologie in Kassel 2006, Teilbd. 1 und 2 (Frankfurt am Main 2008) 974–984.

P. C. JOHNSON, Models of ›The Body‹ in the Ethnographic Field: Garifuna and Candomblé Case Studies, in: Method and Theories in the Study of Religions 14 (2002) 170–195.

D. KAMPER / C. WULF (Hrsgg.), Die Wiederkehr des Körpers (Frankfurt 1982).

A. KOCH, Reasons for the Boom of Body Discourses in the Humanities and the Social Sciences since the 1980s, in: A. BERLEJUNG / J. DIETRICH / J. F. QUACK (Hrsgg.), Menschenbilder und Körperkonzepte im Alten Israel, in Ägypten und im Alten Orient (Tübingen 2012) 3–42.

S. KURIYAMA, The Expressiveness of the Body and the Divergence of Greek and Chinese Medicine (New York 2002).

C. LAES / C. F. GOODEY / M. L. ROSE (Hrsgg.), Disabilities in Roman Antiquity. Disparate Bodies, *a capite ad calcem* (Leiden/Boston 2013).

G. E. R. LLOYD, Polarity and Analogy. Two Types of Argumentation in Early Greek Thought (Bristol 1992).

M. LORENZ, Leibhaftige Vergangenheit. Einführung in die Körpergeschichte (Tübingen 2000).

R. NYORD, Breathing Flesh: Conceptions of the Body in the Ancient Egyptian Coffin Texts (Copenhagen 2009).

P. PETTITT, The Palaeolithic Origins of Human Burial (London 2011).

T. POMMERENING / J. ALTHOFF (Hrsgg.), Kult, Kunst, Konsum. Tiere in alten Kulturen (Darmstadt 2018).

N. SCHEPER-HUGHES / M. LOCK, The Mindful Body: A Prolegomenon to Future Work in Medical Anthropology, in: Medical Anthropology Quarterly, N.S. 1 (1987) 6–41.

S. SCHOLZ, *Damnatio memoriae*. Deformation und Gegenkonstruktionen in der Geschichte (Köln 2014).

B. SNELL, Die Entdeckung des Geistes. Studien zur Entstehung des europäischen Denkens bei den Griechen (Göttingen ^{6}1986).

T. TERBERGER / S. WINGHART (Hrsgg.), Die Geologie der paläolithischen Fundstellen von Schöningen (Mainz 2015).